생식은 알고 먹으면 약이 될 수도 있다…체질 · 맥

오행생식요법

청홍

생식은 알고 먹으면 약이 될 수도 있다…체질·맥

오행생식요법

김춘식 著

지은이 **김춘식**은
제주 MBC 초청강연에서 다음과 같이 말했습니다.

저는 황제내경의 본래 모습을 오행생식요법으로 되살리고, 현대화하고 실용화해서 쉽게 이해할 수 있도록 한 것입니다. 일반적으로 사람의 몸은 강한 부분이 있으면 약한 부분이 있기 마련입니다. 어떤 사람은 간(肝)이 튼튼하고 어떤 사람은 폐(肺)가 튼튼하고 어떤 사람은 심장(心臟)이 튼튼하다는 식입니다.

오행생식은 사람마다 제각각인 장부에 골고루 영양을 공급해주고, 특별히 영양이 모자라는 부분은 좀더 많이 영양을 공급해주는 식사법입니다. 사람들을 건강하게 하는 식사법이라고 할 수 있습니다.

오행생식요법

지은이   김춘식
펴낸이   최봉규

개정판   1쇄 발행 2004년 11월 26일
개정판   10쇄 발행 2018년 3월 10일

펴낸곳   청홍(지상사)
등록번호   제2017-000074호
등록일자   1999. 1. 27.

주소   서울 용산구 효창원로64길 6(효창동) 일진빌딩 2층
우편번호   04317
전화번호   02)3453-6111   **팩시밀리** 02)3452-1440
이메일   jhj-9020@hanmail.net
홈페이지   www.cheonghong.com

ISBN   89-90116-20-1   03510
Copyright ⓒ 2004 The CHEONG HONG Published, Seoul.

牛鳴聲(소울음소리)

弓弓.　乙乙.　田田.　三豐.　海印.　十勝

天共(仙共)

木	火	土	金	水	相火
酸	苦	甘	辛	鹹	澁
1	1	1	1	1	5

地共(病共)

	木	火	土	金	水	相火
木(靑人)	2	1	1	1	1	6
火(赤人)	1	2	1	1	1	6
土(黃人)	1	1	2	1	1	6
金(白人)	1	1	1	2	1	6
水(黑人)	1	1	1	1	2	6
相火	1	1	1	1	1	5
平	1	1	1	1	1	5

머리말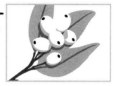

당신의 육체 속에 내재하고 있는 잠재능력은 전지전능합니다. 그러므로 자기의 잠재능력을 완전히 개발할 수 있다면 누구든지 세계 제일이 될 수 있으며, 천재가 될 수도 있고, 초능력을 보여 줄 수도 있으며, 무병장수하거나 영생불사할 수도 있는 전지전능한 사람이 될 것입니다.

그러나 당신의 육체는 병들어 있고 또 자기의 잠재능력이 전지전능함을 모르기 때문에 그 위대한 잠재능력을 완벽하게 나타내지 못하고 있습니다.

여기에 음양오행 체질분류법과 체질과 병에 따른 오행식사·운동·호흡방법을 제시하여 하늘의 뜻에 따라 무병장수 혹은 영생하는 도리를 전하고자 합니다. 이 법은 자연의 원리에 그 근원을 두고 있으므로 완전 무결한 학문입니다.

진리를 따라 믿고 시행하면 당신은 완전한 건강을 얻을 수 있고, 따라서 원하는 것이면 무엇이나 이룰 수 있는 전지전능한 사람이 될 수 있습니다.

玄聖 金春植

개정판에 붙임

생식이 생소할 때에 사람들은 솔잎이나 풀뿌리를 그냥 먹는 것을 생식이라 알고 있었습니다. 거기다 오행생식이라고 하면 더욱 생경한 눈초리였습니다. 이제는 생식하면 몸에 좋은 것으로 통합니다. 건강을 지키기 위해서는 운동이 꼭 필요한 것처럼, 만연되어 있는 퇴행성 질환에 생식 식사가 탁월한 효과가 있다는 것은 다 알아버렸습니다. 또한 그냥 먹는 것보다는 체질에 따라 먹고 · 마시고 · 움직이고 · 숨쉬는 것이 효과를 극대화시킬 수 있다는 것쯤은 누구나 아는 상식으로 통하고 있습니다.

체질에 따라 양생하는 법을 세상에 처음 알린 책이 바로 《오행생식요법》입니다. 이 책은 1989년 초판이 발간된 후, 이번이 다섯 번째의 개정판입니다. 여러 출판사를 거치면서 여러 번 개정한 이 책은 횟수로 16년이 되었지만, 저자이며 나의 스승인 김춘식 선생님은 훨씬 오래 전부터 시작하셨습니다.

동양의학의 정수로 알려진 황제내경, 역경, 본초강목, 포박자, 상한론 등의 고문을 탐독하시면서 본인의 직접적인 임상을 통하고 또 30여 년 이상을 생식 연구에 자신의 몸까지 헌신하시면서 이 책을 수없이 손질하신 것입니다. 그래서 초판이 출판된 이후 이 책은 스테디셀러로 자리잡았으며, 30회 이상을 열독했다고 자랑삼아 나에게 말하는 독자도 많습니다.

2004년, 다섯 번째 개정판은 여러 면에서 새로움을 간직하고 있습니다. 첫째 더 이상의 개정판은 어렵다는 것이고, 둘째는 알지만 표현하기가 어렵다는 맥(脈) 보는 법을 정리했고, 마지막으로 궁합보는 법을 상세하게 설명한 것입니다. 이는 스승님께서 생전에 남기신 수없이 많은 초고를 오랜 시간 노력을 거듭한 끝에 정리를 마무리하고 출판하기에 이르렀습니다. 그 내용이 완벽할 수 없지만, 제자로서 최선을 다했습니다.

弟子 韓尙潤
2004년 12월

목차

성인은 섭생의 도를 적절하게 실천으로 옮길 수 있지만
어리석은 사람은 그 도를 지키지 못한다.

- 황제내경 -

제1장

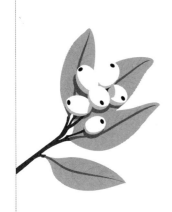

자연의 원리

제1장 자연의 원리

닮은 음이고 태양은 양이며 지구는 중이므로 이것들이 합해서 태양계가 이루어지는 것이며, 마이너스는 음이고 플러스는 양이며 제로는 중이 되어 이것이 수학의 기본 원리가 되는 것이라고 할 수 있습니다.

우주의 대자연은 변화하고 순환하여 생성되고 소멸됩니다. 이처럼 확장하고 축소되며 무한히 크고 무한히 작으며, 계속되고 정지되는 모든 원리를 자연의 원리라고 합니다.

이러한 원리는 현대과학적인 사고방식으로는 설명이나 인식이 불가능하고 동양철학적 사고방식이라야만 설명 혹은 인식이 가능한 것입니다.

자연의 원리는 인간에게도 거의 수정없이 적용되며 인간을 소우주 혹은 소자연이라고 합니다. 독립된 소우주로서의 생명과 사상과 학문과 생활이 창조되고 발전되어 지는 것입니다.

사람은 누구나 자기가 존재하므로 재산과 명예와 권력 등이 있으며, 자기로 말미암아 가족이 있고, 사회·국가·인류·지구·우주 등의 존재가 인식되는 것입니다. 만약 '나' 가 없다면 이 모든 것은 헛것일 수밖에 없는 것입니다.

그러므로 자기의 몸과 마음과 정신을 무병하게 하고 건강하게 하고 불로장생하게 하는 비법을 익히고 실천하는 것이 무엇보다 소중한 일일 것입니다.

그러나 사람들은 눈앞의 욕심에만 급급하여 자신의 몸과 마음과 정신을 스스로 소멸시키고 있으면서도 그 사실을 모른 채 허망한 것만을 추구하고 있으니, 이 얼마나 어리석고 애석한 일이겠습니까?

보건 위생이나 의학의 기본 원리는 다음과 같습니다.

모든 병에 대한 완전한 진단 방법과 그것에 연결되는 치료 방법이 있어야 할 것이고, 그 다음으로 완벽한 체질 분류법에 의한 체질개선 식사법이 있어야 할 것입니다. 또 자연의 원리에 합당한 운동법·호흡법이 있어야 할 것입니다. 그리하여 보건 위생학이나 의학이 완성되어 섭생법이 완성되면 인간은 비로소 무병·불로·장수 등을 논하고 실행해 나갈 수 있을 것입니다.

의학적 방법은 차후에 언급하기로 하고 여기서는 병이 없어지게 하는 식사법과 체질을 개선하는 식사법, 장수하게 하는 식사법 등을 제시하고자 합니다.

하늘의 보살핌이 온 누리에 포근히 쌓여, 모든 사람이 이 법을 깨닫고 실행하여 무병·불로·장수하게 될 것을 확신하는 바입니다.

동양철학에서는 우주 만물이 운행되고 유지되는 법칙은 삼태극(三太極 : 음양중陰陽中), 사상(四象), 오행(五行), 육기(六氣)의 상생(相生)·상극(相克)·상화(相和)에 의한다고 합니다.

1 삼태극(三太極)

삼태극이라 함은 음양중(陰陽中)을 말하는 것으로서 삼성(三聖), 삼신할머니, 삼신산 등으로 표현되어 전래되는 것입니다. 그런데 일반적으로 생각하는 것처럼 음(陰)과 양(陽)만 있다면 변화하여 순환함이 계속 유지되지 못하고 꽉 막혀서 정지되고 마는 것입니다.

즉 맞다(O) 틀리다(X), 선이다 악이다, 믿으면 선이고, 못믿으면 악이다, 선인이다 악인이다, 극우파다 극좌파다 하는 식으로 극단화하면 우주와 자연과 인간과 사회는 서로 동등하게 대립하고 반목하여 결국은 충돌하게 되는 것입니다.

이러한 흑백논리는 서양의 단순하고 미개한 기계적(과학적) 사고방식으로서 정확하고 확실하며 틀림이 없으므로 기계를 만들고 구조물을 만들어서 달나라에까지 갈 수는 있습니다. 그러나 이것은 인간이 사용하는 도구를 만드는 기술에 지나지 않는 것입니다. 비록 그 수준은 실로 놀라울 정도로 정밀하지만 말입니다.

그러나 이러한 OX 문명 혹은 흑백논리 이원론으로는 컴퓨터나 자동차나 비행기 등 각종 전자기계는 만들어질 수는 있어도 인간의 정신세계나 의학이나 사회학이나 철학이나 사상이나 기타 공학이 아닌 모든 학문과 우주의 원리 등등은 설명되고 이해되지 못하는 것입니다. 이와 같이 기계나 구조물 이외의 모든 분야는 음양오행으로 대표되고 요약되는 동양철학적 사고방식으로만 인식이 가능한 것입니다.

삼태극은 우주의 모든 사물을 세 가지로 구분하여 우주의 변화·생성·소멸의 원리를 설명하는 기초적인 요소입니다.
이러한 삼태극 사상은 한민족의 근원적 학문이며 철학이고, 또한 민족 생활의 기본이 되어왔던 것입니다. 그러나 수 천년간 문자로 혹은 구두로 혹은 그림으로 전해지면서 음과 양 두 가지만 남아 정리 · 응용되고, 중은 별로 사용하지 않거나 혹은 사고할 능력이 상실되었다가 후세에 '중용' 내지는 '적당히' 라는 새로운 단어가 나와 그야말로 대충 얼버무려지게 된 것입니다.

이처럼 잘못 적용된 흑백논리에 의해 우리의 태극기도 빨강 · 파랑으로 구분되어 있으며, 죽이는 것은 악이고 살리는 것은 선이다, 주는 것은 선이고 빼앗는 것은 악이라고 말합니다. 심지어는 일방적으로 자기의 믿음만이 절대적이며, 남을 돕고 위하는 것만이 선이다, 봉사만이 좋은 일이라며 학교에서 점수까지 매기도록 제도화된 것입니다.

그러나 한 걸음 더 나아가 생각해 보았을 때, 도움을 받으면 나태해질 것이고 살리기만 하면 생명체의 수는 폭발적으로 증가할 것입니다. 평가하는 기준에 따라 선한 것도 악이 되고, 악한 것도 선한 것이 될 수 있는 것입니다.

그러므로 인간 세상에 음과 양 두 가지만 있다면 자기만이 최고라고 하여 첨단 · 첨예화될 것입니다. 음과 양이 대립하기만 한다면 인간과 사회와 지구와 우주는 서로 독선적으로 대립하여 교류하지 않고 꽉 막혀서 우리나라의 남과 북처럼 대치하거나 대다수의 종교처럼 폐쇄적이거나 기계와 같이 부여된 일만 계속하게 되어 결국 멸망에 이르게 되는 것입니다.

따라서 지구와 사회와 인간이 이렇게 오랫동안 존속되어 온 이치는 음·양이 아닌 음·양·중, 즉 삼태극 사상이 근본 원리인 것입니다.

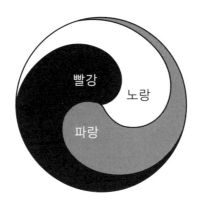

삼태극도

삼태극 사상을 가족에 비유하여 봅시다. 남편은 양이고 아내는 음에 속하며, 그 자손은 중에 속합니다. 고로 이 셋이 합하여 한 가정이 이루어지는 것입니다. 만약 한 가정에 남편과 아내만 있다면 이 부부가 늙어서 죽음과 동시에 그 가정은 종말을 고하게 되는 이치와 같습니다. 한 나라의 정치에 있어서도 집권당이 여당이라면 집권하지 못한 야당이 있고 또 제3당이 있어야만 대화와 타협이 이루어지게 됩니다. 양당정치나 제1당의 수가 과반수 이상이면 날치기니, 실력행사니, 정상배(政商輩)니 등등의 이상한 말이 생겨나게 되는 것입니다.

일찍이 중국은 문자를 창조하지 못하여 그림을 글로 사용하는 무능한 종족이었습니다. 그래서 사람 인(人)자를 작대기 두 개를 엇대어 서로 받쳐주니까 쓰러지지 않는다고 합니다. 그러나 사실은 작대기 두 개 혹은 두 사람(남자·여자)이 받쳐주어서는 서지 못하고 쓰러지는 것이며, 작대기 세 개 혹은 세 사람(남자·여자·자식)이 서로 받쳐주어야만 비로소 쓰러지지 않고 독립하고 유지되어 나가는 것입니다.

달은 음이고 태양은 양이며 지구는 중이므로 이것들이 합해서 태양계가 이루어지는 것이며, 빼기(−)는 음이고 더하기(+)는 양이며 영(0)은 중이 되어 이것이 수학의 기본 원리가 되는 것이라고 할 수 있습니다. 또 물질의 구성 요소라고 하는 원자에 있어서도 음전자는 음이고 양전자는 양이며 중성자는 중이므로 이들이 합하여 하나의 원자를 이루는 것입니다.

사람 역시 정신이 양이면 육체는 음이고 감정(마음)은 중이며 이렇게 정·기·신이 합하여 인간이 되는 것입니다.

또한 경제에 있어서도 상류(부자)층·중류층·빈민층이 있어서 이들이 합하여 경제 순환의 원천이 되는 것입니다.

한편 1년 중에도 뜨거운 여름이 양이라면 추운 겨울은 음일 것이고 따뜻하고 서늘한 봄과 가을은 중이 되어 이것들이 합하여 1년이 되며, 또 하루 중에도 덥고 밝은 낮은 양이라 하고 춥고 어두운 밤은 음이라 하면 미명과 황혼은 중이 되어 1일(日)을 만들어내는 것입니다.

이와 같은 이치를 잘못 이해하는 혹자는 삼성을 예수님·공자님·석가님이라고 해석하기도 하며 혹은 단군·환웅·환인으로 해석하는 이도 있습니다. 또는 이와 유사한 인명을 거론하여 자기들의 어떤 명예에 득을 보려 하지만 이는 모두 삼태극의 이치를 모르는 이들의 경솔한 해석인 것입니다.

이상 대략 요약 설명한 이치를 삼태극, 삼성 혹은 음양중의 원리라 하며 이 원리는 발전하고 세분하여 응용하면 사상이 되고 오행이 되어 육기가 이루어지는 기본 원리가 됩니다. 만약 이것을 완전히 이해하고 깨닫는다면 우주의 생성 · 변화 · 소멸의 원리를 자연히 터득할 수 있게 되는 것입니다.

2 사상(四象)

사상이라 함은 오행의 원리를 살아 움직이지 않는 땅에 응용할 때에 동쪽은 목(木), 서쪽은 금(金), 남쪽은 화(火), 북쪽은 수(水)로 각각 배정하고, 중앙은 토(土)로 배정하여 변조 · 응용하는 것입니다. 이렇게 오행의 원리에 의하여 판단해 봄으로써 집터가 좋은가 나쁜가, 묏자리가 좋은가 나쁜가, 또한 기후와 농업의 풍흉을 예측하거나 전쟁 때 응용하여 사용하게 됩니다.

이렇게 살아 움직일 수 없는 땅에만 적용되는 원리를 사상, 팔상, 십육상 혹은 삼십이상, 육십사상 등으로 확대 · 분열하여 생명이 있는 생물에 적용시켜서 사상 의학이나 체질분류나 식사법이나 인간이 만들어낸 사회의 변천 과정 등을 예측(사주 · 관상 등)하려 하거나 계

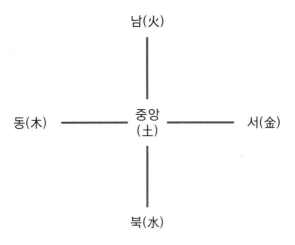

사상도(대지 자체로는 생·극·화가 없음)

속하여 움직이고 있는 우주의 원리를 설명하려고 하면 많은 모순이
나타나게 됩니다.

집터나 묘터를 잡는 원리는 물이 솟아나는 우물이 있으면 집터로
서의 가치가 있고, 물이 없으면 묘터로서 더 좋은 것입니다.

이 지구의 북반구에서는 북쪽의 찬바람을 막기 위하여 큰 주산이
있어야 하고, 동쪽의 동풍을 막기 위하여 우백호 즉, 야산이 있어야
합니다. 또 서쪽의 싸늘한 바람을 막기 위하여 좌청룡 즉, 야산이 막
아 주어야 합니다. 그리고 남쪽의 더위를 식혀주는 시원한 바람은 막
으면 안 되므로 남쪽에는 산이 막히지 않아야 할 뿐만 아니라 시원한
강물이 지나쳐서 더욱 시원한 강바람이 중앙에까지 불어와야 여름에

는 시원하고 겨울에는 따뜻한 집터나 묘터가 되는 것입니다.

　이러한 곳을 명당 혹은 길지라고 하며 이러한 장소에 사는 인간은 건강에 그래도 많은 도움을 받을 것입니다. 건강하면 하는 일이 순조롭게 풀려나갈 수 있어서 인류가 원하는 성공 내지 행복에 쉽게 접근할 수 있는 것입니다.

　일기를 예측하는 방법은 경주의 첨성대와 같은 곳에서 일정한 방향으로 앉아서 해가 뜰 때 질 때, 달이 뜰 때 질 때, 또 해시계에 의한 일정한 시간을 정하여 구름의 흐르는 속도, 모양, 방향 그리고 바람의 속도, 방향 등을 측정하면 경주 일대의 기후는 정확하게 측정이 가능한 것입니다. 따라서 농업에 크게 도움이 됩니다. 또한 별을 측정하면 장기 일기예보도 가능해 지는 것입니다.

　이러한 사상은 주로 한반도와 같이 산천이 좋고 기후가 온화한 곳에서 많이 발달하는 것이고, 별을 보고 점을 치는 점성술이라든가 별밖에 보이지 않는 넓은 들판이나 바다에서는 오행이 더욱 발달했던 것입니다. 그리고 지구의 남반구에서는 방향이 반대로 바뀔 것이며, 극지방에서는 또 다른 방법이 응용되어야 하는 것입니다.

　따라서 사상의 원리를 의학이나 체질분류학이나 역학이나 기타 모든 학문에 적용하는 것은 인류 발달에 크게 오류를 범하는 것이며, 사상은 다만 집터, 묘터, 기후예측, 전쟁 등에만 사용해야 하는 것입니다.

③ 오행(五行)

오행이라 함은 음기(혹은 음전기)와 양기(혹은 양전기)가 중기의 중화작용을 받아 완성 혹은 완전한 것으로 생성될 때, 좀 더 넓은 의미로 다시 말하면 에너지가 변하여 물질이 될 때 다섯 가지 과정 혹은 작용이 있는데, 그것을 오행이라 하는 것입니다.

즉 음과 양과 중이 화합하여 하나의 완성체가 되는 삼태극의 원리는 각종 원소 즉 물질의 최소 단위가 생성되는 원리이고 여기에 오행이 가해지면 분자의 합성원리가 되는 것입니다. 원소보다는 크다고 할 수 있는 것이며, 여기에 생명력이 가해지면 세포 혹은 생명체의 최소 단위가 생성되는 원리가 되는 것으로 여러 개의 세포가 합성되면 생명체인 식물, 동물, 인간 등으로 생성·발전·진화하는 것입니다.

에너지가 변하여 물질이 생성되어 삼태극의 원리에 의해 각종 원소가 생성된 후에 그 원소가 다시 화합 또는 결합하여 분자가 될 때는 오행의 원리가 작용되는 것입니다.

이러한 다섯 단계의 작용은 다음과 같이 나누어 볼 수 있습니다. 음과 양이 균형을 이루는 것을 목기(木氣)라고 하며, 음과 양이 충돌하여 폭발하는 작용을 화기(火氣)라고 합니다. 또 음과 양이 결합하는 작용을 토기(土氣), 음과 양이 끌어당겨서 긴장시키는 힘을 금기(金氣), 음과 양이 서로 밀어내어 연하게 하는 힘을 수기(水氣)라고 하는데, 이 오행 즉 균형·폭발·결합·당김·밀어냄의 힘은 또 서로 도와주므로 상생(相生)하고, 서로 견제하여 상극(相克)해서 서로 화합할 때 이 다섯 가지 힘이 한데 뭉쳐서 하나의 완성체가 이루어지는 것입니다.

목기는 음전기와 양전기가 중기의 중화작용으로 서로 균형을 이루는 상태를 말하는 것으로, 마치 처녀와 총각이 서로 잘 보이려 팽팽하게 맞서는 상태와 같습니다. 서로 경쟁함으로써 발생하고 발전하며, 성장함으로써 교육적인 효과가 나타나고, 잘 보이려고 명예를 존중하며 인자하고 부드럽고 따뜻해지고자 합니다. 이러한 목기를 중국 사람들은 완(緩)하다 하였는데, 우리말로 해석하면 부드럽게 하는 힘을 말합니다.

화기는 음전기와 양전기가 서로 부딪쳐 화려하게 불꽃을 내면서 산화하는 상태를 말하는 것으로서, 마치 처녀와 총각이 정열적으로 사랑하여 아름답고 화려한 결혼을 하는 것과 같습니다. 그러므로 화기는 화려하고 아름답게 폭발을 하게 됩니다, 따라서 용감하고 힘있게 산화하는 것입니다. 이러한 화기를 중국에서는 산(散)하다 하였는데, 우리말로 해석하면 확 퍼져서 흩어지는 힘을 말합니다.

토기는 음전기와 양전기가 중기의 중화작용으로 서로 결합하고 화합하는 상태를 말하는 것으로서, 마치 처녀와 총각이 결혼하여 자식을 낳아 가정을 이루는 것과 같은 이치입니다. 그러므로 토기는 화합하고 결합하여 하나로 만들어 고(固)하다 하였는데, 우리말로 해석하면 뭉치는 힘, 합치는 힘을 말합니다.

금기는 음전기와 양전기가 중기의 중화작용으로 서로 잡아당기는 힘을 말합니다. 즉, 처녀와 총각이 결혼 후 가정을 형성하여 가풍을 정하고 자녀 교육의 질서를 정하며, 가장의 권위를 강화하여 가문을 발전시키고 가업을 계승하도록 하는 것에 해당됩니다. 이 모든 것을 더욱 튼튼하게 하기 위해 지배적이며 압력을 가하고 긴장시키는 현상과 같은 것입니다. 그러므로 금기는 서로 잡아당기므로 더욱 밀착되고 독재적이며, 밀도가 강해지고, 일사불란하여 강압하는 것입니다. 이렇게 쇠와 같이 딱딱하게 굳어버린 상태를 중국 사람들은 긴(緊)하다 하였는데, 우리말로 해석하면 긴장시키는 힘을 말합니다.

수기는 음전기와 양전기가 중기의 중화작용으로 서로 밀어내는 힘을 말합니다. 처녀와 총각이 결혼하여 자식을 양육하고 성례시킨 후

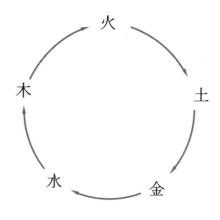

상생도

분가하여 독립해 살도록 하는 현상과 같은 것입니다. 예를 들면, 정치에 있어서 독재가 계속되면 반정부 세력이 생겨나고, 반대로 궁핍한 생활이 계속되어도 반정부 세력이 생겨나는 것과 같습니다. 또 건설적인 의견을 제시하여 정책의 방향을 전환시키는 것과 같으며, 과학을 발전시켜 생활을 여유있고 편리하게 하는 것과 같은 것입니다. 이와 같은 수기를 중국 사람들은 연(軟)하다 하였는데, 우리말로 해석하면 부드럽고 말랑말랑하게 하는 힘을 말합니다.

상생(相生)이라 함은 앞에서 설명한 다섯 가지 기운이 서로 도와서 생(生)하게 하는 힘을 말합니다. 즉, 목생화(木生火), 화생토(火生土), 토생금(土生金), 금생수(金生水), 수생목(水生木)입니다. 이를 계절로 설명하면 봄이 있으므로 여름이 오고 혹은 봄이 가서 없어지므로 여름이 오며, 여름이 있으므로 장하(長夏 : 한반도에서는 수영할 수 있는 무더운 기간을 말함)가 오고 혹은 여름이 없으지므로 장하가 오며, 장하가 있으므로 가을이 오고 혹은 장하가 없어지므로 가을이 오는 것이며, 가을이 있으므로 겨울이 오고 혹은 가을이 없어지므로 겨울이 올 수 있는 것이며, 겨울이 있으므로 봄이 오고 혹은 겨울이 없어지므로 봄이 올 수 있다는 식으로 설명이 가능합니다.

사람의 일생을 상생으로 설명하면 목(木)은 사람이 태어나는 것을 의미하고, 화(火)는 성장하여 청년이 되는 것을 의미하며, 토(土)는 장년이 되는 것을 의미하며, 금(金)은 노년이 되는 것을 의미하고, 수(水)는 사망하는 것을 의미합니다. 또 목(木)은 다시 태어나는 것을 말합니다.

오행의 기운으로 상생을 설명해 보면, 목기(木氣)가 음과 양이 서로 균형을 이루어 계속 성장하고 발전하면 결국은 부딪쳐서 폭발하여 화기(火氣)가 되는 것이고, 음과 양이 화려하게 폭발하여 산화하면 서로 화합하는 것이니 토기(土氣)가 되는 것이고, 음과 양이 화합하고 결합하여 하나가 되면 점점 굳어서 더욱더 결속하게 되므로 금기(金氣)가 나타나는 것이며, 음과 양이 결속하며 팽팽하게 긴장하면 지나치게 획일적이어서 다시 반작용이 생겨서 밀어내는 수기(水氣)가 생겨나게 되고 음과 양이 서로 밀어내어 적당히 멀어지면 다시 균형을 이루면서 목기(木氣)가 생겨나는 형식으로 설명이 가능하겠습니다.

또한 글자 그대로 설명하여 나무[木목]가 타서[火화] 재[土토]가 되며, 굳어서 돌[金금]이 되면 굳을 때 수분[水수]이 생겨나게 되고 물이 있으면 다시 나무[木목]가 생기게 되는 식의 설명도 가능할 것입니다.

그런데 우리나라의 학교 교과서에는 동양에서는 우주가 나무[木목]와 불[火화]과 흙[土토]과 쇠[金금]와 물[水수]로 구성되었다고 하는 우주 구성론이 있었다고 하는 정도로 기록되어 우리 어린이들에게 가르치고 있으니, 한심한 작태가 아닐 수 없는 것입니다. 자기의 것은 배워 보지도 연구해 보지도 않고 백인 사대주의자들에 의해 이처럼 오도되고 또 그것이 교육되고 있음은 실로 한탄할 일이 아닐 수 없는 것입니다.

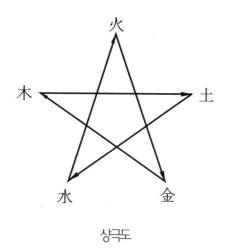

상극도

상극(相克)이라 함은 목(木), 화(火), 토(土), 금(金), 수(水)의 오기(五氣)가 서로 견제하여 지나침이 없게 하는 힘을 말합니다. 즉 목극토(木克土), 토극수(土克水), 수극화(水克火), 화극금(火克金), 금극목(金克木)으로서 이것을 예로 들어 설명하겠습니다.

목극토는 나무가 많고 흙이 없으면 박토가 되어 쓸모없는 흙이 되는 것과 같은 이치이며, 이런 경우를 목극토하여 토가 상했다고 하는 것입니다.

토극수는 흙과 물의 관계로 설명이 가능한 것으로서 흙은 많은데 물이 없으면 흙은 뭉쳐지지 않아 먼지가 되어 날아가 없어지거나 사막 혹은 불모지가 되어버리는 이치와 같은 것이며, 이런 경우를 토극수하였다고 하는 것입니다.

수극화는 물과 불의 관계로 설명이 가능합니다. 물은 많이 있는데, 불이 없으면 물은 얼어붙어서 고체화함으로써 불로서의 기능을 상실하게 되는 것을 수극화하였다고 하는 것입니다.

화극금은 불과 쇠의 관계로서 불은 많고 쇠가 없으면 쇠(만물)는 다 타서 기화하여 없어지는 것입니다. 이와 같은 이치를 화극금하였다고 하는 것입니다.

금극목은 쇠와 나무의 관계로서 쇠는 크고 나무는 작으면 나무가 잘려서 자라지 못하게 되는 것인데, 이러한 경우에 금극목하였다고 하는 것입니다.

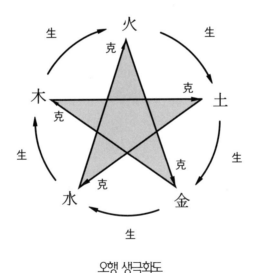

오행 생극화도

오행 생극화도는 다섯 가지 기운이 생(生)만 해도 안되고, 극(克)만 해도 안되며, 생과 극이 서로 균형을 이루어 화(和)하는 상태를 말하는 것입니다. 어떤 이는 자기가 성인이라고 자처하면서 장차 생의 시대가 올 것이며, 손에 날 생(生)자를 쥐었으니, 만사가 형통하리라는 식으로 말하였으나, 생만 계속되면 제어없이 계속 생산되거나 팽창하여 파국에 이르게 되는 것입니다. 또한 그 반대로 극만 계속되면 억제되고 제어되어 수축하거나 위축되므로 이 또한 파국에 이르는 것입니다.

그러므로 오행의 기는 생하는 힘의 속도와 양이 극하는 힘의 속도와 양과 일치하여 서로 균형을 이루어야 목생화하고 화생토하고 토생금하고 금생수하고 수생목하고 다시 목생화로 계속하여 순환하는 것입니다. 또한 목극토하고 토극수하고 수극화하고 화극금하고 금극목하고 다시 목극토를 함으로써 계속하여 순환하여 생과 극이 균형을 이루어 화(和)하면 완전한 것이 창조되는 이치가 되는 것이며, 에너지가 변하여 물질이 되며 적은 물질(원소)이 결합하여 더 크고 다양한 물질(분자)이 되고 돌이나 쇠가 되고 천체가 되며 달이 지구를 돌고 지구가 태양을 돌고 태양이 북극성을 돌고 도는 이치가 되는 것이며, 그것들이 생성과 소멸되는 이치가 되는 것입니다.

4 육기(六氣)

삼태극의 원리는 우주 변화의 모든 원리 중 근본적인 원리가 되는 것이므로 모든 물질의 근원이 되는 각종 크고 작은 원소의 생성 원리라고 이미 설명한 바가 있습니다.

다음은 오행으로서 음기와 양기가 중기의 중계를 받아 서로 균형을 이루는 목기와 서로 부딪쳐 불나는 화기와 서로 결합하는 토기와 억압하고 강압하는 금기와 서로 밀어내는 수기가 서로 상생하여 도와주고 서로 상극하여 견제함이 화(和)하여 균형을 이루면 어떤 완성체를 이루어 분자 혹은 물질 혹은 돌, 쇠, 천체 등 무생물이 생성되고 하늘에서 돌고 도는 원리가 되는 것입니다.

그러한 오행을 평지인 지구 표면의 일정한 곳에서 사용할 때는 공중에 떠서 운행되는 오행을 평면화하여 지상에 응용하였는데 이를 사상이라고 하였습니다. 그 사상은 집터나 묘터, 기후의 예측이나 지형지물의 이용에 사용된다고도 하였습니다. 이와 같이 삼태극, 사상, 오행은 모두 움직이긴 해도 생명은 없는 것입니다.

그런데 이 지구상에는 오행의 오기(五氣)말고 또 하나의 기(氣)가 있는데, 그것이 생명력인 것입니다. 생명력이란 '죽었다 살았다' 하는 힘을 말하는 것으로서 지구 표면에 서식하는 식물, 동물, 인간은 '죽었다 살았다' 하는 힘 즉, 생명력을 가지고 있는 것입니다.

이러한 생명력을 옛말로 '심포 삼초'라고 하여 한의학에서 태초에 조금 사용하는 듯하다가 몇 천년 전에 없어지고 그 이름과 경맥만 전해져 오고 있는 것입니다. 동양이나 서양이나 모두 다 이 생명력이 무엇인지, 어떻게 하면 강화되는지, 어떻게 하면 생명이 길게 유지되는지, 영양 · 운동 · 호흡 · 기후 · 유전 등은 어떠한지, 초능력과는 어떠한 관계가 있는지, 전혀 잊혀진 분야로 되어 있는 것입니다.

그렇게 된 이유는 서양에서 발달한 미개한 과학 때문인 것입니다. 과학은 기계를 만들고 구조물을 제작하는 학문이므로 그 분야에서는 장족의 발전을 하였습니다. 또 학문하는 방식이 그 분야에서 적절하였기 때문에 특히 물질적 증거를 제시하는 증거 제일주의에 치우쳐 있는 학문으로 발전해서 심지어는 우주에도 갈 수 있을 정도까지 발달하였습니다. 그리고 지구를 온통 파괴할 수 있을 정도의 무기를 제조하는 데까지 진전된 것입니다.

그러나 생명력은 물질이 아니므로 증거를 제시할 수 없고, 증인은 자기이며 자기가 생명체인데, 자기를 보지 못하는 보통 중생으로서는 그가 아무리 성인이요, 석학이요, 도사요, 대학교수요, 성직자요, 박사라고 해도 부귀공명에 눈이 어두워져서 생명력이 무엇인지 규명할 수 없는 것입니다. 하지만 이 책을 읽는 독자께서는 벌써 두 가지만으로 나누는 서양의 과학적 사고방식이 아닌 여섯 가지를 사고하는 동양의 고차원적 사고방식을 체험하고 인식하고 있는 중이므로 여러분에게는 분명히 생명력이 보일 것입니다.

생명에 관한 한 자기가 곧 생명체이므로 과학적으로 규명하여야 한다는 것은 공전(空轉)하는 학문을 위한 학문일 뿐입니다. 따라서 자기가 자기를 조용히 관조하면 생명의 실상은 보여질 것입니다.

생명력이라 함은 저항력을 말하고 반작용을 말하는 것입니다. 어떤 성인이라고 하는 사람은 '순천명(順天命)'이라면서 자연에 순응하라고 했는데, 자연에 절대적으로 복종하고 순종·순응하는 것은 무생물이며, 생명체는 자연을 적절히 이용하고 저항하여 반작용합니다. 생명체의 이러한 힘을 생명력이라 하는 것입니다. 식물은 거의 자연에 순응하고 조금 저항하는 것이며, 동물은 조금 더 많이 자연에 저항하는 것이며, 인간은 거의 모든 분야에 있어서 자연에 대항하며 저항하고 반작용하는 것입니다.

더 상세히 설명하면 인간은 추우면 덥게 하려고 여러 가지 노력을 하며, 더우면 서늘하게 하려고 여러 가지 노력을 하며, 피곤하면 쉬고 쉬었으면 움직이고 하는 등등의 저항을 하고 것입니다. 따라서 인간은 병균에 대한 저항력, 중노동에 대한 저항력, 정신적 충격에 대한 저항력, 온도에 대한 저항력, 종족번식에 대한 저항력 등 기타 생존에 필요한 모든 저항력이 의식적으로 혹은 무의식적으로 나타나는데, 이것들이 모두 생명력인 것입니다. 따라서 이 책은 인간의 생존에 필요한 모든 종류의 저항력을 길러서 힘세게 오래 사는 즉, 무병·불로·장수·초능력을 개발하는 데 도움을 주는 원서라고 할 것입니다.

5 완성(完成)과 표준(標準)

음과 양만 있는 것이 아니고 중이 있어야 하며 또한 이 세가지가

균형을 이루어 화합하여 하나의 완성체가 되는 원리를 삼태극이라고
합니다.

음과 양이 중기의 중계를 받아 목기(木氣)도 되고, 화기(火氣)도 되
고, 토기(土氣)도 되고, 금기(金氣)도 되고, 수기(水氣)도 되는 것입니
다. '목화토금수'라는 오기(五氣) 안에 음양중이 또한 각각 내포되어
있는 것입니다. 이와 같은 다섯 가지 기운(힘)이 서로 상생하고 상극
하여 균형을 이루고 화합하면 이 또한 완성체가 되는 원리를 오행이
라고 합니다.

이와 같이 오행이 상생 · 상극 · 상화하며 하나의 완성체가 될 때
생명력이 추가되며 균형을 이루고 화합하면 독립된 생명체가 탄생되
게 되어 완성체가 이루어지는 것입니다.

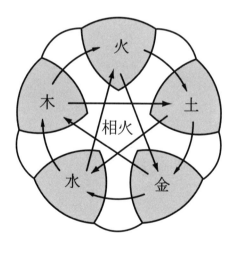

육기완성도

음양 체질분류법이나 오행 체질분류법이나 모든 사물은 그 표준 즉, 중용이 있는 것이므로 모든 사건이나 사물을 대할 때 먼저 표준이 무엇인지 알아야 비로소 완전한 학문이 되는 것입니다.

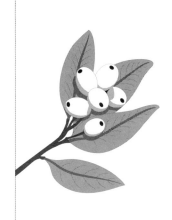

장부론

제2장 장부론

인체는 배꼽을 중심으로 상하를 음양, 좌우를 음양, 전면과 후면을 음양 음양 등으로 구분할 수 있습니다.

세계 최고 최대의 의학 경전이며 원전이라 일컬어지는 《황제내경》에 따르면, "만병의 근원은 장부(臟腑)의 음양(陰陽), 허실(虛實), 한열(寒熱)에 있다"라고 하였으며, 또 말하기를 "만병의 근원이 장부에 있음은 하늘의 도리인데, 이 도리를 믿지 않고 되지 못한 사방(私方), 즉 증상치료 · 국소치료 · 통계치료를 하면 하늘의 파멸이 내린다"라고 하였습니다.

1 육장육부론(六臟六腑論)

오장(五臟)이라 함은 간장 · 심장 · 비장(지라) · 폐장 · 신장(콩팥)을 말하며, 여기에 생명현상을 총괄하는 심포장(心包臟)을 포함하여 육장(六臟)이 됩니다. 이제부터 이 책에서는 오장이라는 말을 쓰지 않고 육장이라 쓰기로 하겠습니다.

육부(六腑)라 함은 담낭(쓸개) · 소장 · 위장 · 대장 · 방광, 여기에 추가하여 생명현상을 창출하고 모든 배설 관계를 관장하는 삼초부(三焦腑)까지 포함하여 말하는 것입니다. 그러므로 엄밀히 오장육부가 아니고 육장육부인 것입니다.

생로병사(生老病死)의 근본이 되는 육장육부 중, 오장오부는 그 기능과 크기와 힘의 균형이 알맞게 이루어져 서로 도와주고[상생(相生)], 서로 견제하고[상극(相克)], 서로 화합하여[상화(相和)] 인체라는 완성체(소우주)를 형성하는 것입니다. 여기에 추가하여 심포장과 삼초부는 생명현상을 신진대사하므로 육장과 육부가 톱니바퀴와 같이 맞물려 돌아가게 되는 것입니다. 그것은 마치 달이 지구를 돌고 지구가 태양을 돌고 태양이 북극성을 도는 것처럼 시작도 끝도 없이 연속 운행되는 우주의 현상과 같아 소우주인 인간의 생명현상도 오래오래 계속될 수 있는 것입니다.

그러나 대부분의 사람들은 모태에서 태어날 때부터 육장육부 중 큰 것도 있고 작은 것도 있어서 그 기능과 힘의 우열을 갖고 태어남으로써 인간의 생명 톱니바퀴는 원활하고 순조롭게 돌아가지 않고 찌그러지고 덜컹거리고 삐걱거리며 돌아가는 것입니다. 따라서 인간의 수명은 짧아지고 성격도 삐뚤어지는 것입니다.

이렇게 육장과 육부의 크고 작은 불균형 상태는 천차만별일 것입니다. 그러므로 사람의 얼굴 모양과 몸의 형태도 천차만별입니다. 이처럼 다양한 인체의 형태를 동양철학적 원리에 의해 분별하는 방법을 '음양오행 체질분류법'이라고 하며, 이 방법에 의하면 육장육부의 대소를 구별해내어 그 사람의 생명현상 중 무엇이 어떻게 잘못 돌아가고 있는가 하는 것을 정확히 판단하는 것입니다.

2 음양론(陰陽論)

음양이라 함은 서로 상대적이고 상반되는 것을 말합니다. 예를 들면, 지구를 달과 비교하면 양이 되고, 또 지구를 태양과 비교하면 음이 되는 것처럼, 그것이 위치해 있는 경우와 여건에 따라 음과 양은 변하고 순환하고 결합하는 것입니다. 그러므로 음전극과 양전극은 같은 극끼리는 밀어내지만, 다른 극끼리는 당기는 힘이 있습니다. 밀어내는 힘과 잡아당기는 힘이 있으므로 음과 양은 결합이 가능하고, 결합한 후에는 그 범주 안에서 마치 시소와 같이 양이 실하면 음이 허하고, 음이 실하면 양이 허하며, 음과 양이 동시에 실하고 허할 수도 있는 것입니다.

이처럼 음과 양이 있음은 이해할 수 있지만, 음과 양만 있어서는 전술한 바와 같이 이루어질 수 없고, 음양과 중이 있어야만 이른바 삼태극이 되어 어떤 작용과 형태, 즉 원자·세포·물질·우주 등이 생성되는 것입니다. 즉, 아버지는 양이고 어머니는 음이며 그 자손은 중이 되고, 태양은 양이며 달은 음이고 지구는 중이며, 양전자(+)는 양이고 음전자(-)는 음이며, 중성자(0)는 중인 것과 같은 이치입니다.

인체는 배꼽을 중심으로 상하를 음양, 좌우를 음양, 전면과 후면을 음양 등으로 구분할 수 있습니다. 한편 맥은 인영(人迎 : 목의 위경맥상에 두 개의 줄이 있는 곳)맥의 모양으로 양기의 대소를 측정하고, 촌구(寸口 : 손목의 태연 부위)맥의 모양으로 음기의 대소를 측정하는 것입니다.

이러한 음양은 그 기능이나 작용, 힘, 크기, 에너지 저장량, 유통 속도 등이 똑같이 균형을 이루어야 밀고 당기고 결합함으로써 시소처럼 순환하여 운동이 계속되는 것입니다. 안타깝게도 세상에 태어나면서부터 차이가 있거나 영양·치료·섭생의 불량에 의해 후천적으로 차이가 생기는 것입니다. 이와 같은 음양의 차이를 찾아내는 방법을 '음양 체질분류법'이라고 합니다.

③ 허실론(虛實論)

일반 한의학의 허실은 이 책에서는 생략하겠습니다. 인간의 근본은 육장육부에 있다고 하였는데, 사람은 세상에 태어날 때부터 육장과 육부가 제각기 크고 작음에 차이가 있기 마련이며, 또 후천적으로 올바른 진단과 치료를 받지 못하거나 올바른 식생활과 섭생을 하지 못하고, 또 자기의 생명을 관리하는 교육을 받지 못하여 허와 실이 생기게 되는 것입니다. 여기서 말하는 허실은 타인과 비교하는 허실이 아니라 한 인간의 개체 내에서의 육장과 육부의 허실을 말하는 것입니다. 또 타인보다 몸이 크면 육장육부도 커서 실하고 강할 것이며, 몸이 작으면 장과 부도 작아서 허약할 것입니다.

이와 같이 인체의 육장육부의 크고 작음을 분류하여 허실을 결정하는 방법을 '오행 체질분류법'이라고 합니다. 그동안 여러 곳에서 만들어진 각종 체질분류법이 많이 나와 있습니다. 그러나 여기에 제시하는 '오행 체질분류법'은 《황제내경》에서 발췌하여 자연의 원리에 의해 다듬어진 것이므로 너무나 완전무결해 감탄해 마지않을 수 없으며, 모든 증거와 체질에 따른 응용방법을 확실하게 제시합니다.

4 한열론(寒熱論)

인간에게 있어서 한열이야말로 가장 중요하고 가깝게 밀착되어 있는 문제입니다. 사람은 온혈 동물이므로 따뜻하게 적정한 온도를 유지해야만 생명이 유지됩니다.

몸이 따뜻하고 더우면 마음도 따뜻하고 더워서 다정할 것이며, 또 몸이 따뜻하면 에너지가 많이 발생되므로 힘이 강해질 것이고 병균에 대한 저항력도 강해질 것입니다. 또한 해충에 대한 저항력도 강해지는데, 예로부터 몸이 더우면 빈대나 모기나 이도 물지 않는다고 하였습니다.

그리고 몸이 따뜻하면 몸이 부드러울 것이며, 따라서 혈액순환이 좋아져서 신진대사가 잘되어 육장육부는 상생하고 상극하고 상화함이 원활히 이루어져 생명현상은 강력해질 것입니다.

이렇게 중요한 체온을 온도계로 측정하는데, 그 온도를 측정하는 부위가 지극히 한정되어 있어서 머리는 끓는 것과 같이 뜨겁고 손발은 차서 동상에 걸릴 지경인데도 체온계는 정상이라고 판정하는 경우가 있는 반면, 또 인체의 표면은 펄펄 끓는 것과 같이 뜨거우나 인체의 내장은 얼음같이 찬데도 알코올 마사지 등을 해주고 있는 실정입니다.

한과 열이 상하·좌우·내외로 순환하지 못하여 허열이 생기는 것도 모르고, 단지 일정 부위의 온도만 측정하여 열하다 한하다 하는 것입니다. 다시 말하면 허열과 실열을 구분하지 못하는 실정이며, 이로 인해 얼마나 많은 사람이 알게 모르게 죽어가는지 실로 무서운 사실입니다.

감기나 전염병(뇌염)은 대개가 허열, 즉 냉해서 발생되는 질병인데 체온을 측정한 한정된 부위의 체온이 높다 하여 해열제를 씀으로써 감기가 치료되지 않거나 혹은 약이 없다고 하며, 뇌염의 경우는 전원 사망하거나 불구자가 되는 것입니다. 그래서 예로부터 감기에 걸리면 열나게 하는 약을 먹거나, 소주에 고춧가루를 타서 마시고 이불을 뒤집어쓰고 땀을 내면 치료된다고 하였던 것입니다.

이렇게 단지 몸을 덥게만 하면 감기 바이러스는 자연히 소멸되어 감기가 치료될 것인데, 허열을 실열로 보고 해열시키며, 또 감기 바이러스를 죽이는 독약을 연구하고 있으니 이 얼마나 안타까운 일입니까? 게다가 지식인임을 자처하는 현대인은 자신의 생명을 스스로 관리할 줄도 모르고 재산과 명예와 권력에만 급급하며 허둥대고 있으니, 오늘날 인간의 생명은 실로 '풍전등화와 같다' 할 것입니다.

뇌염의 경우 민간요법으로 인삼 1냥에 경명 주사 1전을 처방하였습니다. 이는 아주 강력한 열약입니다. 즉, 뇌염이라는 전염병은 속은 차고 겉은 더운 허열의 병이므로 환자는 추워서 오들오들 떨지만 체온계로는 고열이 위험 수위에 도달해 있는 것입니다. 선인들은 이러한 허와 실을 정확히 구분하여 뇌염도 치료할 수 있었으므로 장바

닥에서 한약 두 첩을 먹은 후 소아마비가 나왔다고 하는 사람도 있는 것입니다. 이렇게 허열로 발생되는 뇌염을 실열로 오진할 수밖에 없는 오늘날의 현대인들은 해열제를 먹이고 주사하고 알코올이나 얼음 마사지를 함으로써 환자는 추위가 극에 달해 가래와 코가 대량으로 나와 숨이 막혀서 죽거나 혹은 냉체질로 변하여 소아마비가 되는 것입니다.

이 세상의 모든 병은 대개 한해서 생기는 병이지 열해서 생기는 법은 거의 없습니다. 단 장티푸스(염병)는 실열의 병인데, 실열이란 오줌이 뜨거워서 소변을 보기가 힘들 정도로 뜨거운 것을 말합니다.

맥으로 완(緩)하면 실열이 있고 급(急)하면 한하다 합니다. 맥이 완하여 실열이 있으면 찬 음식과 찬 약을 쓰고, 맥이 급하여 한하면 더운 음식과 더운 약을 공급해야 합니다. 그리고 한과 열은 순환하는 것으로서, 낮이 밤이 되고 밤이 낮이 되는 이치와 같습니다. 한과 열이 순환하지 못하여 허열과 실열이 생기는 것이므로 한열병 치료의 요건은 떫은 음식을 주어 심포장과 삼초부의 기능을 강화시킴으로써 한열을 순환시키는 데 치료의 핵심이 있는 것입니다.

이렇게 한과 열이 순환하지 못하고 한열이 한 곳에 편중되어 병이 생기는 것이기 때문에 감기나 전염병은 열이 올랐다 내렸다 하는 것입니다. 음식이나 약이나 기타 침(鍼) 같은 것으로 감기나 전염병이나 기타 한열의 병을 치료하려면 반드시 환자 옆에서 기다렸다가, 열이 한 차례 올랐다가 내리기 시작할 때 시술해야 그 한열병이 없어짐니다. 그런데 이것을 모르고 열이 오르기 시작하여 최고로 상승하는 단계에 있을 때 시술을 하면 문제가 생길 수 있습니다.

약이나 음식의 양이 허열을 이길 정도로 많이 투입되었으면 기초 체온이 하강해도 생명에는 아무런 지장 없이 한열병이 없어지지만, 만약 약이나 음식의 투입량이 부족하여 허열을 이기지 못하면 인체에서 반작용이 일어나 허열이 급격히 상승하여 그 자리에서 즉사하는 것입니다. 그러므로 여러분 중에는 감기 주사 한 대 맞고 즉사하는 허망한 일을 보신 분이 가끔 있으실 것입니다.

'한(寒)' 하다는 말은 인체가 정상 온도보다 낮다는 말이며, 또 열이 한 곳으로 모여 그 반대되는 곳은 차다는 말이 됩니다. 차면 세상의 모든 만물이 수축하는 것처럼 인체도 냉하면 수축하게 됩니다. 따라서 만약 눈이 차면 동공과 그 주위가 수축하여 원시가 될 것이며, 눈이 더우면 동공 등이 늘어나서 확대되므로 근시가 될 것입니다.

관절이 차면(무릎이 시리다는 말이 있음) 근육과 힘줄이 긴장하여 오그라들고 당기므로 뼈와 뼈 사이가 가까워집니다. 그러면 움직일 때마다 마찰이 일어나 염증 등이 생기기 때문에 관절염이 될 것이고, 반대로 관절이 더우면 근육과 힘줄이 늘어나서 관절은 무력해질 것입니다.

또 간이 기준 온도보다 냉하면 긴장하고 수축하므로 의학은 A형 간염이나 간경화 혹은 간이 작다고 판단할 것이고, 간의 온도가 기준보다 더우면 이완되고 팽창되므로 간이 부었다, 간비대증이다, 지방간이다 혹은 B형 간염이라고 할 것입니다.

또 혈관이 기준 온도보다 냉하면 긴장하고 수축하므로 동맥경색이나 콜레스테롤이 높다는 등의 판정이 내려질 것이고, 혈관이 기준 온도보다 더우면 이완되고 팽창하므로 혈관 확장증이라든가 그밖의 괴상한 이름이 붙여질 것입니다.

또 피부가 차고 냉하면 비늘이 생기거나 검고 까칠까칠한 닭살이 되고 검버섯 등이 필 것이며, 피부가 기준 온도보다 더우면 빨간 반점 등이 생기고 두드러기가 나고 염증과 종기 등이 생길 것입니다.

예를 들어 설명하자면 한이 없겠으나 여기서 중단하기로 하고, 요컨대 13만 종이나 되는 많은 병이 어떻게 육장육부의 음양·허실·한열로 원인 설명과 치료가 가능한가라고 반문하겠지만 이것은 우주의 원리, 즉 진리를 말하는 것이므로 13만 종이 아니라 수백만 종이라도 원인 설명이 가능하고 치료법의 창출이 가능한 것이며, 현대의학조차 손대지 못하는 부분도 얼마든지 설명과 치료가 가능합니다.

암의 경우를 예로 들어 설명해 보겠습니다. 인간의 육체는, 다시 말해 인간의 육장육부는 세포를 만들어내고 또 분해하여 배설하는 능력이 있습니다. 그런데 그 육장육부가 균형을 잃은 지 오래되어 깊은 병에 빠져 있으면 육장육부가 연합 작전으로 만들어내는 세포는 정상 세포가 아닌 기형적인 세포, 즉 암세포 등을 만드는 것입니다.

암세포는 열에 약하다는 통설이 있는 것과 같이 암은 주로 냉한 데서 오는 경우가 많습니다. 암세포가 생성되지 않도록 하는 방법으로는 육장육부의 영양을 병이 난 체질에 적합하도록 공급하고, 몸을 덥게 하면 생성된 암세포는 소멸되고 정상세포가 만들어질 것입니다.

또 신경통의 경우도 마찬가지로 신경통이 있는 부분이 기준 온도보다 차서 생기는 것입니다. 피부와 근육 · 혈관 · 신경 · 힘줄이 긴장하여 수축하므로 혈액순환이 어렵게 되고, 따라서 신경도 제대로 전달되지 못하므로 저리고 쑤시고 아픈 것입니다. 단지 따뜻하게 해주면 모든 통증은 사라지는 것입니다. 그러므로 육체가 따뜻하지 못하고 냉한 원인을 제거해야 병이 치료되는 것입니다.

또 고혈압의 경우도 마찬가지입니다. 환자의 몸이 차면 혈관이 긴장하여 수축되므로 혈액순환이 원활하지 못합니다. 그러나 심장은 혈액을 순환시켜 생명을 유지하려는 본성이 있으므로, 압력을 높여 더욱 힘있게 심박동을 함으로써 혈압이 높아지는 것입니다. 따라서 몸이 냉해진 원인이 무엇인가를 판단하여야 하는데, 그 원인은 주로 어떤 영양이 부족한 데 기인하는 것이므로 약보다는 필요한 영양을 찾아야 하는데도 불구하고, 허열을 실열로 보고 단순한 혈관 확장제나 해열제를 사용하는 것입니다. 결과적으로 발등의 불을 끄는 식의 근시안적 방법에 의존함으로써 고혈압은 점점 악화되고 불치병으로 되는 것입니다.

이제 예를 들어 설명하는 것은 중단하겠습니다. 독자 여러분께서는 무한한 잠재능력을 보유하고 있으므로 여기에서 설명하지 못한 인간의 모든 병에 대해서도 추리가 가능할 것입니다.

따라서 사람의 모든 병, 늙는 것, 죽는 것, 오래 사는 것, 건강과 힘센 것은 전혀 새로운 차원에서 관찰되고 연구되어야 함을 확실히 납득하셨을 것입니다. 실로 인간은 소우주이므로 음양·오행·육기, 즉 동양철학적 측면에서 관찰하고 연구해야 하며, 그렇게 해야만 인간의 생(生)·노(老)·병(病)·사(死)의 문제가 해결되는 것입니다. 그런 까닭으로 인간은 타고난 체질과 현재의 병에 대하여 정확히 관찰하고 진단하여 육장육부의 음양·허실·한열을 조절해야 하는 것입니다. 이것을 조절하는 방법 중에 가장 중요한 것은 매일 먹고 마시는 음식입니다.

이와 같이 생명의 원천이 되는 음식 중에서 무엇을 어떻게 얼마나 먹어야 하는지 알지 못하여 굼벵이도 잡아 먹고, 지렁이도 잡아 먹으며, 개구리나 뱀도 잡아 먹는 실정이고 더욱 가관인 것은 체질이나 병인(病因)도 모르면서 현미가 좋다, 영지가 좋다고 이야기하는 것입니다.

모든 사람들이 욕심에 눈이 어두워 자신의 건강을 스스로 관리하지 못하고 더없이 귀중한 생명을, 자기 병도 자기가 치료하지 못하는 의사에게 맡기거나 영양학자나 요리사에게 맡기고, 혹은 소문이나 유행·광고 등에 목숨을 의지하면서도 그것이 잘못임을 깨닫지 못하여 배울 생각이나 연구할 생각도 하지 않고 있음을 더 이상 방관만

할 수 없어 여기에 무병장수할 수 있는 식사법을 제시하는 것입니다.

전지전능한 잠재능력을 가지고 있는 독자 여러분은 올바르게 알고 깨달아 오래도록 그리고 건강하게 살아야 선진조국도 건설할 수 있고, 태평양 시대도 열 것입니다. 그래야만 세계를 지배하는 민족도 될 것이고, 개인적으로는 성공·출세하며, 부자도 되고, 도통[도(道)]하고, 초능력도 유감없이 발휘할 수 있을 것임을 믿어 의심치 않는 바입니다.

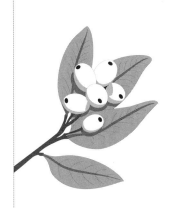

음양 체질분류법

제3장 음양 체질분류법

얼굴과 오관의 크기가 균형있고 오관의 위치가 조화로 우며, 몸과 사지와 손발이 균형있고 예쁜 사람으로서, 크면 큰 대로 작으면 작은 몸 전체가 아담하게 균 형잡힌 사람을 음양 표준인이라고 합니다.

형태

몸체보다 얼굴이 크면 소양인이라고 합니다. 그러니까 다른 사람과 비교하여 '크다', '작다' 하는 것이 아니라, 그 한 사람의 인체 중에서 몸통보다 얼굴이 크다는 말입니다. 어떤 산술적 기준치는 말하기 힘들어도 얼굴과 몸체가 균형을 이루지 못하고 몸에 비해 얼굴이 큰 사람을 말합니다.

구성

이러한 사람은 양기가 2/3 정도이고, 음기는 1/3 정도입니다. 그러므로 약간 부족한 음기를 보충할 수 있는 쌍화탕(한약은 자연식임)을 항상 차 마시듯 복용해야 타고난 불균형을 조절할 수 있게 되어 오래 살 수 있습니다. 쌍화탕 1천 첩을 먹으면 신선이 된다는 말은 소양인에게 해당되는 말입니다. 그리고 이러한 소양인은 쌍화탕이 맛이 있고 입에 붙으며 먹으면 몸이 개운하고 산뜻하여 경쾌해집니다. 쌍화탕이 적합하지 않은 체질은 우선 맛이 없고 배가 더부룩하며 불편합니다.

성격

이러한 사람은 아주 많으며, 성격은 양성적으로 활동적 · 진취적이며, 약간 남성적이라고 할 수 있습니다. 대개 평범한 현대인이라고 할 수 있습니다. 그리고 이러한 소양인은 또 목(木)형, 화(火)형, 토(土)형, 금(金)형, 수(水)형, 상화(相火)형, 오행 표준(標準)형으로 분류할 수 있습니다.

처방(쌍화탕)

백작약 2전 반, 숙지황 · 당귀 · 황기 · 천궁 각 1전, 감초 4푼 반.

✳ 과식하면 어지럼증이 생깁니다.

2 태양인

형태

몸체보다 얼굴이 크고, 그 큰 얼굴 중에서 오관이 얼굴에 비해 더 큰 사람을 태양인이라고 합니다. 태양인은 별로 많지 않으며, 등소 평, 박정희, 전두환 전 대통령 같은 사람이 태양인에 속합니다.

구성

이러한 사람은 3/3 전체가 양기이므로 순양인이라고 말합니다. 따라서 선천적으로 부족한 음기를 보충해 줄 수 있는 사물탕을 차 마시듯 상복해야 오래, 그리고 건강하게 살 수 있습니다. 그러므로 옛날에 김사물이라는 사람이 있다고 할 정도입니다. 이러한 사람은 사물탕이 아주 맛이 있고 입에 짝 달라붙으며, 먹으면 몸이 개운하 고 산뜻하며 마음까지 상쾌해집니다. 그러나 체질에 맞지 않는 사람 이 먹으면 맛이 없고 싫어지며, 배가 부글부글 끓고 설사도 나며 불 편합니다.

성격

태양인은 많지 않으며, 정열과 용기와 힘이 넘쳐 흘러서 대개 큰일을 할 수 있고, 속이 꽉차서 실속있고 무게있는 사람입니다. 흠이 있다면 의욕이 과도한 나머지 욕심이 되어 과욕할 우려가 있겠으나 사물탕을 적당히 복용하면 그것을 면할 수 있을 것입니다. 이러한 태양인은 목(木)형, 화(火)형, 토(土)형, 금(金)형, 수(水)형, 상화(相火)형, 오행 표준(標準)형으로 분류할 수 있습니다.

처방(사물탕)

당귀 · 천궁 · 백작약 · 숙지황 각 1전.

✳ 과식하면 어지럽고 설사를 할 수도 있습니다.

3 양명인

형태

몸보다 얼굴이 크고, 그 큰 얼굴에서 오관이 얼굴 하부에 배열되어 있어 이마만 넓은 사람을 양명인이라고 합니다. 어떤 이는 이마가 얼굴의 반이나 되는 사람도 있습니다. 슈바이처나 아이젠하워 등이 이에 속하며 세계적인 과학자는 대개 양명인입니다. 이마가 크니까 대뇌도 커서 머리가 좋을 것이므로 학자가 될 수 있을 것입니다.

구성

이러한 양명인은 2/3가 양기이고, 1/3이 음기이므로 약간 양성적인 사람입니다. 선천적으로 부족한 음기를 약간 보충해 주는 쌍화탕이 잘 맞으며, 평생 동안 계속 복용해야 오래 살고 건강해질 수 있습니다.

성격

이러한 성격은 약간 양성적이어서 진정 용기가 있고 위대한 일을 해낼 수 있으며, 학자로서 크게 성공할 가능성이 있습니다. 양명인과 소양인의 다른 점은, 양명인은 순양에서 음으로 변하는 과정에 속하는 사람이고, 소양인은 순음에서 양으로 변하는 과정에 속하는 사람이므로 다르긴 해도 비슷합니다. 별로 많지 않은 체질입니다. 이러한 양명인을 또 목(木)형, 화(火)형, 토(土)형, 금(金)형, 수(水)형, 상화(相火)형, 오행 표준(標準)형으로 분류할 수 있습니다.

4 궐음인

형태

궐음인은 소양인과 반대로 얼굴이 작고 몸집은 큰 사람을 말합니다. 원래 타고나기는 얼굴과 몸이 비슷하거나 혹은 얼굴이 크다 해도, 현대 사회는 먹을 것이 너무 많아 영양 과다로 몸집이 커져서 후천적으로 궐음인이 된 사람도 아주 많이 있습니다. 어찌 되었든 현재 궐음인이면 현재대로 궐음인으로 보고 영양을 섭취해야 하며, 장차 살이 빠지고 건강이 좋아져서 원래의 체질이 나타나면 그때 체질을 다시 관찰하여 영양을 섭취해야 합니다.

구성

이러한 사람은 음기가 2/3이고, 양기는 1/3이 되는 사람입니다. 그러므로 선천적으로 부족한 양기를 약간 보충해 주는 십전대보탕을 차 마시듯 항상 복용해야 합니다. 이러한 궐음인에게는 십전대보탕이 맛이 있고 입에 짝 달라붙으며, 먹고 나면 몸이 개운하고 가뿐해지는데, 체질에 맞지 않으면 먹기 싫어집니다.

성격

궐음인의 성격은 약간 내성적이고 소극적이며, 용기가 부족하고, 계획만 하였지 실천력이 부족하며, 온순하고 인정있고, 얌전합니다. 이러한 사람은 대단히 많으며, 특히 비만증에 의해 더욱 많아진 체질입니다. 그리고 이러한 궐음인은 또 목(木)형, 화(火)형, 토(土)형, 금(金)형, 수(水)형, 상화(相火)형, 오행 표준(標準)형으로 분류할 수 있습니다.

처방(십전대보탕)

당귀 · 천궁 · 백작약 · 숙지황 · 인삼 · 백출 · 백복령 · 감초 · 황기 · 계피 각 1전.

✻ 과식하면 두통이 나고 코피가 날 수 있습니다.

소음인

형태

얼굴보다 몸이 크고 또 몸보다 사지가 더 큰 사람을 소음인이라고
합니다. 역시 수학적인 표현보다는 균형잡힌 몸매가 아니고 몸보다
팔다리만 더 큰 체질입니다.

구성

이러한 사람은 3/3 전체가 음기입니다. 그러므로 부족한 양기를
항상 보충해 주어야 하며, 대표적인 기존처방으로는 사군자탕을 먹
어야 합니다. 이러한 사람은 사군자탕이 맛이 있고 입에 짝 달라붙으
며, 먹으면 몸이 가볍고 개운하며 힘이 나고 경쾌해집니다.

성격

소음인은 팔과 다리가 크고 튼튼하므로 운동이나 노동을 좋아하
며, 머리를 쓸 생각은 하지 않고 무슨 일이나 행동으로 처리합니다.
힘든 일이 무섭지 않으며, 실천적이고 부지런하며, 솔선수범하는 성
격입니다. 그 대신 꾀가 없고 지성이 없다고도 할 수 있습니다. 이러
한 순음인은 별로 많지 않으며, 운동선수나 옛날의 장수에게 많은 체
질입니다. 그리고 이러한 소음인은 또 목(木)형, 화(火)형, 토(土)형,
금(金)형, 수(水)형, 상화(相火)형, 오행 표준(標準)형으로 분류할 수
있습니다.

처방(사군자탕)

백출 · 인삼 · 백복령 · 감초 각 1전.

✳ 과식하면 두통이 나고 코피가 날 수 있습니다.

6 태음인

형태

얼굴보다 몸이 크고, 그 큰 몸에 비하여 손과 발이 더 큰 사람을 말합니다. 손이 크면 증권 시장에서 큰손이라는 말이 있으며, 발이 크면 도둑이라는 말도 있습니다. 대개 손과 발이 크고 예쁘면 돈이 많고 잘 산다고 합니다.

구성

이러한 사람은 음기가 2/3이고, 양기는 1/3입니다. 선천적으로 부족한 양기를 항상 보충해 주어야 하므로 십전대보탕을 늘 복용해야합니다.

성격

태음인은 항상 성실하게 일하고 저축하며, 잘난 체하지 않고, 숨기고 감춤이 바보와 같을 정도입니다. 쉬지 않고 일하며 저축하므로 소문 없이 잘살 수 있는 사람이며, 별로 많지 않은 체질입니다. 그리고 이러한 태음인은 또 목(木)형, 화(火)형, 토(土)형, 금(金)형, 수(水)형, 상화(相火)형, 오행 표준(標準)형으로 구분할 수 있습니다.

음양 표준인

형태

얼굴과 오관의 크기가 균형있고 오관의 위치가 조화로우며, 몸과 사지와 손발이 균형있고 예쁜 사람으로서, 크면 큰 대로 작으면 작은 대로 몸 전체가 아담하게 균형잡힌 사람을 말합니다.

성격

음양 표준인은 성격이 원만하고 부드러워서 모난 데가 없으며, 병도 없고 또한 특별히 눈에 띄게 행동하지도 않는 평범한 보통 사람입니다. 수명도 길고 건강하며, 사주 팔자도 좋은 편이고, 부자도 아니고 가난하지도 않으며, 출세하지도 않고, 저속하지도 않으며, 급하지도 않고, 게으르지도 않으며, 성공도 패배도 없는 아주 이상적인 삶을 사는 보통 사람이라고 할 수 있습니다. 만일 이런 사람이 몸 전체가 크고 힘이 세면 큰 도를 저절로 이룰 수 있을 것입니다.

이러한 사람은 늘 팔물탕을 마시는 것이 좋습니다. 그리고 이러한 사람은 또 목(木)형, 화(火)형, 토(土)형, 금(金)형, 수(水)형, 상화(相火)형, 오행 표준(標準)형으로 분류할 수 있습니다.

처방(팔물탕)

당귀 · 천궁 · 백작약 · 숙지황 · 인삼 · 백출 · 백복령 · 감초 각 1전.

인종으로 보는 체질

백인은 자기 몸에 비하여 얼굴이 가장 작은 종족입니다. 대개 백인은 자기의 목과 얼굴 크기가 같은 형편입니다. 따라서 백인종은 얼굴(정신)보다는 몸통이 크므로 육체적이고 감정적이고 물질적인 것입니다. 그래서 그들의 문명은 육체적이고 정욕적인 점이 여러 곳에서 나타나고 있습니다. 몸통이 크고 실하므로 일 잘하고 싸움 잘하고 활동적이므로 노예로 사용하면 머리를 쓰는 정신 노동보다는 더 좋을 것입니다. 따라서 그들은 노예종족이라 할 수 있고 노예로 태어났다 할 것입니다.

흑인은 자기 몸보다 머리가 작긴 해도 백인보다는 크기 때문에 머리를 써서 놀고 먹으려는 생각이 지배적이어서 놀고 먹기를 좋아합니다. 백인보다 힘이 약하여 지배되는 것 같아도 그들은 지금까지도 놀고 먹고 살 수 있는 것입니다. 흑인은 일을 하지 않는 것이 도처에 나타나고 있습니다.

황인종은 인류 중에서 머리가 제일 큰 민족입니다. 동양 삼국 중에서 한국인은 몸도 제일 크고 머리도 자기 몸에 비하여 제일 큰 것입니다. 따라서 머리가 세계에서 제일 큰 종족입니다. 그러므로 이성적이고 학문적이며 예술적인 것입니다.

여러분은 일본의 식민교육에 세뇌되었다가 이제 백인의 사대주의 교육에 세뇌되어 정신이 빠져 있기 때문이지 이와 같은 타민족 사대주의 세뇌에서 혹은 최면에서 눈을 활짝 뜨고 깨어나면 조선족의 위대함이 보일 것입니다. 어디를 가나 조선족이 한 명 있을 때는 우수한 두각을 나타내는데 둘만 있으면 서로 왕이 되려고 분열하는 것은 머리가 크기 때문인 것입니다.

황인종 중에 몽골인종은 대개가 태양인에 속합니다. 태양인은 반드시 자신이 왕이 되어야 하므로 초원에서 독립하여 나름대로 왕이 되어서 생활합니다. 그들은 협상이나 단합이 불가능한 것입니다.

소양인에 속하는 조선족 동이족이 바로 우리 한국인이며, 이러한 한국인의 큰 머리에서 경천동지(驚天動地)하는 사상과 철학과 학문과 예술이 나와서 세계 중심국가가 될 수 있는 것입니다. 이제 의학을 완성하고 사상을 정립하고 학문을 완성시켜 세계에서 가장 살기 좋은 국가를 건설해야 합니다. 어떤 바보의 말과 같이 그냥 일류국가가 되는 것은 아닙니다.

제 4 장

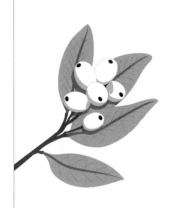

오행 체질분류법

제4장 오행 체질분류법

표준형이 병 없는 맑은 몸과 같고 예쁘고 아름답고 예술적이며 원만하게 발산하고 긴장감이 있고 연하며 단단한 감이 있는 광택이 느껴집니다.

목형 체질

형태

목(木)형 체질은 얼굴이 긴 사람을 말합니다. 얼굴 모양이 긴 사람은 간장과 담낭이 육장육부 중에서 가장 큽니다. 그 이유는 갈비뼈가 짧고, 또 앞으로 튀어나와서 간장과 담낭이 들어있는 장소가 넓기 때문입니다. 그 사람이 양체질에 속하면 담낭이 더 클 것이고, 음체질이면 간장이 더 클 것입니다.

성격

간장과 담낭이 크면 간장·담낭의 기능이 강하고 좋을 것입니다. 한의학에서는 간장·담낭의 정기가 실하다 합니다. 간장과 담낭의 정기는 우주에 있어서의 목기(木氣)와 상응합니다. 목기는 따뜻하게 하며, 부드럽게 하고, 완만하여 이완되게 하고, 인자하고 다정하며, 학문적이고 시적이며, 교육하고 양육하는 성격이 있습니다. 이러한 성격을 목형 체질의 본성이라 합니다.

가장 많은 병

간장·담낭의 기능이 너무 왕성하면 비장과 위장을 상하게 할 수 있습니다. 간장·담낭과 비장·위장은 서로 견제하고 도와주어서 알맞게 균형을 이루어야 하는데, 그 균형이 깨지고 간장과 담낭이 이겨서 비장·위장을 위축시키면 비장·위장에 병이 생깁니다.

이러한 경우 몸 속에 산이 많이 분비되어 산과다증이 되고, 산성

체질이 되어 속이 쓰리고 위궤양이 되며, 잘 먹고 잘 소화시켜 비만증이 되며, 당뇨병과 위암·비장암으로 발전할 수도 있습니다. 또 비장과 위장이 지배하는 부분인 입과 입술, 비계(살), 대퇴부, 배꼽 부위, 무릎 등에 병이 생길 수도 있습니다.

이와 같이 비장·위장에 병이 발생하면 목형 본래의 성격은 속으로 감추어져 잘 나타나지 않고, 비장·위장의 병든 성격이 표출되는 것입니다. 즉, 신의와 질서가 없고 공상과 망상이 지나치며 쓸데없이 비약적인 생각을 합니다. 비만증이 생김으로써 몸이 냉해지고 무거워서 게으르며, 의욕이 없고, 만사가 귀찮아지고, 눕고만 싶어지는 증상이 병적으로 나타나는 것입니다. 그러므로 간장과 담낭이 실해서 비장·위장을 이긴 맥(脈)은 굵고 넓으며 짧고 완만한 감이 느껴지는 홍(洪)맥이 촉지됩니다.

식이요법

이러한 병이 발생되었을 때에는 간장·담낭의 기능을 억제해야 합니다. 간장·담낭의 기능을 억제하는 식품은 매운맛이 있는 식품입니다. 매운맛이 있는 식품은 곡식·과일·야채·육류 중에 산재해 있는데, 그중에서도 다음해에 싹이 날 수 있는 현미가 가장 좋은 것입니다.

그러므로 목형 체질로 태어나서 간장·담낭이 선천적으로 크고 실한 사람은 신맛이 있는 식품을 싫어하고 매운맛이 있는 식품을 좋아합니다. 매운 음식을 신 음식의 약 5~6배나 더 많이 먹어야 하는 것이 보통입니다. 매운 음식을 과하게 섭취하면 매운 음식이 싫어지고 진저리가 납니다. 그러나 체질이 목형이므로 시일이 지나면 또 먹고 싶어집니다.

간장 · 담낭이 병든 경우(기경팔맥의 병)

목형 체질은 간장과 담낭이 크게 태어났으므로 그 정기가 강하고 실하여 간장과 담낭이 쉽게 병들지 않습니다. 그러므로 목형이 간장 · 담낭에 병이 들면 중병이나 불치병입니다. 즉 중풍, 소아마비, 저능아, 맹 · 농아, 고혈압, 사시, 구안와사, 간경화, 담석증, 갑상선이나 고질적 신경통, 고질적인 해소 · 천식 등…… 의학적으로는 불치병이 생깁니다. 이 경우 "안 아픈 곳이 없다"라는 말이 가장 적절합니다. 기(氣)와 혈(血)이 거꾸로 순환하므로 성격이 비정상적이어서 모든 행위가 이율배반적이며 과격하여 마치 미친 사람 같기도 하고, 또한 천재적인 듯한 면도 있습니다.

이 경우 맥은 인영에서 4~5배나 굵고 강한 맥이 촉지되는데, 이것을 기경팔맥 중의 '대맥에 병이 침입하였다' 하며 침으로의 치료점은 '임읍(臨泣)'입니다. 이러한 환자는 목형 체질이면서도 반대로 신 것을 좋아합니다. 신맛이 있는 식품만을 집중적으로 먹으면 빠른 시일 내에 회복되어 완전한 치료가 가능합니다.

목형 체질의 대표적인 종류(3유형)

음양오행 체질분류법은 그 종류가 거의 무한대이므로 $7^7 \times 7$을 해야 할 만큼 많은 체질을 분류할 수 있으며, 황인종 · 백인종 · 흑인종·기타 종족에도 무리없이 적용됩니다.

(1) 정목형

얼굴 모양이 좁고 길기만 합니다. 정목형은 간장·담낭이 크고 비장·위장은 작아서 평생 비장·위장에 병이 있습니다. 그래서 항상 달고 매운 것을 많이 먹어야 합니다.

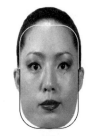

정목형

(2) 목·화형

얼굴이 길면서도 이마가 넓은 사람을 말합니다. 간장·담낭과 심장·소장이 크고 폐장·대장과 신장·방광이 작으므로 평생 폐장·대장과 신장·방광에 병이 있습니다. 그래서 항상 맵고 짠 것을 많이 먹어야 합니다.

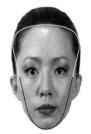

목·화형

(3) 목·화·화형

얼굴이 길면서 이마가 넓고 양 관자놀이와 미릉골이 튀어나온 사람입니다. 간장·담낭과 심장·소장과 심포장·삼초부가 크고, 폐장·대장과 신장·방광에 병이 있습니다. 그래서 항상 맵고 짠 것을 많이 먹어야 합니다.

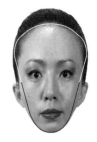

목·화·화형

따라서 목형 체질로 태어난 사람은 평생 신맛이 있는 식품은 별로 좋아하지 않고 매운맛이 있는 식품을 좋아합니다. 매운 것을 신 것의

5~6배나 더 먹어야 육장육부의 균형이 이루어져 건강하게 오래 살 수 있습니다.

예를 들어, 속이 쓰리고 배가 아프고 무릎에 통증이 있는 사람은 매운 것(고춧가루나 생강차)에 단 것(흑설탕이나 꿀)을 적당히 배합하여 먹어보십시오. 즉시 통증이 사라질 것입니다.

이러한 목형 체질은 소양인, 태양인, 양명인, 궐음인, 소음인, 태음인, 음양 표준인으로 분류할 수 있습니다.

2 화형 체질

형태
화(火)형 체질은 이마가 넓고 턱(귀밑 부위)은 뾰족해서 삼각형을 거꾸로 세워놓은 것과 같은 사람을 말합니다. 이러한 사람은 심장과 소장이 육장육부 중에서 가장 큽니다. 그 이유는 가슴이 앞과 뒤로 튀어나와 심장이 들어 있는 부위가 넓고 크기 때문입니다. 만일 그 사람이 양체질에 속하면 소장이 더 클 것이고, 음체질에 속하면 심장이 더 클 것입니다.

성격
심장과 소장이 크면 심장·소장의 기능이 좋고 강할 것입니다. 한의학에서는 심장·소장의 정기가 실하다 합니다. 심장·소장의 정기는 우주에 있어서의 화기(火氣)와 상응합니다. 화기는 뜨겁게 하여 발산하며 확 퍼지게 하고, 산화합니다. 불이 나서 태우므로 물질을 변화시켜 에너지가 되게 하며 화려하고 아름다우며, 예술적이고 환상적입니다. 예절바르고 탐구적이며 힘있고 돌격적이며, 용감한 성격이 있습니다. 이러한 성격을 화형 체질의 본성이라 합니다.

가장 많은 병

심장과 소장의 기능이 너무 강하면 폐장과 대장이 상할 수 있습니다. 심장·소장과 폐장·대장은 서로 도와주고 견제하는 기능이 균형을 이루어 공존해야 하는데, 그 균형이 깨지고 심장·소장이 이겨서 폐장·대장에 병이 생기게 됩니다.

이러한 경우에는 몸 안에 열이 생겨서 수렴하지 못하고, 발산하고 퍼지게 되므로 폐장과 대장이 정기를 상실하고 병들게 되는 것입니다. 그렇게 되면 숨이 차며 가슴이 답답하고, 기침이 나며 기관지 천식이 생기고 결핵균이 서식할 여건이 되며, 피부가 약해져서 피부병이 따르고 폐암·대장암·치질·폐확장·폐수축 등의 병이 발생합니다. 또한 폐장·대장이 지배하는 부분인 코와 하완·손목·피부·항문·가슴 부위에도 병이 나타납니다.

이와 같이 폐장·대장에 병이 나타나면 화형의 기본 성격은 숨어서 감추어지고, 폐장·대장의 병든 성격이 표출되는 것입니다. 즉, 슬퍼하고 비관적이며 눈물이 많고 염세주의적이어서 자살을 기도하기도 합니다. 징징 짜고, 재산도 없으면서 주제넘게 남을 도와줄 생각을 하고, 공갈 협박하며, 공포 분위기를 조장하고, 남을 이기고 숙살(肅殺)하려 하는 성격이 병적으로 나타나는 것입니다. 그러므로 심장·소장이 폐장·대장을 이겨서 생기는 맥(脈)은 굵고 넓으며, 짧은 솜과 같은 느낌이 있는 모(毛)맥이 촉지됩니다.

식이요법

이 경우 심장·소장이 폐장·대장을 이겨서 병이 발생하였을 때는 심장·소장의 기능을 억제하는 짠맛이 있는 식품을 섭취해야 합니다.

그러므로 화형 체질로 태어나서 심장·소장이 크고 실한 사람은 쓴맛이 있는 식품은 싫어하고 짠맛이 있는 식품을 좋아합니다. 쓴 것보다 짠 것을 약 5~6배나 더 많이 먹어야 하는 것이 보통입니다. 짠 것을 과하게 섭취하면 먹기 싫어집니다. 그러나 체질이 짠 것을 원하는 것이므로, 체질이 개선될 때까지는 짠 것이 또 먹고 싶어집니다.

심장·소장이 병든 경우(기경팔맥의 병)

화형 체질로 태어난 사람은 심장·소장이 선천적으로 크고 실하므로 쉽사리 심장·소장에 병이 발생하지 않습니다. 그러나 만일 화형 체질이 심장·소장에 병이 생기면 대개 중병이거나 불치병입니다. 즉 중풍, 소아마비, 저능아, 맹·농아, 고혈압, 요통, 갑상선, 고질적인 신경통, 해소천식 등등 현대과학으로는 완치가 불가능한 불치병이 발생됩니다. 이러한 경우 "안 아픈 곳이 없다"라고 하는 것이 가장 적절한 표현입니다.

기와 혈이 거꾸로 순환하므로 성격은 비정상적이어서 모든 행위가 이율배반적이고 과격하여 마치 미친 사람같이 보이기도 합니다. 또한 천재성이 발견되기도 합니다. 이런 경우의 맥은 인영에서 4~5배나 강력하고 굵은 맥이 촉지되며, 이것을 기경팔맥 중의 '독맥에 병이 익출되었다'라고 하며 침으로의 치료점은 '후계(後谿)'입니다.

화형 체질이므로 원래는 쓴 것을 싫어하지만 이러한 환자는 반대로 쓴 것을 좋아합니다. 쓴 음식만을 골라 섭취하면 빠른 시일 내에 치료가 가능합니다. 현대과학이 아직은 기경이 무엇인지, 정경이 무엇인지 규명하지 못하였으므로 불치병일 수밖에 없지만, 동양철학적 측면에서 관찰하면 치료가 가능합니다.

화형 체질의 대표적인 종류(3유형)

(1) 정화형

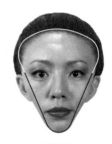

얼굴 모양이 역삼각형이고, 턱이 뾰족한 사람입니다. 심장과 소장은 크고 폐장과 대장은 작으므로 평생 폐장·대장에 병이 있습니다. 그래서 짠 것과 매운 것을 많이 먹어야 합니다.

정화형

(2) 화·화형

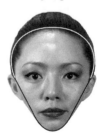

얼굴 모양이 역삼각형이고, 관자놀이와 미릉골이 튀어나온 사람입니다. 심장·소장과 심포장·삼초부가 크고 폐장·대장이 작으므로 평생 폐

화·화형

장·대장에 병이 있습니다. 그래서 짠 것을 많이 먹어야 합니다.

(3) 화·화·토형

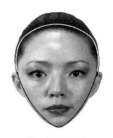

얼굴 모양이 역삼각형이고 관자놀이와 미릉골이 튀어나왔으며 얼굴 전체의 윤곽이 둥근 사람입니다. 심장·소장과 심포장·삼초부와 비장·위장이 크고 간장·담낭과 신장·방광이 작으므로 평생 간장·담낭과 신장·방광에 병이 있습니다. 그래서 신 것과 짠 것을 많이 먹어야 합니다.

화·화·토형

따라서 화형 체질은 쓴맛이 있는 식품은 조금 먹고, 짠맛이 있는 식품을 많이 먹어야 합니다. 여러분 중에서도 화형 체질인 사람은 쓴 것을 싫어하고 짠 것을 좋아할 것입니다.

그러므로 이 방법은 자연의 원리에 순응한 자연식이며, 자연식하는 법칙이 정립되는 것이므로 모든 민간 식이요법이 체계화되는 것입니다. 이러한 식이요법은 감기, 전염병, 갱년기 장애, 퇴행성 질환, 그리고 성인병과 노인병 등에 놀라울 정도로 그 효력이 강력합니다.

예를 들어, 발목과 정강이가 시리고 저리거나 쑤시는 사람은 소금을 찻숟가락으로 1~3숟갈만 먹어보십시오. 즉시 모든 증상이 사라질 것입니다. 이러한 화형 체질은 소양인, 태양인, 양명인, 궐음인, 소음인, 태음인, 음양 표준인으로 분류할 수 있습니다.

형태

상화(相火)형은 대개 화형과 비슷하게 생겼습니다. 눈썹이 짙고 미릉골이 튀어나와 있으며 태양혈, 즉 양 관자놀이 부위가 불룩하게 돌출한 사람을 말합니다. 이 사람은 육장육부 중 심포장·삼초부가 가장 발달되어 있으며, 이러한 사람이 만일 양체질이면 삼초부가 잘 발달되어 있고, 또 음체질에 속하면 심포장이 더 발달되어 있을 것입니다.

성격

심포장과 삼초부가 잘 발달되어 있는 사람은 혈액순환이 좋고 신진대사가 잘되며, 신경이 예민하여 상대방의 심리상태를 꿰뚫어 볼 수 있습니다. 임파액의 순환이 좋고 한(寒)·열(熱) 조절능력이 우수하며 순발력이 좋고, 정력·생명력·저항력 등이 강합니다. 그러므로 다재다능하고, 능수능란하며 천재적이고, 못하는 것이 없는 사람으로서 오래 살 수 있는 체질입니다.

가장 많은 병

심포장과 삼초부가 큰 상화형 체질은 심포장·삼초부가 크고 강하므로 좀처럼 심포장·삼초부에 병이 침입하지 못합니다. 그러나 복잡한 현대 사회의 정신적·감정적 자극이나 공해 등에 의해 신진대사에 지장을 받거나, 수술이나 교통사고 등의 외상에 의해 혈액과 전기의 흐름에 지장이 있도록 절단된 경우, 혹은 마약이나 마취제·진통제·흥분제 등으로 복용하여 신경계통이나 느낌 등 생명력을 마취하고 차단하고 진통을 시키면 결국 생명력을 고갈시켜서 심포장과 삼초부에 병이 침범하게 되는 것입니다.

병이 들면 한열 조절능력이 불량하여 열이 올랐다 내렸다 하며, 불안하고 초조하며, 신경이 지나치게 예민하고, 쓸데없는 걱정을 하며, 불면증이 생기고 가슴이 답답하고 아프며 찢어지는 듯합니다. 또 목과 식도 부위가 쓰리고 아프며, 무엇이 매달린 듯하며, 손발이 저리고 뒷목과 어깨가 무거우며, 허리 아래 엉덩이가 아프고, 심지어는 꼬리뼈가 아프며, 오줌을 찔끔찔금 하고, 음부가 가렵고 당기며, 가끔 변비에 걸리거나 설사를 합니다. 또한 임파액 순환에 이상이 생겨 몸에 구슬과 같은 멍울이 생기는데 이것을 쥐마담 혹은 임파선 암이라 하며, 식은땀이 나고 얼굴이 쉽게 붉어지며, 신경성 질환과 노이로제 등의 증상이 나타납니다. 인체에서 심포장과 삼초부가 지배하는 부분인 얼굴 표정, 견관절, 손, 생명력, 느낌, 임파액, 신진대사와 초능력 등에 이상이 생길 수 있는 것입니다. 심포장·삼초부가 약해져서 나타나는 맥(脈)은 연하고 말랑말랑하며, 가늘고 길며, 콕콕 찌르는 감이 있는 구(삼)[鉤(三)]맥이 촉지됩니다.

식이요법
심포장·삼초부에 영양을 주는 식품은 떫은맛이 있는 식품입니다. 심포장과 삼초부는 전신을 지배하므로 상당히 많이 먹어도 과식하여 넘치는 경우가 별로 없습니다. 그러나 떫은 식품만 먹었을 경우에는 화극금(火克金)하여 폐장과 대장을 상하게 할 수 있으며, 짠맛이 있는 식품이 과도하게 공급되면 수극화(水克火)하여 심포장과 삼초부를 병들게 할 수도 있습니다.

그러므로 심포장과 삼초부가 병든 사람은 떫은 식품에 속하는 옥수수, 녹두, 토마토, 당근, 오이, 감, 도토리, 오징어, 명태 등을 좋아하는 것입니다. 떫은 음식이 적당히 공급되어 심포장·삼초부가 좋아지면 여러분의 위대한 육체는 벌써 알고 먹기 싫어하는 것입니다.

심포장·삼초부에 중병이 나타난 경우(기경팔맥의 병)

심포장과 삼초부는 전신을 지배하므로 누구나 심포장·삼초부에 병이 침범할 수 있으며, 그 병이 심하여 기경팔맥으로 익출되면 과학적으로 불치병인 중풍, 당뇨병, 소아마비, 저능아, 맹·농아, 갑상선, 고혈압, 고질적 두통, 요통, 신경통, 해소천식, 기타 기괴한 병이 발생합니다. 이때에는 기(氣)와 혈(血)이 역류하여 감정이 반대로 나타나기 때문에 추운 것을 덥게 느끼거나, 뜨거운 것을 차게, 슬픔을 기쁘게, 기쁨을 슬프게 느껴서 마치 미친 사람처럼 보이기도 합니다. 이때 맥은 인영과 촌구에서 4~5배 강하거나, 4~5배 가늘고 약하거나, 4~5배 떠오르거나, 4~5배 가라앉은 맥(脈)이 촉지됩니다.

어찌 되었든 의학적인 전문적 해설이나 이해가 없어도 앞에서 설명한 증상이 일치한다면 떫은 식품을 집중적으로 먹음으로써 전지전능한 잠재능력을 보유하신 여러분은 병마에서 헤어날 수 있습니다. 이러한 상화형 체질은 또 소양인, 태양인, 양명인, 궐음인, 소음인, 태음인, 음양 표준인으로 분류할 수 있습니다.

상화형 체질

상화형

화형과 비슷하며 미릉골이 튀어나왔고 눈썹이 짙으며 양 관자놀이가 불룩한 사람입니다. 상화형은 항상 맵고 짠 것을 많이 먹어야 합니다.

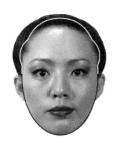

상화형

편식에 대하여

사람이 특정한 음식의 편식을 원하는 것은 그러한 물질이 인체에 필요하므로 잠재능력이 이를 감지하여 뇌와 혀에 작용하므로 그 무엇 하나만 먹고 싶어지는 것입니다. 예를 들면, 간장·담낭이 허약하면 신맛을 좋아하고, 심장·소장이 허약하면 쓴맛, 비장·위장이 약하면 단맛, 폐장·대장이 허약해지면 매운맛, 신장·방광·생식기가 약하면 짭짤한 맛, 심포장·삼초부가 약해지면 떫거나 담백한 맛의 음식이 좋다고 느껴질 것입니다.

어린이를 키우면서 관찰해 보면 잘 먹는 것을 3일만 계속 공급하면 스스로 그 양이 현저히 줄어듦을 알게 됩니다. 즉, 필요한 물질이 충분히 충족되었으니 더 이상 필요치 않다고 잠재능력이 작용한 것입니다.

따라서 편식하지 말고 그저 막연히 골고루 먹어야 한다고 밖에 말할 수 없는 서양인의 영양학은 사람을 해치는 학문이라고 말할 수 있을 것입니다. 요컨대 입이 병들지 않았을 경우는 입맛대로 먹는 것이 자연식의 원리요, 순리인 것입니다. 이러한 현실 속에서 우리의 어린 이들이 생리적으로 요구하는 먹고 싶은 음식을 공급하지 않고 편식한 다고 못 먹게 하고 있으니 이 얼마나 애석하고 가슴 아픈 일입니까?

인간은 수만 년 동안 지구에 살면서 입맛으로 유익한 것과 해로운 것을 찾아 먹었습니다. 과학적이라고 말하여지는 미숙한 학문으로 분석하여 기계나 화학기호에 의존하게 된 것은 불과 50~100년 전의 일에 지나지 않는 것입니다. 아직은 정밀하고 신비하기까지 한 사람 의 입맛을 과학은 따라오지 못하는 것입니다. 그러므로 간단한 진리 가 복잡하게 설명되는 때가 오면 그때가 말세라고 각종 예언서 등에 언급된 바가 있습니다. 그밖의 것은 심장과 소장의 성격이나 증상, 치료법이 비슷하므로 여기서는 생략합니다.

오늘날의 실태

심포장과 삼초부는 무형의 장부입니다. 고대 의서(醫書)에서는 심 포장과 삼초부가 존재하는 것으로 되어 있는데, 현대과학의 해부학 에서는 눈에 보이지 않으므로 증거가 없다 하여 심포장·삼초부는 없는 것으로 하였습니다. 의학적으로 심포장·삼초부를 인정할 수 없게 되어 전술한 바 있는 모든 병이 과학적인 검사에는 나타나지 않 게 되었고, 역시 치료할 수도 없게 된 것입니다.

따라서 전술한 바와 같이 환자는 심포장·삼초부의 병에 의해 말 할 수 없이 시달리고 있는데도 불구하고 과학적 검사 방법에 의하면 병이 없다는 것입니다. 병이 없다고 진단했는데도 계속해서 괴로움을 호소하면, 정신질환이 있다 하여 정신과나 정신병원으로 보내져서 미친 사람으로 취급되거나 혹은 갱년기 장애나 퇴행성 질환이라고 진단을 합니다. 그러고는 피로로 인한 것이니 요양이나 하라는 식의 처방이 내려지는 실정입니다. 어떤 경우에는 임파액이 뭉쳐서 멍울이 생겼는데 16군데나 수술하는가 하면, 방사선 등을 과도히 �🬐 결과 사망하는 경우도 있습니다.

인간이 먹고 숨쉬고 활동하여 에너지를 만들어내고 세포를 생성하기까지의 기능은 심포장이 담당하고, 불필요한 물질을 배설하고 힘을 내어 사용하며 각종 호르몬을 분비하고 노쇠한 세포를 분해하여 배설하는 것 등은 삼초부가 담당합니다.

다시 말하면 생명현상, 생체 에너지, 생사의 여러 문제는 심포장과 삼초부가 지배하는 것이며 이 심포장과 삼초부를 조절함으로써 생명현상을 조절할 수 있습니다.

그러므로 심포장·삼초부를 영양하는 떫은 것 중에는 만병통치 식품도 있을 수 있는 것입니다. 단지 떫은 것을 먹음으로써 이 엄청난 현실이 평정되는 것이며, 후천성 면역 결핍증(AIDS)도 심포장·삼초부가 허(虛)하고 냉(冷)할 때 생기는 병입니다.

형태

토(土)형 체질은 얼굴 모양이 공과 같이 동그랗게 생겼습니다. 얼굴이 동그랗게 생긴 토형 체질은 비장(지라)과 위장이 육장육부 중에서 가장 큽니다. 그 이유는 명치에서부터 배꼽 사이가 길어서 배가 크고 넓기 때문입니다. 따라서 비장·위장이 들어 있는 장소가 넓으므로 해부해 보지 않고도 비장·위장이 크다는 것을 알 수 있습니다. 그 사람이 양체질에 속하면 위장이 더 클 것이고, 음체질에 속하면 비장이 더 클 것입니다.

성격

비장과 위장이 크면 비장·위장의 기능이 강하고 좋을 것입니다. 한의학에서는 비장·위장의 정기가 실(實)하다 합니다. 비장과 위장의 정기는 우주에 있어서의 토기(土氣)와 상응합니다. 그러므로 무덥고 습기차서 끈적거리고 후텁지근하며, 정확·철저하고 하나밖에 모르는 외곬이므로 결합하고 융합하며 통일하고 고정시키고 신의가 있으며, 종교적이고 포용성이 있어 신망이 있는 성격입니다. 이러한 성격을 토형 체질의 본성이라 합니다.

가장 많은 병

비장과 위장의 기능이 너무 강하면 신장과 방광이 상할 수 있습니다. 신장·방광과 비장·위장은 서로 도와주고 견제하여 균형을 이루어야 하는데, 그 균형이 깨지고 비장·위장이 이겨서 신장·방광을 위축시키면 신장과 방광에 병이 생깁니다.

이러한 경우에는 비장·위장을 고정시키고 굳게 하는 기능이 항진되어 전신을 굳게 하므로 신장·방광의 연하게 하는 힘이 상실되어 비장·위장에 져서 신장·방광에 병이 생기는 것입니다. 신장과 방광에 병이 있을 때 나타나는 증상으로는 부종이 있고 요통과 후두통이 있고 어지럼증이 있으며, 눈이 빠질 듯하고 귀에서 소리가 나며 종아리가 당기고 오금이 아파서 계단을 내려가기가 힘들며, 소변이 자주 나오고 신석증·중이염·골수염·신장암·방광암·신부전증 등의 병이 나타납니다. 신장과 방광이 지배하는 부분인 귀와 허리통·뼈·골수·힘줄·발목·정강이 등에 각종 병이 나타납니다.

이와 같이 신장과 방광에 병이 침입하면 토형의 기본적인 본성은 속으로 숨어버리고, 신장과 방광의 병든 성격이 표출되는 것입니다. 즉, 만사에 자신이 없고 무서워하며 공포증이 심하여 밤에 더욱 무서우며, 건설적 의견을 제시하는 것이 아니라 반항적이고 부정적이며, 저축하고 저장하는 것이 아니라 감추고 도둑질하며, 분리하여 독립하는 것이 아니라 분열하여 이간시키려 하는 성격이 병적으로 나타나는 것입니다. 그러므로 비장과 위장이 이겨서 신장과 방광을 위축시킨 맥(脈)은 미끄럽고 단단하며 걸쭉한 감이 있는 석(石)맥이 촉지됩니다.

식이요법
이 경우는 비장과 위장이 실해서 토극수(土克水)하여 나타난 병이므로 비장·위장의 기능을 억제해야 합니다. 비장·위장의 기능을 억제하는 식품은 신맛이 있는 식품입니다.

그러므로 토형 체질로 태어난 사람은 비장·위장이 크고 실(實)하므로 비장·위장을 영양하는 단맛이 있는 식품은 싫어하고 신맛이 있는 식품을 좋아합니다. 대개 이러한 토형 체질의 사람은 단맛의 식품보다 신맛의 식품을 대략 5~6배나 더 먹어야 합니다. 신 것을 과식하면 신 것이 싫어질 것입니다. 그러나 체질이 토형이어서 얼마 지나면 또 좋아집니다. 그러나 신 것을 계속 공급하여 체질이 변하면 신맛의 식품은 싫어질 것이고 또 적게 먹어야 할 것입니다

비장·위장이 병든 경우(기경팔맥의 병)

토형 체질로 태어난 사람은 비장과 위장이 큰 사람입니다. 비장·위장이 크므로 좀처럼 병이 들지 않습니다. 따라서 토형 체질이 비장과 위장에 병이 있으면 중병이며, 의학적으로는 불치병입니다. 즉 중풍, 소아마비, 저능아, 맹·농아, 구안와사, 갑상선, 당뇨병, 고혈압, 고질적인 신경통과 해소천식, 구순염, 만성위염, 두통과 무릎 관절염 등의 중병입니다. 이 경우 "안 아픈 곳이 없다"라는 것이 가장 적절한 표현입니다. 기(氣)와 혈(血)이 거꾸로 순환하여 성격과 행동이 이율배반적이며, 미친 사람 같기도 하고 천재적인 사람 같기도 합니다. 이 경우 맥(脈)은 촌구에서 4~5배나 강력하게 촉지되며, 그것은 기경팔맥의 '충맥에 병이 익출되었다' 하는 것이며, 침으로의 치료점은 '공손(公孫)' 입니다.

이러한 사람은 원래 토형 체질이므로 단 것을 적게 먹어야 하지만, 이때에는 반대로 더 많이 섭취해야 합니다. 단맛이 있는 식품만 골라서 먹으면 짧은 시일 내에 의학적 불치병에서 벗어나는 놀라운 효과를 보게 되고, 진리가 가까운 곳에 숨겨져 있다는 것을 알게 됩니다.

토형 체질의 대표적인 종류(3유형)

(1) 정토형

얼굴이 공과 같이 동그랗기만한 사람입니다. 비장과 위장은 크고 신장과 방광은 작으므로, 평생 신장·방광에 병이 있습니다. 그래서 항상 시고 짠 것을 먹어야 합니다.

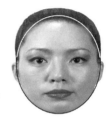

정토형

(2) 토·금형

얼굴 모양이 둥글면서도 사각이 뚜렷하게 나타나는 사람입니다. 비장·위장과 폐장·대장이 크고, 신장·방광과 간장·담낭이 작으므로 평생 신장·방광이나 간장·담낭에 병이 있습니다. 그래서 항상 시고 쓴 것을 많이 먹어야 합니다.

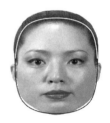

토·금형

(3) 토·금·수형

얼굴 모양이 동그랗게 사각지고 턱이 이마보다 약간 넓은 사람입니다. 비장·위장과 폐장·대장과 신장·방광이 크고 간장·담낭과 심장·소장

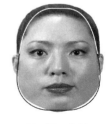

토·금·수형

이 작은 사람이므로 평생 심장·소장에 병이 있습니다. 그래서 항상 단 것과 쓴 것을 많이 먹어야 합니다.

따라서 토형 체질은 단 것을 적게 먹고 신 것은 단 것의 5~6배나 더 먹어야 건강이 유지되고 오래 살 수 있습니다.

토형 체질로 태어나신 독자 여러분! 당신의 잠재력은 이미 이러한 것을 알고 올바르게 식사하고 있을 것입니다. 단, 영양학이나 자연식 등의 수강에 의해 잘못 세뇌되지 않은 경우와 이유는 모르나 입맛대로 먹어야 직성이 풀리는 고집 센 사람에게만 적용되는 말입니다. 이러한 토형 체질은 소양인, 태양인, 양명인, 궐음인, 소음인, 태음인, 음양 표준인으로 분류할 수 있습니다.

5 금형 체질

형태
얼굴 모양이 사각이 뚜렷하여 네모난 사람을 금(金)형 체질이라고 합니다. 이러한 사람은 폐장과 대장을 육장육부 중에서 가장 크게 타고났습니다. 그 이유는 갈비뼈가 넓고 길어서 배 밑 부분까지 뻗어 있어 폐장·대장이 들어있는 장소가 넓고 크기 때문입니다. 이러한 사람이 만약 양체질에 속하면 대장이 더 클 것이고, 음체질에 속하면 폐장이 더 클 것입니다.

성격

폐장·대장이 크면 그 기능도 실하고 좋을 것입니다. 한의학에서는 폐장·대장의 정기가 실(實)하다 합니다. 폐장과 대장의 정기는 우주에 있어서의 금기(金氣)에 상응합니다. 싸늘하고 냉정하고 수렴하고 긴장하며, 준법 정신이 강하고, 의리를 지키며, 위엄있게 말하고, 다스리고 지배하는 능력이 있고, 승부욕이 강하며, 독선적이고, 결국은 숙살하여 승리하는 성격이 있습니다. 이러한 성격을 금형 체질의 본성이라 합니다.

가장 많은 병

폐장·대장의 기능이 지나치게 왕성하면 간장과 담낭이 손상됩니다. 간장·담낭과 폐장·대장은 서로 견제하고 도와주어 균형이 알맞게 이루어져야 하는데, 폐장·대장이 이겨서 간장·담낭을 위축시키면 간장·담낭에 병이 발생합니다.

이렇게 하여 간장과 담낭이 병들면 따뜻하고 부드럽게 하는 간장·담낭의 정기는 허약해지고, 싸늘하게 긴장시키는 폐장과 대장의 정기는 왕성해집니다. 그렇게 되면 긴장함이 지나쳐서 피곤하고 알칼리성 체질이 되며, 근육과 힘줄이 당기고 근육 경련이 나타나며, 무산증이 되므로 입이 쓰고 구역질이 나며, 소화가 안되고, 간경화증이나 A형 간염이 검출되고, 옆구리가 아프고, 늑막염도 생기며, 간암이나 담석증 등이 발생합니다.

이와 같이 간장과 담낭에 병이 나타나면 금형 체질의 기본적인 성격은 내부로 감추어져 잘 나타나지 않고, 간장·담낭이 병들어서 생기는 성격이 표출되는 것입니다. 그러므로 신경질적이고 화를 잘 내며, 폭언·욕설하고 심술을 잘 부리며, 약올리고 폭력적이며 결벽증이 병적으로 나타나는 것입니다. 폐장·대장이 간장·담낭을 이겨서 나타나는 맥(脈)은 미끄럽고 가늘고 길며, 긴장감이 있는 현(弦)맥이 촉지됩니다.

식이요법

이 경우는 폐장과 대장이 커서 금극목(金克木)하여 간장과 담낭에 병이 발생되었으므로 화극금(火克金)시켜 폐장·대장의 기능을 억제해야 합니다. 폐장·대장의 기능을 억제하는 식품은 쓴 것입니다. 따라서 금형 체질은 매운맛이 있는 식품은 적게 먹어야 하고, 쓴맛이 있는 식품은 많이 먹어야 합니다. 여러분은 이미 잠재능력에 의해 올바르게 실천하고 있을 것입니다.

폐장·대장이 병든 경우(기경팔맥의 병)

금형 체질로 태어난 사람은 폐장과 대장이 큽니다. 폐장·대장이 크므로 좀처럼 폐장·대장에 병이 발생하지 않는 것이 원칙입니다. 그러므로 만일 금형 체질이 폐장·대장에 병이 발생했다면 중병이며, 과학적으로는 불치병에 해당됩니다. 즉 중풍, 소아마비, 저능아, 맹·농아, 고혈압, 갑상선, 고질적인 신경통·해소천식·두통 혹은 요통 등 괴상한 병에 빠지게 됩니다. 한마디로 "안 아픈 곳이 없다"라고 표현하는 것이 적당합니다. 기(氣)와 혈(血)이 거꾸로 순환하기 때문에 성격이 비정상적이어서 이율배반적이며, 천재적이기도 하고 미친 사람 같기도 합니다. 이러한 경우 촌구맥에서 4~5배나 강력한 맥박이 촉지되며, 이것을 기경팔맥의 병이라 하고, '임맥에 병이 익출했다' 합니다. 그리고 침으로의 치료점은 '열결(列缺)' 입니다.

금형 체질이므로 원래 매운 것을 싫어하는데 이때에는 반대로 매운 것도 좋아합니다. 입맛에 따라 곡식, 야채, 과일, 육류, 조미료 중에서 매운 것만 골라서 먹으면 여러분은 중병에서 벗어날 수 있음을 장담합니다.

금형 체질의 대표적인 종류(3유형)

(1) 정금형

얼굴이 정사각형이어서 사각이 뚜렷한 사람입니다. 폐장과 대장은 크고 간장과 담낭은 작으므로, 평생 간장·담낭에 병이 있습니다. 그래서 항상 시고 쓴 것을 먹어야 합니다.

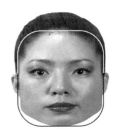

정금형

(2) 금·수형

얼굴이 사각 모양이며 아래턱이 넓은 사람입니다. 폐장·대장과 신장·방광이 크고 간장·담낭과 심장·소장이 작으므로, 평생 간장·담낭이나 심장·소장에 병이 있습니다. 그래서 항상 쓴 것이나 단 것을 많이 먹어야 합니다.

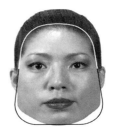

금·수형

(3) 금 · 수 · 목형

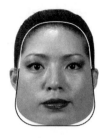

얼굴이 사각형이면서 턱이 넓고 또 얼굴이 긴
사람입니다. 폐장 · 대장, 신장 · 방광, 간장 · 담
낭이 크고 심장 · 소장과 비장 · 위장이 작으므
로, 평생 비장 · 위장에 병이 있습니다. 그래서
항상 쓴 것이나 단 것을 먹어야 합니다.

금·수·목형

따라서 금형 체질로 태어난 사람은 매운 것을 적게 먹고 쓴맛이 있
는 식품을 많이 먹어야 합니다. 쓴 것의 대표적인 식품은 술입니다.
사람에 따라 어떤 사람은 술을 많이 먹어도 괜찮고, 또 술을 많이 먹
은 다음날은 더 일찍 일어나며 몸이 가벼워지는 사람도 있습니다.

이런 사람이 금형 체질입니다. 이러한 금형 체질도 소양인, 태양
인, 양명인, 궐음인, 소음인, 태음인, 음양 표준인으로 분류할 수 있
습니다.

6 수형 체질

형태

수(水)형 체질은 얼굴 모양이 삼각형을 세워놓은 것과 같이 턱(귀
밑 부위)이 넓고 이마는 좁은 사람을 말합니다. 이러한 수형 체질은
육장육부 중에서 신장과 방광이 가장 큽니다. 그 이유는 허리가 굵고
길어서 신장 · 방광이 들어있는 곳이 넓기 때문입니다. 이러한 사람

이 만약 양체질에 속하면 방광이 더 클 것이고, 음체질에 속하면 신장이 더 클 것입니다.

성격

신장과 방광이 크면 선천적으로 신장과 방광의 기능이 강하고 좋을 것입니다. 한의학 용어로는 신장·방광의 정기가 실(實)하다고 합니다. 신장·방광의 정기는 우주에 있어서의 수기(水氣)와 상응합니다.

수기라 함은 추워지므로 웅크리고 나서지 않고 기다리며 참고 견디고 비밀을 잘 지키며, 분리하여 밀어내고 저장하고 동면합니다. 또 과학적이고 수학적이어서 연구 개발하여 건설적인 의견을 제시하므로 연하고 부드러운 분위기를 조성하는 성격이 있습니다. 이러한 성격을 수형 체질의 본성이라 합니다.

가장 많은 병

신장과 방광의 기능이 강하면 심장과 소장을 상하게 할 수 있습니다. 심장·소장과 신장·방광은 서로 도와주고 견제하여 알맞게 균형이 이루어져야 하는데, 그 균형이 깨지고 신장·방광이 이겨서 심장·소장을 위축시키면 심장·소장에 병이 나타납니다.

그렇게 되면 가슴이 두근거리고 깜짝깜짝 놀라며, 어깨와 팔꿈치가 아프고, 좌골 신경통이 생기고, 가슴이 등쪽으로 당기고, 가슴이 치밀고, 부정맥·대맥·심장판막증·심근경색증 등의 병이 발생합니다. 심장·소장이 지배하는 부분인 혀와 얼굴과 주관절과 상완과 견갑골 등에 병이 발생합니다.

이렇게 하여 심장·소장에 병이 나타나면 수형 체질의 기본적인 성격은 내부로 숨어서 감추어지고, 심장·소장의 병든 증상이 표출됩니다. 잘 웃고 부끄러움이 지나치며, 어리광부리고 분수를 모르고 버릇이 없고 수줍어하고 잘 놀라며, 짝사랑하는 성격이 병적으로 나타납니다.

그러므로 신장·방광이 심장·소장을 이겨서 나타나는 맥(脈)상은 연하고 말랑말랑하며, 콕콕 찌르는 감이 있는 구(鉤)맥이 느껴집니다.

식이요법

이런 병이 진행되어 수극화(水克火)를 하였으면 토극수(土克水)를 시켜야 합니다. 즉 신장·방광의 기능을 억제하는 식품은 단맛이 있는 식품입니다. 따라서 수형 체질은 단맛이 있는 식품을 많이 먹고 짠맛이 있는 식품은 적게 먹어야 합니다. 원래 수형 체질은 단 것을 좋아하고 짠 것을 싫어합니다.

신장·방광이 병든 경우(기경팔맥의 병)

수형 체질로 태어난 사람은 신장과 방광이 크고 실(實)합니다. 그러므로 수형 체질은 신장·방광에 좀처럼 병이 침입하지 못합니다. 만약 수형이 신장·방광에 병이 발생되었다면 중병이며 과학적으로는 불치병입니다. 중풍, 고혈압 등의 병마에 시달리게 됩니다. 즉 "안 아픈 곳이 없다"라는 표현이 가장 적절하게 됩니다.

역시 기(氣)와 혈(血)이 거꾸로 순환하기 때문에 그 성격이 비정상적이어서 이율배반적이며, 천재성이 있는가 하면 미친 사람 같기도 합니다. 이러한 병을 기경팔맥의 병이라 하며, 인영맥이나 촌구맥에서 4~5배나 강력하고 성대한 느낌이 촉지됩니다. 침으로의 치료점은 '신맥(申脈)'과 '조해(照海)'입니다.

수형 체질은 짠맛이 있는 식품을 싫어하는 것이 원칙입니다. 그러나 이때에는 반대로 짠 것을 좋아합니다. 짠맛의 식품을 대량 섭취하면, 거꾸로 순환하던 기혈이 정상적으로 순환하기 위하여 한 차례 강력한 몸살과 같은 증상이 느껴진 후 병은 치료됩니다.

음양, 오행, 육기, 즉 자연의 원리를 믿고 따르면 여러분은 현대의 불치병에서 벗어날 것입니다.

수형 체질의 대표적인 종류(3유형)

(1) 정수형

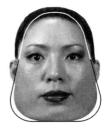

얼굴이 삼각형이어서 턱이 넓고 이마가 좁은 사람입니다. 신장과 방광은 크고 심장과 소장이 작으므로, 평생 심장·소장에 병이 있습니다. 그래서 항상 단 것과 쓴 것을 많이 먹어야 합니다.

정수형

(2) 수 · 목형

얼굴이 길면서 턱이 넓은 사람입니다. 신장 · 방광과 간장 · 담낭은 크므로 심장 · 소장과 비장 · 위장에 병이 있습니다. 그래서 항상 단 것과 매운 것을 많이 먹어야 합니다.

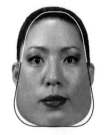

수 · 목형

(3) 수 · 목 · 화형

얼굴이 길면서 턱과 이마의 넓이가 같아 직사각형인 사람입니다. 신장 · 방광, 간장 · 담낭, 심장 · 소장은 크고, 비장 · 위장과 폐장 · 대장이 작으므로, 평생 비장 · 위장, 폐장 · 대장에 병이 있습니다. 그래서 항상 단 것과 매운 것을 많이 먹어야 합니다.

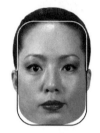

수 · 목 · 화형

따라서 수형 체질로 태어난 사람은 짠 것은 적게 먹고 단맛이 있는 식품을 많이 먹어야 합니다. 여러분의 잠재능력은 벌써 이러한 것을 다 알고 짠 것은 싫고 단 것을 좋아할 것입니다.

체질이 무엇인지, 병이 무엇인지 정확히 모르고 남발되는 학설에 현혹되어서 단 것이라면 무조건 먹지 않는 우를 범하시지 마시고, 입에서 단맛이든 매운맛이든 짠맛이든 원하면 원하는 대로 먹어주는 것이 바로 진정한 자연식인 것입니다.

이러한 수형 체질은 소양인, 태양인, 양명인, 궐음인, 소음인, 태음인, 음양 표준인으로 분류할 수 있습니다.

7 오행 표준형 체질

형태

오행 표준형은 얼굴 모양이 계란형, 즉 타원형으로 태어난 사람을 말합니다. 지구·달·태양 등의 천체들이 타원형이고, 지구상의 강·하천·산의 능선 등이 대개 곡선으로 되어 있어 우주는 대체적으로 타원을 이루고 있습니다. 따라서 인간의 얼굴 형태도 타원형, 즉 계란형을 표준형으로 정해야 하는 것입니다.

표준형은 육장육부의 크기가 서로 비슷하게 태어났으므로, 서로 돕고 견제하여 균형이 이루어져 원만하게 유지되고 운행되므로 완전한 생명력을 유지할 수 있도록 타고난 사람입니다. 이러한 사람이 여기에 추가하여 몸체와 얼굴 크기가 균형을 이루는 음양 표준형이라면 정말 완전한 사람일 것입니다.

성격

이러한 표준형 체질은 부유하지도 가난하지도 않으며, 게으르지도 급하지도, 천하지도 귀하지도 않으며, 약하지도 강하지도 않으며, 어떤 맛의 음식이나 다 좋아하고 자기에게 알맞은 식사처방을 알고, 운동이나 일을 알맞게 하고, 원만하고 모나지 않은, 특색이 없는 진짜 보통 사람이라 할 수 있습니다. 그러므로 건강하고 무병하여 오래오래 살 수 있습니다.

이렇게 복을 많이 받고 태어난 사람이 육체가 크고 강하며, 오행식사법을 알아서 올바른 식사를 할 수 있고, 또 올바른 정신 수양을 할 수 있는 스승을 만난다면 큰 도를 얻을 수 있을 것입니다.

식이요법

이렇게 체질이 균형잡힌 사람은 신맛, 떫은맛, 쓴맛, 단맛, 매운맛, 짠맛이 있는 식품을 골고루 먹어야 합니다. 편식하지 말고 골고루 먹어야 한다는 말은 표준형 체질에만 적용되는 말입니다.

오행 표준형 체질

표준형

얼굴 모양이 계란형인 사람입니다. 육장과 육부의 크기가 모두 같습니다. 육미(六味)를 골고루 먹어야 합니다.

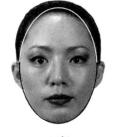

표준형

따라서 표준형의 식사법은 골고루 먹는 것입니다. 이러한 사람은 특별히 좋아하거나 싫어하는 음식이 없고 무엇이나 알맞게 좋아합니다.

간장·담낭에 일시적으로 병이 있다면 신 것을 좋아할 것이고, 심장·소장에 일시적으로 병이 있으면 쓴 것을 좋아할 것이고, 심포장·삼초부에 일시적인 병이 있으면 떫은 것을 좋아할 것이고, 비장·위장에 일시적인 병이 있으면 단 것을 좋아할 것이며, 신장·방광에 일시적인 병이 발생하면 짠 것을 좋아할 것입니다. 그러나 병이 없어지면 역시 원래 체질에 따라 육미를 골고루 좋아할 것입니다.

표준형의 병 없는 맥(脈)은 공과 같고, 예쁘고 아름답고 예술적이며, 완만하게 발산하고 긴장감이 있고 연하며, 단단한 감이 있는 평(平)맥이 느껴집니다. 그러므로 입맛대로 적은 양을 먹는 것이 건강하게 오래 사는 비결이 될 수 있습니다.

이러한 오행 표준형은 소양인, 태양인, 양명인, 궐음인, 소음인, 태음인, 음양 표준인으로 분류할 수 있습니다.

음陰과 양陽

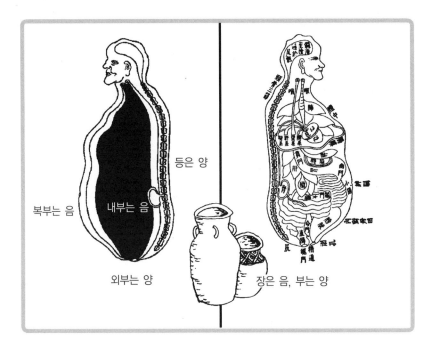

복부는 음   등은 양
내부는 음
외부는 양
장은 음, 부는 양

- 인체를 음양으로 나누어 보면, 체표는 양이 되고 체내는 음이 된다.
- 몸의 각 부분들을 음과 양으로 나누면 등은 양이고 배는 음이 된다.
- 육장육부를 음과 양으로 나누면 육장은 음이 되고 육부는 양이 된다.
- 간(肝) 심(心) 비(脾) 폐(肺) 신(腎) 심포(心包)의 육장이 모두 음에 속하고, 담(膽) 위(胃) 대장(大腸) 소장(小腸) 방광(膀胱) 삼초(三焦)의 육부는 모두 양이 된다.

-《황제내경 소문편》에서

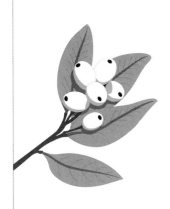

육장육부의
강약 판단법

제5장 유장육부의 강약 판단법

피가 혈관을 통과할 때는 심박동에 의해 볼록하고 평창하게 됩니다. 이 때 그 평창하는 모습, 즉 그 때 그 혈관이 모양으로 유장육부의 강약 혹은 허실을 판단하는 것입니다.

인간의 뱃속에 내장되어 있는 육장육부는 생명력을 유지시키고 창조하는 근본이 되며, 이것은 진리이므로 세포라든가 유전자라든가 원소라든가 분자 등은 그 육장육부를 구성하는 단위들이고 그것들이 자연의 원리에 따라 적절히 합성되면 완성된 기능이 표출되며, 육장과 육부가 상생(相生)하고 상극(相克)하며 상화(相和)하면, 다시 말해 서로 균형을 이루면 저항력이 생성되어 병도 이길 수 있으며, 건강하게 되는 것입니다.

즉, 건강하다는 말은 '육장과 육부가 화(和)하였다. 혹은 균형을 이루었다'는 것을 의미하며, 힘이 세고 튼튼하고 건강하다는 말은 '육장과 육부가 힘세게 균형을 이루었다'는 말입니다. 그래서 힘세게 균형을 이루면 초능력도 나타날 수 있는 것입니다.

사람의 뱃속에 있는 내장을 오행으로 분류하면, 간장과 담낭은 목(木)에 속하고, 심장과 소장은 화(火)에 속하며, 비장과 위장은 토(土)에 속하고, 폐장과 대장은 금(金)에 속하고, 신장과 방광은 수(水)에 속하며, 심포장과 삼초부(생명력)는 상화(相火)에 속합니다.

따라서 간장과 심장과 비장과 폐장과 신장과 심포는 음에 속하고, 육장이라 하며, 쓸개와 소장과 위장과 대장과 방광과 삼초는 양에 속하고, 육부라 하는 것입니다. 그러므로 오장육부라는 말이 한의학에 있는데, 이는 생명력(심포·삼초)를 잘 모르는 한의학의 잘못된 표현입니다. 의학이 생명력이 무엇인지 정통하지 못하면 어떻게 병을 치료할 수 있고 건강하게 할 수 있고 장수하게 할 수 있겠습니까?

그러므로 한의학도 역시 자기병을 자기가 치료하지 못하므로 타인의 병도 치료할 수 없는 것이고, 한의학이 생긴 이래 병은 치료된 일이 한 번도 없으며, 앞으로 치료될 가능성도 없는 것이므로 의료인의 평균 수명은 더 짧은 것입니다.

오늘날 의학이 이렇게 퇴화된 이유는 인간이 직접 병과 싸우기 때문입니다. 인간은 보이지 않는 병과 싸울 수도 없고 싸워봤자 손해밖에 없는 것입니다. '어떤 독을 써서 병균을 죽이는가?', '혹들을 잘라내는가?', '부족한 물질을 어떻게 보충하는가?' 하는 식의 연구로는 병을 치료하는 것도 건강도 장수도 불가능한 것입니다.

그러니까 앞으로 설명하는 섭생법을 잘 지켜서 저항력을 길러주는 방향으로 학문이 전환되어야 하며, 인간 생존에 필요한 모든 저항력을 길러주고 강화시키는 방법이 여기에 체계있게 정확히 정리되며 전개될 것입니다. 따라서 이것은 의학이 아니고 섭생법이며, 의학은 완전히 실패한 학문이니 이제 과감히 폐지하고 섭생법을 교육하고 발전시키고 실천해야 할 것입니다.

이제 섭생법을 배워서 이해한 후에 깨닫고 실감(체험)하여 실천(자기와 타인에게)하는 것은 모든 인류에게 가장 필요한 필수과목이므로 이제부터 육장육부의 강약 판단법을 체질에 의해, 맥에 의해, 증상에 의해 설명하겠습니다.

1 체질에 의한 육장육부의 강약 판단법

① 목형 체질

목형 체질은 간장과 담낭이 크고, 비장과 위장이나 폐장과 대장이 작게 태어났으므로 목극토(木克土)하여 위장병이 평생있는 것이며, 금극목(金克木)을 못하여 폐와 대장의 병인 코막힘이나 변의 이상이 항시 상존하는 것입니다.

따라서 금극목하여 간기능을 적절히 억제하면 비장과 위장이 활력을 얻을 뿐 아니라 육장과 육부가 원활히 순환하며 균형을 이루게 되는 것이니, 목형 체질은 폐장과 대장을 영양하는 매운맛이 있는 음식을 많이 먹어야 하는 것입니다.

② 화형 체질

화형 체질은 심장과 소장이 크고 폐장과 대장이나 신장과 방광이 작게 태어난 사람이므로 화극금(火克金)하여 항상 폐장과 대장의 병이 상존하는 것이며, 수극화(水克火)를 못하여 신장과 방광의 병인 소변이상, 요통 등으로 고통을 받는 것입니다.

따라서 수극화하여 심장과 소장의 기능을 적절하게 억제하면 폐장과 대장이 활력을 얻을 뿐만 아니라 육장과 육부가 원활히 순환하여 균형을 이루게 되는 것이니, 화형 체질은 신장과 방광을 영양하는 짠맛이 있는 음식을 많이 먹어야 하는 것입니다.

③ 토형 체질

토형 체질은 비장(췌장 포함)과 위장은 크고 서로 극이 되는 위치에 있는 신장·방광과 간장·담낭은 작게 태어났습니다. 그리하여 토극수(土克水)하여 평생에 신장과 방광에 이상이 있으며, 목극토(木克土)를 못하여 간장과 담낭에도 병이 생기는 것입니다.

따라서 목극토를 하게 하여 간장과 담낭의 기능을 활성화시켜 주면 비장과 위장의 기능이 적절히 위축되어 균형을 이루게 되고 육장과 육부가 원활히 순환[생극(生克)]하며 저항력이 강화되고 생명력이 강화되어 병은 없어지고 힘은 세어지며 장수할 수 있게 되는 것입니다. 토형 체질은 간장과 담낭을 영양하는 신맛이 있는 음식을 많이 먹어야 하는 것입니다.

④ 금형 체질

금형 체질은 폐장과 대장은 크고, 간장·담낭과 심장·소장이 작게 태어났습니다. 그리하여 평생에 간장과 담낭이나 심장과 소장이 허약한 병증상에 시달리게 되는 것이며, 명을 다하여 죽게 될 때는 간장과 담낭이나 심장과 소장의 병으로 인해 죽게되는 것입니다.

따라서 화극금(火克金)하여 심장과 소장의 기능은 강화하고, 폐장과 대장의 기능을 적절히 억제하면 육장육부가 균형을 이루어 생(生)하고 극(克)하는 순환이 원활히 이루어져 저항력과 생명력은 강화되는 것입니다. 심장과 소장을 영양하는 쓴맛이 있는 음식을 많이 먹어야 하는 것입니다.

⑤ 수형 체질

수형 체질은 신장과 방광은 크고, 심장 · 소장과 비장 · 위장은 작게 태어났습니다. 그리하여 수극화(水克火)하여 심장과 소장의 병이 평생을 따라 다니는 것이고, 또한 토극수(土克水)를 못하여 비장과 위장의 병이 평생을 따라다니며 괴롭게 하는 것입니다.

고로 토극수하여 균형을 이루면 건강해지는 것이므로 단 것을 많이 먹어서 비장과 위장의 기능을 활성화시키면 토와 수가 즉, 비장 · 위장과 신장 · 방광이 균형을 이루어 원활히 순환하면 육장육부가 활발하게 생하고 극하며 균형을 이룸으로써 저항력은 강화되고 생명력도 강화되는 것입니다.

⑥ 상화형 체질

상화형 체질은 무형의 장부인 심포장과 삼초부가 강력하게 태어난 사람을 말합니다. 이러한 사람은 많지 않으며, 만사에 능수능란하고 팔방미인에 속하는 사람입니다.

장과 부에 허실이 없으면, 목인 신맛, 화인 쓴맛, 토인 단맛, 금인 매운맛, 수인 짠맛, 상화인 떫은맛의 음식을 골고루 섭취하되 가능한 소식하고 생식하며 무리없는 운동이나 활동을 계속하면 저항력은 강화될 것입니다.

따라서 떫은맛이 있는 식품은 심포와 삼초를 영양하며, 심포와 삼초는 생명력인 것입니다. 그리고 오장과 오부가 균형을 이루면 심포와 삼초는 특별히 영양하지 않아도 저절로 생성되고 강화되기도 합니다.

⑦ 오행 표준형 체질

표준형은 육장과 육부가 서로 비슷비슷한 크기로 태어난(창조된) 사람입니다. 따라서 시고, 쓰고, 달고, 맵고, 짠 것을 골고루 먹되 소식하고 운동하면 생명력은 원활히 순환될 것입니다.

만약 간장과 담낭에 일시적인 실수로 이상이 생겼다면 호전될 때까지 신 것을 더 많이 먹고 좋아진 후에는 육미를 골고루 먹으며, 심장·소장은 쓴 것, 비장·위장은 단 것, 폐장·대장은 매운 것, 신장·방광은 짠 것, 심포·삼초는 떫은 것으로 필요한 만큼 영양하면 저항력은 강화되는 것입니다.

진리에는 이유가 없다

왜 목형은 간장·담낭은 크고, 비장·위장과 폐장·대장은 작은가?
왜 화형은 심장·소장은 크고, 폐장·대장과 신장·방광은 작은가?
왜 토형은 비장·위장은 크고, 신장·방광과 간장·담낭은 작은가?
왜 금형은 폐장·대장은 크고, 간장·담낭과 심장·소장은 작은가?
왜 수형은 신장·방광은 크고, 심장·소장과 비장·위장은 작은가?
이러한 질문은 없는 것입니다. 그렇게 된 것은 엄마가 그렇게 창조했기 때문이므로 그런 것을 진리라고 하는 것이며, 따라서 일체 이유는 없다라는 말이 성립되는 것입니다.

2 맥에 의한 강약 판단법

피가 혈관을 통과할 때는 심박동에 의해 불룩하고 팽창하게 됩니다. 이 때 그 팽창하는 모습, 즉 그 때 그 혈관의 모양으로 육장육부의 강약 혹은 허실을 판단하는 것입니다.

따라서 맥으로는 육장과 육부의 강약, 즉 허실을 판단하며 어떤 어떤 장부가 약하면 어떠한 병이 있다고 유추하는 것인데, 이것이 변질되고 퇴화하여 오늘날의 한의학은 맥의 모양이 어떠하면 어떤 증상이 있다는 식으로 증상별로 맥을 보는 지경에 이른 것입니다.

맥법은 의학에서 진단법이라 하는 것이며, 촌관척맥법, 인영기구맥법, 삼부구후맥법 등 다양하며, 대개 오늘날에는 촌관척맥법으로 병을 진찰하는 것입니다.

여기에 소개되는 것은 《황제내경》에 있는 방법입니다. 오늘날 한의학에서는 사용되지 않는 방법으로 목에 있는 인영의 맥과 손목에 있는 촌구의 맥을 크기와 모양을 비교하여 병명이나 병증상을 진단하는 것이 아니고, 육장육부의 강약을 판단하는 것입니다.

자연치유력, 즉 저항력을 강화시키는 데에는 병명이나 증상은 생각할 필요가 없는, 일고의 가치도 없는 것이라 할 수 있습니다. 이는 병을 진단하지 않고 육장과 육부의 강약을 판단하여 약한 장부를 많이 영양하고 강한 장부는 적게 영양함으로써 육장과 육부의 균형을 이루어 원활히 순환하고 대사하여 저항력을 강화시키므로 의학적으로 병인지 아닌지, 인간의 지식으로 병으로 알거나 말거나 상관없이 좋은 방향으로 호전되는 것입니다. 이렇게 호전되는 것은 'OX' 문명에 속하는 과학으로는 인식이 불가능하고 고차원적인 육감으로 느낄 수만 있는 것입니다.

인영맥의 위치는 목에 가로난 줄 두 개가 있는데 그곳을 말합니다. 위경맥상의 인영맥이며, 촌구맥의 위치는 손목에 줄 두 개가 있는데 폐경맥상의 촌구맥을 말합니다. 좌우 각각 1개씩 있으므로 좌우 4곳의 맥에 대한 크기 등을 비교하여 또 그 팽창하는 모습으로 육장육부의 강약을 판단하는 것입니다.

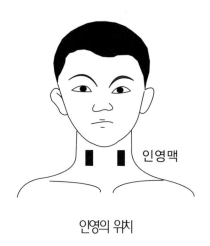

인영의 위치

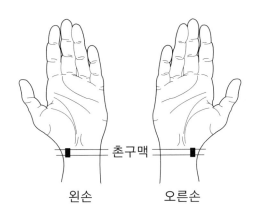

촌구의 위치

인영(人迎)과 촌구(寸口)의 맥을 이용하는 이유는 그 두 곳이 피부에 가장 가까이 밀접하여 촉지할 때 감각이 예민하게 전달되어 혈액이 위로 올라가는 거리(인영)와 아래로 내려가는 거리(촌구)가 비교되며 지구 인력에 의한 영양이 적절하기 때문에 음양을 판단할 때 사용하는 것이 합리적입니다.

① 음양의 분별

인영의 맥이 촌구의 맥보다 크면, 양(陽)은 실(實)하고 음(陰)은 허(虛)한 것이며, 인영의 맥이 촌구의 맥보다 작으면 양은 허하고 음이 실한 것입니다.

인영이 1배 성대(盛大)하면, 소양의 병으로서 담낭과 삼초에 병이 있는데, 큰 인영의 맥상(모양)이 현(弦)하면 담낭에 병이 있고, 구(鉤)

하면 삼초에 병이 있습니다.

인영의 맥력(脈力)이 2배 성대하면, 태양의 병으로서 방광과 소장에 병이 있는데, 큰 인영의 맥상이 석(石)맥이면 방광에 병이 있고, 구(鉤)맥이면 소장에 병이 있는 것입니다.

인영의 맥력이 3배 성대하면, 양명의 병으로서 위장과 대장에 병이 있는데, 그 맥상이 홍(洪)하면 위장에 병이 있고, 모(毛)맥이면 대장에 병이 있는 것입니다.

인영의 맥력이 4~5배 성대하면 기경(奇經)에 병이 있는데, 그 맥상이 현(弦)하면 대맥에 병이 있고, 즉 허약하고 구(鉤)하면 독맥에 병이 있고, 허약하고 석(石)하면 양교맥에 병이 있고, 구삼맥이면 양유맥에 병이 있는 것입니다.

인영의 맥력이 6~7배로 성대하면 사해(四海)의 병으로서 대장과 위장에 동시에 병이 있는 것입니다.

다음은 촌구의 맥력이 1배 성대하면 간장과 심포에 병이 있는데, 다시 말하면 허약한데, 그 맥이 현하면 간장에 병이 있고, 구하면 심포에 병이 있는 것입니다.

촌구의 맥력이 2배 성대하면 신장과 심장에 병이 있는데, 그 맥상이 석맥이면 신장에 병이 있고, 맥상이 구맥이면 심장에 병이 있는 것입니다.

촌구의 맥력이 3배 성대하면 비장(췌장 포함)과 폐장에 병이 있는데, 그 맥상이 홍맥이면 비장에 병이 있고, 모맥이면 폐장에 병이 있는 것입니다.

촌구의 맥력이 4~5배 성대하면 기경에 병이 있는데, 석맥이면 음교맥에 병이 있고, 모맥이면 임맥에 병이 있고, 구삼맥이면 음유맥에 병이 있고, 홍맥이면 충맥에 병이 있는 것입니다.

촌구의 맥력이 6~7배이면 사해의 병으로서 간장과 심장에 병이 있는 것입니다.

오운육기와 맥법

太極	(人迎) 陽	사해	6~7성	洪 毛	사관침	補血湯
		기경	4~5성	弦 鉤 鉤(三) 石	기경침	
		양명	3성	胃(洪) 大(毛)	2보1사	
		태양	2성	小(鉤) 肪(石)		
		소양	1성	膽(弦) 三(鉤(三))		
	中			平 脈	補氣血	
	陰 (寸口)	궐음	1성	肝(弦) 包(鉤(三))	2보1사	補氣湯
		소음	2성	心(鉤) 腎(石)		
		태음	3성	脾(洪) 肺(毛)		
		기경	4~5성	洪 毛 鉤(三) 石	기경침	
		사해	6~7성	弦 鉤	사관침	

따라서 인영의 맥이 크면 클수록 뇌출혈(腦出血)의 위험성이 많고, 촌구의 맥이 크고 인영의 맥이 작으면 작을수록 뇌졸중(腦卒中)이나 치매 현상이 나타나는 것입니다.

지금까지는 상하의 차이만 설명되었고, 다음으로 좌우의 차이에 대해 설명하겠습니다. 좌우의 차이는 더욱 중요하며 1배에서 3배까지는 무엇인가 이상은 느껴지더라도 그런 대로 견디지만 좌우 맥력의 차이가 4배 이상이면 중풍이 이미 체내에 침범되어 있어서 본인도 좌우의 차이점을 느낄 수 있고 내부적이거나 외부적인 충격만 받으면 반신이 마비되는 중풍에 걸리게 되는 것입니다.

② 대소(大小)의 분별
맥이 대(大)한 경우는 기(氣)와 혈(血)이 실함을 뜻하니 침이나 뜸 등이 음식이나 약보다 유리할 수도 있습니다. 그러나 맥이 소(小)한 경우는 침·뜸은 오히려 해롭고 음식이나 약(정확했을 경우)으로 보(補)해야 하므로 음식이나 약이 더 유리한 것입니다.

③ 완급(緩急)의 분별
맥이 완(緩)하다 함은 맥박의 빠르고 느림에 상관없이 원만하고 부드럽고 점잖게 느껴진다는 말로서 몸이 따뜻하다는 뜻이며, 급(急)하다는 말은 몸이 차다는 말입니다.

여기서 몸이 차다 덥다는 뜻은 뱃속에 있는 내장이 차다 덥다의 뜻이지 체온계로 입이나 겨드랑이, 항문에서 재는 것이 아닙니다.

④ 활삽(滑澁)

맥이 미끈미끈하면 기(에너지)가 잘 유통되는 것이고, 맥이 꺼끌꺼끌하면 기가 울체되어 신경통 등이 있다는 것입니다.

⑤ 지삭(遲數)

맥박의 많고 적음은 1분에 60번을 기준하는 것입니다. 1분에 72번에서 75번으로 책정하는 것은 현대의학의 통계이고 1분에 60번으로 하는 것은 자연의 이치에 의한 것입니다. 1분에 60분보다 많으면 염증이 있는 것이고, 1분에 60분 이하는 염증이 없는 것입니다. 맥박의 수는 염증이 아니고 운동이나 심장의 이상에 의해 변화되는 경우도 있습니다.

맥상은 증상별로 표현하면 40여 종이 넘는데, 그것은 증상별이므로 별로 중요하지 않고 육장과 육부의 강약을 판단하는데 기초적인 것 몇가지만 설명하였고, 이제 구체적인 강약 판단법을 설명하겠습니다.

3 오계맥법(五季脈法)

① 현(弦)맥

가. 간장 · 담낭이 허약한 경우의 맥(금극목하여 현맥이 나타남)
가늘고 길고 미끄럽고 긴장감이 있습니다.—〈현맥(弦脈)〉

나. 육체 중에서 간장 · 담낭이 지배하는 부위

근육, 고관절, 발(전체), 손 · 발톱, 눈, 눈물, 목 등에 병이 생길 수 있습니다.

다. 간장 · 담낭에 병이 있을 때의 주요 증상

노하기를 잘하고 결벽증이 있습니다.

폭력적이고 폭언 · 욕설을 잘합니다.

약올리고, 비꼬아서 말하며, 심술을 부립니다.

백태가 끼고 입이 쓰며 모래알을 씹는 것과 같습니다.

피곤하고 항상 긴장된 상태입니다.

구역질이 나고 소화가 잘 되지 않습니다.

근육경련이나 쥐가 잘 나고 야뇨증이 생깁니다.

손톱 · 발톱이 두껍거나 가로 · 세로 줄이 있습니다.

한숨을 잘 쉬고 눈물이 흐릅니다.

편두통이 있고 옆구리가 결립니다.

시력이 저하되고 사시가 생깁니다.

목이 쉬고 가래가 생깁니다.

얼굴은 푸른빛이 돌며, 피부는 닭살과 같으며 먼지를 끼얹은 것 같습니다.

담석증, 간경화, 간염, 지방간, 간암 등이 있습니다.

라. 간장 · 담낭으로 인해 나타나는 신경통

경맥주행상, 즉 간경맥 · 담경맥 · 대맥에 신경통이 있으며, 일월 · 기문 · 양릉천 · 간유 · 담유혈 등에 통증이 있으며, 그 경혈은 침치료 · 자석치료 · 뜸치료 · 지압치료 때 사용할 수 있는 침자리(경혈)입니다.

마. 간장 · 담낭에 영양을 주는 식품

곡식, 과일, 야채, 육류, 근과(뿌리 식품), 조미료 중에서 신맛이나 고소한 맛이 있거나 노린내 나는 식품은 간장과 담낭에 영양을 주어 건강하게 하므로 병을 몰아내고 오래 살게 합니다. 앞의 모든 식품 중 다음해에 싹이 틀 수 있는 생명력이 숨겨진 것은 곡식뿐이므로 팥, 보리, 밀이 가장 좋은 식품입니다. 이러한 이론은 자연의 원리일 뿐만 아니라 《황제내경》에 언급되어 있는 것입니다.

바. 복용법

간장과 담낭이 허약하여 병이 발생되었음이 확실하게 판단되었다면 신맛이나 고소한 맛의 식품이나 노린내 나는 식품 중에서 자기 입맛에 잘 맞는 것을 골라 식사해야 하는 것입니다.

다시 말해 지금까지의 식사법에 잘못이 있어서 현재의 병과 체질이 생긴 것이므로, 이제부터 식사법을 개선하여 병이나 체질에 합당한 식사 방향으로 전환해야 합니다. 인간은 음식을 먹고 사는 것이지 약을 먹고 사는 것이 아니므로, 식사요법은 자연의 원리에 적합하기만 하면 그 효과가 강력하여 단시일 내에 허약하고 병든 육체가 건강하게 호전되는 것입니다.

그리고 음식을 익혀서 요리하면 맛은 좋지만 영양분은 대부분 파

괴되어 건강에 별로 도움이 되지 못하고 음식만 과식하게 됩니다. 식
곤증이 생겨 아침 식사 후 2시간 정도, 점심 식사 후 2시간 정도, 저
녁 식사 후 2시간 정도, 모두 합하여 하루에 무려 6시간 정도를 소화
와 배설에 허비하는 것입니다.

즉, 사람들은 영양분이 거의 파괴되고 식욕을 돋우는 음식만 먹은
결과, 이른바 맛있는 것 많이 먹고 잘살아 보자고 한 것이 어떻게 이
상하게 꼬이고 꼬여 위대하고 신성하고 무한한 잠재능력을 발휘할
수 있는 육체를 단지 '똥 만드는 기계' 로 전락시켜 놓은 것입니다.

그러므로 여러분은 화식보다 6배 정도 영양분이 많다고 하는 생식
을 해야 하며, 그것도 체질과 병과 맛에 따라 정확하게 섭취해야 합
니다. 생식은 별로 맛이 좋지 않기 때문에 과식할 수 없으며 조금만
먹어도 영양분은 충분한 것입니다.

따라서 여러분이 생식을 한다면 그 기간만큼 타고난 명보다 더 오
래 살 수 있습니다. 그래서 10년을 생식하면 명보다 10년을 더 살고
50년을 생식하면 명보다 50년을 더 산다는 말은, 생식을 계속하는
우리 회원들의 입에서 자연스레 나온 말입니다.

② 구(鉤)맥

가. 심장·소장이 허약한 경우의 맥(수극화하여 구맥이 나타남)
연하고 말랑말랑하며 콕콕 찌르는 감이 있습니다. -〈구맥(鉤脈)〉

나. 육체 중에서 심장·소장이 지배하는 부위

피와 혈관, 주관절(팔꿈치), 상완(팔뚝의 상부), 혀, 얼굴, 땀 등에 이상이 있습니다.

다. 심장·소장에 병이 있을 때의 주요 증상

깜짝깜짝 놀랍니다.

부끄럽고 수줍어합니다.

웃기를 잘하고 지나치게 즐거워합니다.

짝사랑하고 아니꼽게 여깁니다.

버릇이 없고 제멋대로입니다.

성질이 급하고 폭발적입니다.

가슴이 두근두근하고 습관성 유산을 합니다.

심장이 아프고 등이 당깁니다.

명치 밑이 아파서 소화가 잘 안되는 것 같습니다.

팔꿈치 관절통이 있습니다.

상완부에 통증이나 저린 증상이 있습니다.

여드름이 나고 붉은 얼굴입니다.

엉덩이가 아프고 좌골 신경통이 있습니다.

식은땀이 나고 딸꾹질을 합니다.

말을 더듬거나 발음이 잘 안됩니다.

혓바늘이 돋거나 혀에 병이 있습니다.

심장판막증, 심장성 고혈압이 있습니다.

라. 심장·소장으로 인해 나타나는 신경통

경맥주행상, 즉 심장경맥·소장경맥·독맥에 신경통이 생기고, 거궐혈·관원혈·심유혈·소장유혈·하거허혈에 통증이 있으며, 앞의 혈은 침이나 뜸이나 자석이나 지압으로 치료할 때 사용할 수 있는 경혈(침자리)입니다.

마. 심장·소장에 영양을 주는 식품

곡식, 과일, 야채, 육류, 근과, 조미료 중에서 쓴맛이 있거나 단내가 나거나 불내 나는 식품은 심장과 소장에 영양을 주어 건강하게 하므로 병을 없어지게 하고 오래 살게 하는 것입니다. 이와 같은 모든 식품 중에서 다음해에 싹이 틀 수 있는 것은 곡식뿐이므로 수수가 가장 좋은 식품입니다.

바. 복용법

심장·소장이 허약하여 병이 발생되었음이 확인되었으면 어떠한 증상이 있든지 증상에 얽매이지 말고, 쓴 것이나 단내 나는 것이나 불내 나는 것 중에서 환자의 입에 잘 맞는 식품을 먹어야 합니다.

쓴맛 등은 곡식, 야채, 과일, 육류, 근과, 조미료 등에 골고루 있으므로 주식, 부식, 간식, 차, 후식 등에 다양하게 요리하여 집중적으로 쓴 것만 섭취해야 합니다.

이와 같이 식사의 방향을 전환하여 집중 섭취하면 어떤 약보다도 빨리 심장·소장의 병이 치료되고, 따라서 심장·소장이 허약해서 나타나는 여러 증상도 없어지는 것입니다.

③ 홍(洪)맥

가. 비장·위장이 허약한 경우의 맥(목극토하여 홍맥이 나타남)
굵고 넓고 짧고 부드러운 감이 있습니다.−〈홍맥(洪脈)〉

나. 육체 중에서 비장·위장이 지배하는 부위
비계(기육), 슬관절(무릎), 대퇴부(허벅지), 입과 입술, 배(복부) 등에 이상이 생깁니다.

다. 비장·위장에 병이 있을 때의 주요 증상
호언장담하고 거짓말을 잘합니다.
의심이 많고 의처증, 의부증이 있습니다.
되물으며 반복하여 말합니다.
흥얼거리거나 말을 많이 합니다.
몸을 뒤로 젖히고 공상과 망상을 합니다.
몸이 무겁고 게으르며 만사가 귀찮습니다.
피부빛이 노랗고 개기름이 흐릅니다.
입맛을 모르고 무엇이나 잘 먹어 비만증이 있습니다.
살이 아프고(전신통), 멍이 잘 듭니다.
무릎 관절염, 대퇴부 통증이 있습니다.
입병이 잘 나고, 수족이 떨리고 수전증으로 발전합니다.
몸 전체에 열이 있습니다.

대변이 흙처럼 풀어지고 물에 뜹니다.

산과다증, 위궤양, 당뇨병, 위암, 위출혈, 비장암이 있습니다.

라. 비장·위장으로 인해 나타나는 신경통

경맥주행상, 즉 위장경맥·비장경맥·충맥상에 신경통이 있으며, 중완혈·장문혈·비유혈·위유혈·족삼리혈에 통증이 있고, 이 혈들은 침치료·뜸치료·자석치료·지압치료 때 치료점으로 사용할 수 있습니다.

마. 비장·위장에 영양을 주는 식품

곡식, 과일, 야채, 육류, 근과, 조미료 중에서 단맛이 있거나 향내가 나거나 곯은내가 나는 식품은 모두가 비장과 위장에 영양을 주는 식품이며, 그중 비장·위장을 영양하는 곡식으로는 기장쌀이 있습니다. 첨언할 말은 양약이든 한약이든 그 무엇이든 의학적인 약효가 있고, 여기에 추가하여 맛에 따르는 또 다른 작용이 있는 것입니다.

예컨대, 마이신이라고 하는 항생제는 병균을 이기는 항체라는 약성이 있는데 이는 서양의학적인 입장에서 본 것이고, 동양철학적 입장에서 보면 마이신은 대단히 쓴맛이 있으므로 심장·소장에 영양을 주는 또 다른 작용을 하는 강력한 약입니다. 그러므로 페니실린이나 마이신은 장기 복용하면 항균 작용이 일어남과 동시에 쓴맛의 식품을 과식한 것과 같은 효과가 나타납니다. 화극금(火克金), 즉 속(위장)이 쓰리고, 소화가 지나치게 잘되고, 비만증이나 피부병 등의 부작용이 수반되므로 양약을 많이 먹으면 좋지 않다는 여론이 있는 것입니다.

바. 복용법

비장과 위장에 이상이 있음을 정확하게 판단하였으면 단맛의 식품, 향내 나는 식품, 곯은내 나는 식품 중 자기 입맛에 가장 잘 맞는 것을 찾아 먹어야 합니다. 특히 주식 · 부식 · 간식 · 후식 등 모든 식사를 다양하게 요리하여 집중 섭취하여야 빠른 속도로 호전되며, 이 모든 식사를 생식으로 하면 효과가 더욱 빨리 나타납니다.

그러나 비장 · 위장으로 인해 발생된 모든 병이 없어지면 단맛의 식품만을 복용하는 식사법을 중단하고 체질에 맞는 식사를 해야 합니다. 만약 계속 단 것만 먹으면 토극수(土克水)하여 신장에 병이 나타날 수 있으므로 조심해야 합니다.

앞에 설명한 바 있는 신 것 등은 목극토(木克土)가 되지 않도록 해야 하고 쓴 것 등도 화극금(火克金)이 되지 않도록 조심해야 합니다.

④ 모(毛)맥

가. 폐장 · 대장이 허약한 경우의 맥(화극금하여 모맥이 나타남)
굵고 넓고 짧고 솜과 같은 감이 있습니다.-〈모맥(毛脈)〉

나. 육체 중에서 폐장 · 대장이 지배하는 부위
피부, 손목 관절, 하완(팔뚝 아랫부분), 체모(몸통에 난 털), 코, 콧물, 가슴 부위 등에 이상이 있습니다.

다. 폐장 · 대장에 병이 있을 때의 주요 증상

슬퍼하고 눈물이 많습니다.

염세주의적이고 비관하여 자살합니다.

징징 우는 소리로 말합니다.

동정심이 지나칩니다.

창백한 얼굴이고 표정이 찹니다.

콧물이 나거나 코가 막혀 찍찍거립니다.

알레르기 비염이나 축농증이 있습니다.

각종 피부병이 있고 몸에서 비린내가 납니다.

체모가 적거나 없습니다.

손목이 시리고 아프며 굳어 있습니다.

기침이나 재채기가 납니다.

숨이 차서 헐떡거립니다.

대변이 묽거나 설사를 자주 합니다.

폐결핵, 폐암, 대장염, 대장암, 치질, 치루 등이 있습니다.

라. 폐장 · 대장으로 인해 나타나는 신경통

경맥주행상, 즉 폐경맥과 대장경맥과 임맥에 신경통이 있으며, 중부혈 · 천추혈 · 폐유혈 · 대장유혈 · 상거허혈 등에 통증이 있으며, 앞의 혈을 침치료 · 뜸치료 · 지압치료 때 치료점으로 사용할 수 있습니다.

마. 폐장 · 대장에 영양을 주는 식품

곡식, 과일, 야채, 근과, 육류, 조미료 중 매운맛이 있는 것과 비린내 나는 식품과 박하맛이 나는 식품은 모두 폐장과 대장에 영양을 주며, 그중 곡식으로는 현미나 율무가 가장 좋은 식품입니다.

바. 복용법

폐장·대장에 병이 있는지의 정확한 판단이 가장 중요한 일이며, 매운맛과 비린내 나는 식품 등을 주식·부식·간식·차·후식 등에 이용하여 집중 섭취하여야 회복 속도가 빠릅니다. 또한 생식을 해야 효과가 더욱 좋아지며 과식하지 않게 됩니다.

그러나 매운 것의 집중 섭취는 폐장·대장의 병증이 없어지면 섭취량을 줄여 체질에 맞게 조절해야 합니다. 그렇지 않으면 금극목(金克木)하여 간장·담낭에 병이 생길 수도 있습니다.

⑤ 석(石)맥

가. 신장·방광이 허약한 경우의 맥(토극수하여 석맥이 나타남)

혈관 속의 피가 단단하고 미끄러우며 걸쭉한 느낌이 있습니다.-〈석맥(石脈)〉

나. 육체 중에서 신장·방광이 지배하는 부위

뼈와 골수, 힘줄, 발목 관절, 정강이, 귀, 털(머리털·수염·겨드랑이털·거웃), 침, 허리 등에 이상이 있습니다.

다. 신장 · 방광에 병이 있을 때의 주요 증상

반항하고 저항하며 개혁하려 합니다.

감추고 뒤로 처집니다.

엄살이 심하고 놀고 먹으려 합니다.

무조건 반대부터 하고 생각합니다.

공포증이 일어 무서워합니다.

얼굴이 검은색이고 부종이 있습니다.

뒷골이 아프고 눈이 빠질 듯하며, 근시가 나타납니다.

귀에서 소리가 나고 중이염 · 난청 등이 있습니다.

허리가 굽고 아프며, 척추뼈가 아픕니다.

머리 정상(정두통)이 아프고, 원시가 나타납니다.

발목이 시리고 저립니다.

소변이 자주 마렵고 소변 색깔이 탁합니다.

생리통, 하복통, 하복냉증이 있습니다.

오금이 당기고 종아리가 아픕니다.

신장염, 방광염, 신장암, 방광암이 있습니다.

라. 신장 · 방광으로 인해 나타나는 신경통

경맥주행상, 즉 신장경맥과 방광경맥과 양교맥과 음교맥에 신경통이 있으며, 경혈로는 신유혈 · 지실혈 · 중극혈 · 경문혈 · 위중혈 · 신맥혈 · 조해혈 등에 통증이 있고, 침치료 · 뜸치료 · 자석치료 · 지압치료 때 치료점으로 사용이 가능합니다.

마. 신장 · 방광에 영양을 주는 식품

곡식, 과일, 야채, 조미료, 근과, 육류 중에서 짠맛이 있거나 지린내 나거나 고린내 나는 식품은 모두 신장과 방광에 영양을 주는 식품입니다. 그 중에서 다음해에 싹이 틀 수 있고 생명력이 내재되어 있는 쥐눈이콩이 가장 좋은 식품입니다.

바. 복용법

복용법은 자기 입맛에 맞게 먹는 것을 말합니다. 신장이나 방광에 병이 있으면 짠 것을 좋아합니다. 그러므로 짠 것과 지린내 나는 것과 고린내 나는 것 중에서 자기가 좋아하는 식품을 주식 · 부식 · 차 · 후식 등에 섭취하면 단시일 내에 신장병에서 헤어날 수 있습니다.

따라서 어머니의 손끝에서 맛이 난다고 하는 말은 무엇인가를 모르는 답답한 표현이고, 간장과 담낭에 병이 있으면 새콤한 음식을 맛있다 하고, 심장과 소장에 병이 있으면 씁쓸한 음식을 맛있다고 합니다. 비장과 위장에 병이 있으면 달콤한 음식을 맛있다고 하고, 심포장과 삼초부가 허약하면 떫은 음식을 맛있다 하는 것입니다. 즉 '맛있는 것'은 손끝이 아니라 자신의 육장육부의 허실(虛實)에 의해 표현되는 것입니다.

그리고 또 사람은 전지전능하고 무한한 능력을 갖추고 있으므로 약간 달콤한 맛이 있는 쌀밥을 먹었을 경우 인체는 여섯 가지 맛이 골고루 비율에 따라 필요하므로 신 것, 쓴 것, 단 것, 매운 것, 짠 것, 떫은 것으로 변화시켜서 흡수함으로써 생명이 유지되는 것입니다.

이와 같이 인체가 생명을 유지하는 데 필요한 것들을 체질과 병에 맞추어 식사하지 않고 그저 막연히 쌀밥만 먹거나 비싼 것만 먹거나 소문에 의해 먹거나 희귀한 것만 찾아 먹으므로 그것들을 인체에 필요한 것들로 변화시키는 데 막대한 에너지를 소비하고, 또 너무 많이 욕심껏 먹어서 흡수하지도 못하고 대부분 그대로 배설해내야 하는 것입니다.

따라서 육체는 피곤하고 힘들어서 식곤증이 나타나는 것이며, 이러한 식생활이 계속되면 수명은 짧아지고 체격은 작아지는 것입니다. 따라서 모든 사람은 절대적으로 소식(小食)해야 합니다.

⑥ 구삼(鉤(三))맥

가. 심포 · 삼초가 허약한 경우의 맥

연하고 말랑말랑하고 가늘고 길며 콕콕콕 찌르는 감이 있습니다.–〈구맥(鉤(三)脈)〉

이와 같이 간장 · 담낭이 허약한 현맥(弦脈),
　　　　　심장 · 소장이 허약한 구맥(鉤脈),
　　　　　비장 · 위장이 허약한 홍맥(洪脈),
　　　　　폐장 · 대장이 허약한 모맥(毛脈).
　　　　　신장 · 방광이 허약한 석맥(石脈),
　　　　　심포장 · 삼초부가 허약한 구맥(鉤(三)脈),

위와 같이 육장육부에 상응하는 6종 맥의 모양을 우리말로 설명했습니다. 그리고 이러한 방법을 '오계맥법'이라고도 합니다. 왕숙화의 촌, 관, 척맥법과는 그 체계가 전혀 다른 것입니다.

그러나 위와 같은 6종의 맥을 또 다음과 같이 각각 분류하게 되므로 실로 수백 종의 맥상으로 펼칠 수 있는 것입니다.

급(急)하면 냉하므로 더운 약이나 더운 음식을 사용하고, 오래 유침하며,

완(緩)하면 열하므로 냉한 약이나 냉한 음식을 사용하고, 속자 서발합니다.

대(大)하면 기와 혈이 충실하므로 약보다 침치료가 유리하며,

소(小)하면 기와 혈이 부족하므로 침치료보다는 약이나 음식이 더 유리합니다.

활(滑)하면 염증 등으로 일시적인 열이 있으니 그곳의 열을 제거하고,

삽(澁)하면 기가 울체되었으니 기를 통하게 해야 합니다.

부하고 급(浮, 急)하면 체표에 냉기가 있으며,

침하고 급(沈, 急)하면 체내부에 냉기가 있으며,

부하고 완(浮, 緩)하면 체표에 열기가 있으며,

침하고 완(沈, 緩)하면 체내부에 열기가 있으며,

지(遲)하여 맥박수가 느리면 염증이 없으며,

삭(數)하여 맥박수가 빠르면 염증이 있습니다.

맥의 굵기와 힘이 4~5배로 성대(盛大)하거나 소(小)하거나 부(浮)하거나 침(沈)하면 기경팔맥에 병이 있고,

맥의 굵기와 힘이 6~7배로 성대(盛大)하거나 소(小)하거나 부(浮)하거나 침(沈)하면 사해(四海)에 병이 있는 것입니다.

나. 육체 중에서 심포·삼초가 지배하는 부위

신경, 임파선, 견관절(어깨 관절), 손, 얼굴 표정, 생명력, 신진대사, 마음, 초능력, 영감 등에 이상이 있습니다.

다. 심포·삼초에 병이 있을 때의 주요 증상

얼굴 표정이 자연스럽지 않습니다.

불안하고 초조하며 우울증에 걸립니다.

쓸데없이 걱정하고 수다스럽습니다.

부끄러워하고 수줍어하고 짝사랑합니다.

추운 것을 덥다고 하고 더운 것을 춥다고 합니다.

헛것이 보이고 신경이 예민합니다.

불면증이 심합니다.

신경만 쓰면 두통이 있습니다.

신경성 소화불량 증상이 있습니다.

가슴이 답답하거나 통증이 있습니다.

생명력이 약화되고 저항력이 부족하며 정력이 약합니다.

견관절이 아프거나 팔이 올라가지 않습니다.

손바닥에 땀이 나고 허물이 벗겨지고 갈라집니다.

임파액이 뭉쳐서 밤톨과 같이 됩니다.

신경쇠약, 신경통이 있습니다.

등의 상부 어깨 부위가 무겁습니다.

오줌을 찔끔거리고 전립선에 이상이 생깁니다.

가끔 변비에 걸리거나 설사를 합니다.

손발이 저리고 쥐가 납니다.

열이 올랐다 내렸다 합니다.

목에 무엇이 걸린 듯하여 간질간질합니다.

라. 심포·삼초로 인해 나타나는 신경통

경맥주행상, 즉 심포경맥·삼초경맥·양유맥·음유맥에 신경통이 있으며, 잔중혈·석문혈·격유혈·삼초유혈·내관혈·외관혈 등에 통증이 있으며, 이러한 혈은 침치료·뜸치료·자석치료·지압치료 때 사용되는 혈입니다.

마. 심포·삼초에 영양을 주는 식품

의학이나 영양학에서는 신통치 않게 여기고 있는 것이지만 떫은맛이 있는 식품이나 담백한 맛, 생내 나는 맛, 아린 맛이 있는 식품은 사람들이 먹는 식품 중 가장 많으므로 우리가 많이 먹어서 생명력을 유지하는 것입니다. 의학적으로 치료되지 않으면 신의 뜻에 의지하여 소생되기를 기다린다고 하는데, 그보다는 음식 중에서 떫은 것을 몸이 원하는 만큼 먹음으로써 스스로의 생명력을 소생시켜 사경에서 벗어나게 되는 것입니다. 이렇게 위대하고 엄청난 일이 인간의 잠재 능력에 의해 자연적으로 진행되고 있는데 잘못된 사방(私方)이 알게 모르게 오히려 생명을 해치고 있으니 이 얼마나 무서운 일입니까?

이제 병치료 처방법을 총정리하면, 간장·담낭이 약하여 현(弦)맥이 나타나고 그 증상이 일치하면 그 증상과 맥이 없어질 때까지 신맛이 있는 식품을 먹어서 치료를 끝내고, 다시 다른 장부의 맥과 증상이 나타나면 그 장부에 영양을 주는 식품을 먹어서 치료를 끝냅니다. 이런 식으로, 계속 치료해 나가다 보면 결국은 자기 체질로 인해서 나타나는 증상, 즉 목(木)형은 홍(洪)맥, 화(火)형은 모(毛)맥, 토(土)형은 석(石)맥, 금(金)형은 현(弦)맥, 수(水)형은 구(鉤)맥이 나타나게 될 것이고, 그 증상도 따라서 나타날 것입니다.

이러한 맥과 증상은 그 사람의 체질에 의해 항상 나타나는 것이므로 호전시켜 놓아도 얼마 후 다시 나타나고, 또 호전시켜 놓아도 다시 나타나고 하는 것입니다. 그러므로 수명이라는 것이 있는 것임을 여기에서 과감하게 단언하는 것입니다. 따라서 이제 우리는 체질개선처방을 하여 육장육부를 표준형으로 개선해야 장수가 가능한 것입니다.

한자나 영어는 글이나 발음기호가 아니고 그림이므로 적당히 만들어 그려서 쓰면 되는 것이 아니겠습니까? 글자를 발음에 어울리게 창

구삼맥에 대하여

상화(相火)에 속하는 심포장과 삼초부에 병이 생겨서 허약하면 가늘고 길고 연하고 말랑말랑하고 콕콕콕 찌르는 감이 손 끝에 촉지되는데, 이러한 맥의 이름이 기존 한의학에는 없으므로 심장과 소장에 병이 있을 때 사용되는 구(鉤)맥에 괄호 안에 석 삼(三)자를 합하여 구삼(鉤三)맥이라고 임시로 정한 것입니다.

조하지 못하고 그림으로 그려서 사용하는 민족이 어찌하여 위대하다고 사대주의적 행동을 하는 것입니까? 그것은 학교에서 세뇌되었기 때문입니다. 서양의 교육과 중국의 교육에 세뇌되고 체면에 걸려서 얼이 빠지거나 혼이 빠져서 얼간이가 되어서는 안될 것입니다.

⑦ 공(공=구슬공)맥

공맥의 맥상은 긴장감이 있고[현(弦)], 연하고[구(鉤)], 단단하고[석(石)], 확퍼져서 솜과 같으며[모(毛)], 넓고 부드러운[홍(洪)] 감이 있는, 즉 5가지 촉감이 하나로 합쳐서 구슬과 같이 예쁘고 아름다운 어떤 작품과 같은 공맥이 촉지되어 상하좌우가 균형을 이루어 하나와 같은 느낌을 주면 병이 없는 공맥입니다.

이러한 평맥(平脈), 즉 공맥을 이루었다 해도 식사나 운동이나 호흡이나 기타 섭생이 체질에 맞지 않고 잘못되면 균형은 깨어져서 다시 현·구·홍·모·석맥 등의 병이 있는 맥으로 변할 수밖에 없는 것입니다.

인간은 뱃속에서 나올 때부터 대개는 평맥이 아니므로 평생에 한번 공맥을 이루었다는 것은 실로 큰 행운에 속하는 것이며, 만약 본 섭생법을 이해하고 실천하여 병이 없는 공맥을 계속 유지한다면 무병 불로장수가 가능한 것입니다.

맥이 명확하지 않은 경우

① 피임약 영양제 마약 진통제 감기약 등 약물을 복용 중일 때
② 장부의 절단 수술이나 이식 등이 있을 때
③ 투석 피임 등 장치가 있을 때
④ 심한 운동이나 노동 직후
⑤ 심한 감정의 동요가 있을 때
⑥ 과식 기아 중일 때
⑦ 병이 없거나 병이 약할 때

맥진 순서

① 50박 이상을 확인하여 부정맥 대맥을 확인
② 상하좌우의 대소 확인
③ 弦 鉤 鉤(三) 洪 毛 石맥 확인
④ 부 침 지 삭 대 소 완 급 활 삽 확인
⑤ 전병의 역사 추정
⑥ 4·5성 6·7성 확인
⑦ 증상 확인 압진
⑧ 주증을 파악

제6장

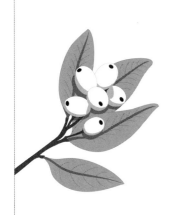

오행처방법

제6장 오행처방법

사람은 음양오부를 제절에 따라 균형있게 영양한다면 병마에서 해방되고 무병장수가 가능함은 절대적인 진리입니다. 특히 접연하고 싶은 것은 정신집중이 상당히 요구되는 수험생이 생식을 한다면 반드시 원하는 뜻을 이룰 수 있음을 단언합니다.

만병의 근원이 되는 육장과 육부에 병이 발생하는 이유는 각 장 (臟)과 부(腑)에 필요한 영양분이 부족하기 때문입니다. 그러므로 육장육부의 대소(大小)나 허실(虛實)을 판단하여 이에 필요한 영양을 조절·공급함으로써 장과 부가 건강해지면 육체가 건강해져서 병을 몰아내고, 나아가서 체질이 개선되어 건강 장수할 수 있게 됩니다.

오행처방이라 함은 건강 장수하게 하는 식사법으로, 인간이 먹을 수 있는 모든 식품이나 약재의 동양철학적 처방을 말합니다.

이 법은 3단계로 나누어 처방되어야 하는데, 첫번째는 병마를 몰아내는 병치처방이 있어야 하고, 두번째는 체질을 개선하는 체질개선처방이 있어야 하고, 세번째는 건강 장수하게 하는 장수처방이 있어야 합니다.

1 병치처방

병치처방이라 함은 의학적인 방법으로 병을 치료하거나 영양학적인 방법으로 영양분을 공급하는 것이 아니라 사람의 육장육부의 허실과 대소를 판단하여 허하고 약한 장부에 매일 먹고 마시는 필요한 식사를 집중적으로 공급하는 것을 말합니다. 그리하여 허약해서 병이 침입된 장과 부가 건강해지고 스스로 병을 이기는 능력이 생김으로써 그 장과 부가 지배하는 신체의 각 부분이 병들지 않고 건강하게 유지되도록 하는 방법을 말합니다.

우선 병을 치료할 수 있는 처방을 하기 위해서는 먼저 어떤 장부에 병이 있는가, 즉 어떤 장부가 허약한가를 알아야 합니다. 그 방법은 혈관의 모양(심박동의 모양)과 각 장부가 지배하는 신체 부위를 알아야 하며, 각 장부의 병이 있을 때 나타나는 증상과 특징을 알아야 합니다. 또 이 방면의 전문가가 되고자 하면 무술인이나 한의학에서 사용하는 경혈과 경맥을 알아야 합니다.

✱ 참조-상세한 내용은 앞장의 오계맥법에 설명되어 있습니다.

② 체질개선처방

체질을 개선하려면 먼저 체질분류법에 통달하여야 하고, 체질에 따라 그 사람의 육장육부가 어느 것이 크고 어느 것이 작은가 순서있게 선별할 수 있어야 합니다.

육장육부의 대소(大小)가 순서있게 선별되었으면 그 대소에 따라서 필요한 음식이 많거나 적게 영양될 수 있도록 처방합니다. 육장육부의 힘이 균형을 유지할 수 있도록 식사함으로써 건강 장수할 수 있는 기틀을 마련하는 것입니다.

따라서 생식을 하는 것은 영양 과다나 영양 부족에 의한 부작용이 전혀 염려되지 않는 묘법이 되며, 특히 그 맛이 혀를 현혹시키지 못하므로 과식하지 않게 되어 식곤증이 없는 가볍고 경쾌한 생활을 할 수 있게 됩니다.

전술한 바 있는 오행 체질분류법에서 분류된 바와 같습니다.

목 · 화 · 화형은 목 · 화 · 화는 크고 토 · 금 · 수는 작으며,
화 · 화 · 토형은 화 · 화 · 토는 크고 금 · 수 · 목은 작으며,
토 · 금 · 수형은 토 · 금 · 수는 크고 목 · 화 · 화는 작으며,
금 · 수 · 목형은 금 · 수 · 목은 크고 화 · 화 · 토는 작으며,
수 · 목 · 화형은 수 · 목 · 화는 크고 화 · 토 · 금은 작은 것입니다.

즉, 큰 장부는 크므로 그 기능이 표준보다 강하여 병이 될 수 있고, 작은 장부는 작으므로 그 기능이 표준보다 약하여 병이 될 수 있습니다.

그러면 예를 들어 설명하겠습니다.

예 1 토 · 금 · 수형

큰 장부

(1) 얼굴이 동그랗게 보이는 감이 제일 많으므로 토(비장 · 위장)가 제일 크고,

(2) 사각진 감이 두번째로 많이 보이므로 금(폐장 · 대장)이 다음으로 크고,

(3) 얼굴 모양이 둥글고 사각지며 턱이 넓으므로 수(신장 · 방광)가 조금 크며,

작은 장부

(4) 얼굴이 조금 길기 때문에 목(간장 · 담낭)이 조금 작으며,

(5) 이마가 좁아서 화(심장 · 소장)가 더 작으며,

(6) 이마가 좁고 양 관자놀이와 미릉골이 튀어나오지 않았으므로 상화(심포장 · 삼초부)가 제일 작은 것입니다.

따라서 이 사람의 체질은,

(1)토 (2)금 (3)수 (4)목 (5)화 (6)상화형 체질입니다.

즉, 토(비장 · 위장)가 제일 크고 순차적으로 작아져서 심포장 · 삼초부가 제일 작은 체질이라고 판단한 것입니다. 그러므로 단맛이 있는 식품을 제일 적게 섭취하고 매운맛, 짠맛, 신맛 순으로 점차 그 양을 증가시켜 떫은맛이 있는 식품을 제일 많이 섭취하여야 올바른 식사법이 될 것입니다.

✻ 심장 · 소장, 심포장 · 삼초부는 모두 화에 속하므로 함께 위치하며, 그 성질이 비슷합니다. 심장 · 소장은 군화라 하여 화 가운데 임금과 같은 역할을 하고, 심포장 · 삼초부는 상화라 하여 화 중에서 재상과 같은 역할을 합니다. 체질을 분류할 때는 언제나 심장 · 소장의 화 다음에 심포장 · 삼초부의 상화를 배열하는 것입니다.

예 2 목 · 화 · 상화형

목 · 화 · 상화형은 얼굴이 길고 이마가 넓으며 관자놀이가 잘 발달하였으며, 얼굴 전체에 둥근 감이 부족하고 각진 부분이 없으며 턱이

뾰족한 사람을 말합니다.

큰 장부

(1) 얼굴 모양이 길게 뻗어 있으므로 목(간장 · 담낭)이 제일 크고,

(2) 턱보다 이마가 넓으므로 화(심장 · 소장)가 다음으로 크고,

(3) 미릉골과 양 관자놀이가 특히 죽지 않았으므로 상화(심포장 · 삼초부)가 약간 크며,

작은 장부

(4) 동그란 감이 부족하므로 토(비장 · 위장)가 작고,

(5) 사각져 보이는 감은 더욱 부족하므로 금(폐장 · 대장)이 더 작고,

(6) 턱이 제일 뾰족하므로 수(신장 · 방광)는 제일 작은 것입니다.

따라서 이 사람의 체질은,

(1)목 (2)화 (3)상화 (4)토 (5)금 (6)수형 체질입니다.

목이 제일 크고 수가 제일 작으므로 큰 장부의 영양은 적게, 작은 장부의 영양은 많이 섭취합니다. 그렇게 하여 육장육부의 균형을 유지하는 것이고, 균형을 유지함으로써 무병장수가 가능해지는 것입니다.

✳ 체질분류시의 주의사항

(1) 머리털이 없는 부분을 관찰합니다.

(2) 멀리서 전체의 윤곽을 관찰합니다.

(3) 제일 큰 장부와 제일 작은 장부를 먼저 결정합니다.

(4) 가능한 한 상생으로 분류함이 좋습니다.

(5) 정면에서 보아야 합니다.

(6) 대머리는 후천적으로 머리털 없는 부분이 많아진 것으로 봅니다.

예 3 화 · 상화 · 토형

화 · 상화 · 토형은 이마가 넓고 미릉골과 관자놀이가 잘 발달하였으며 얼굴이 동그랗게 보이는 사람입니다. 그러나 사각져 보이지 않고 턱은 뾰족하며 얼굴이 길지 않고 짧아 보입니다.

큰 장부

(1) 화 : 이마가 넓고,

(2) 상화 : 화가 좋으므로 따라서 상화도 좋고,

(3) 토 : 약간 동그랗게 보이며,

작은 장부

(4) 금 : 각이 조금 있고,

(5) 수 : 턱이 좁으며,

(6) 목 : 제일 짧은 얼굴입니다.

따라서 이 사람의 체질은,
(1)화 (2)상화 (3)토 (4)금 (5)수 (6)목형 체질입니다.

예 4 금·수·목형

　이 사람은 얼굴 모양이 넓고 각이 지고 턱이 넓으면서도 긴 얼굴을 하고 있습니다. 그러므로 이마가 좁고 상화도 작으며, 동그랗게 보여져야 하는 토기가 가장 부족합니다.

큰 장부
(1) 금 : 폐장·대장이 제일 크고,
(2) 수 : 신장·방광이 두번째로 크며,
(3) 목 : 간장·담낭이 조금 큰 편이고,

작은 장부
(4) 화 : 심장·소장은 조금 작으며,
(5) 상화 : 심포와 삼초는 더 작고,
(6) 토 : 비장·위장은 제일 작은 체질입니다.

따라서 이 사람의 체질은,
(1)금 (2)수 (3)목 (4)화 (5)상화 (6)토형 체질입니다.

예 5 정목형

(1)목 (2) $\frac{화·화}{수}$ (3) $\frac{금}{토}$ 형 체질입니다.

예 6 정화형

(1) $\dfrac{화}{화}$ (2) $\dfrac{토}{목}$ (3) $\dfrac{금}{수}$ 형 체질입니다.

예 7 정토형

(1)토 (2) $\dfrac{화 \cdot 화}{금}$ (3) $\dfrac{수}{목}$ 형 체질입니다.

예 8 정금형

(1)금 (2) $\dfrac{토}{수}$ (3) $\dfrac{목}{화 \cdot 화}$ 형 체질입니다.

예 9 정수형

(1)수 (2) $\dfrac{금}{목}$ (3) $\dfrac{화 \cdot 화}{토}$ 형 체질입니다.

예 10 직사각형

(1)금 (2)화·화 $\dfrac{목}{수}$ (3)토형 체질입니다.

예 11 다이아몬드형

(1)금 (2)화·화 $\dfrac{목}{수}$ (3)금형 체질입니다.

이와 같은 체질분류법은 우주의 원리에 의한 것이므로 완전무결한 방법으로서 너무나 정확하고 다양하고 완전하고 또 간단한 것입니다. 그 종류는 $7^7 \times 7^7 \times 7^7 \times 7^7 \times 7^7 \times 7^7 \times 7$을 할 만큼 많은 분류가 가능한 것입니다.

그러므로 전지전능한 잠재능력을 가진 여러분은 복잡하게 생각하거나 어렵게 생각할 필요가 없습니다. 간편하게 정리하는 것이 더욱 좋은 것이므로 다음과 같은 요약이 가능합니다.

(1) 얼굴이 가장 길게 보이면 간장·담낭이 가장 크고,
　　얼굴이 가장 짧게 보이면 간장·담낭이 가장 작습니다.
(2) 이마가 가장 넓게 보이면 심장·소장이 가장 크고,
　　이마가 가장 좁게 보이면 심장·소장이 가장 작습니다.
(3) 심포장·삼초부는 심장·소장에 준하며,
　　심장·소장 뒤에 따라다니는 것입니다.
(4) 얼굴의 전체 윤곽이 둥글면 비장·위장이 가장 크고,
　　얼굴 전체 윤곽이 각져 보이면 비장·위장은 작습니다.
(5) 얼굴의 사각이 뚜렷하면 폐장·대장은 가장 크고,
　　얼굴에 각이 없고 길면 폐장·대장은 작습니다.
(6) 턱이 가장 넓으면 신장·방광이 가장 크고,
　　턱이 뾰족하면 신장·방광이 가장 작습니다.

이렇게 정리하면 인간의 육장육부를 그 크기의 순서대로 배열하는 일이 가능해질 것입니다. 그리고 음식이나 약이나 운동이나 치료의

방법을 결정하기 위하여 각 장부의 크기를 결정할 때에는 큰 무리가 없는 한 대개 상생으로 배열하는 것이 좋습니다.

즉, 가능한 한 상생(相生), '목생화(木生火), 화생토(火生土), 토생금(土生金), 금생수(金生水), 수생목(水生木)'의 순으로 배열함이 사람의 건강을 해치지 않고 살리는 일에 도움이 되는 것입니다.

따라서 다음과 같은 5종의 체질로 요약함이 가능합니다.

목·화·화·토·금·수형 체질
화·화·토·금·수·목형 체질
토·금·수·목·화·화형 체질
금·수·목·화·화·토형 체질
수·목·화·화·토·금형 체질

대개의 인간은 이렇게 생하는 순서대로 태어났습니다. 그러나 절대적으로 이처럼 배열해야 하는 것은 아니고, 대개 그렇게 분류하는 것이 편리하고 유익하다는 것이며, 원칙적으로는 생긴 그대로 분류해야 할 것입니다.

육미(六味)와 육장육부

사람들은 누구나 건강하게 오래 사는 것이 최대의 욕구일 것입니다. 그렇지만 무엇을 먹어야만 병이 없어지고 건강해져서 오래 살 수 있는지, 영생불사하는 식품이나 약은 어떠한 것인지 모르기 때문에 우왕좌왕하고 있습니다.

그래서 굼벵이도 잡아먹고 지렁이도 먹으며 개구리와 뱀도 잡아먹고, 코브라 쓸개니, 곰의 쓸개니, 해구신이니, 녹용·군불로·현미·영지버섯·덩굴차·알로에·어성초·신선초 등을 먹습니다. 또 인터페롤·아로나민·비타민·게브랄티 등 독버섯처럼 유행하는 약물들을 복용하고 있습니다. 그러나 병의 원인도 확실히 모르고 체질의 분류도 없이 무조건 먹는다면 치료는커녕 답답한 민중의 주머니만 털리는 꼴이 되고, 무병장수의 꿈은 공전만 거듭하게 될 뿐입니다.

이 책에 제시되고 있는 음양중[삼태극(三太極)], 사상[하통지리(下通地理)], 오행[상통천문(上通天文)], 육기[중통인사(中通人事)]로 요약되는 자연의 원리에 의한 체질분류법과 오행생식요법은 이 모든 인간의 건강 장수 문제를 간결·명쾌하고 정확하게 해결해 주는 것이며, 이것은 이미 오래 전 동양철학에 암시되어 있었지만 미처 사람들이 깨닫지 못했던 것입니다.

그러면 이제부터 그 자연적인 자연 식사법을 설명하여 여러분을 무병장수할 수 있는 길을 살펴보겠습니다.

목 : 신맛이 있는 식품은 간장과 담낭에 영양을 주어 건강하게 하고, 영양이 과다하면 목극토(木克土)하여 비장과 위장을 상하게 합니다.

화 : 쓴맛이 있는 식품은 심장과 소장에 영양을 주어 건강하게 하고, 영양이 과도하면 화극금(火克金)하여 폐장과 대장을 상하게 합니다.

토 : 단맛이 있는 식품은 비장과 위장에 영양을 주어 건강하게 하고, 영양이 과다하면 토극수(土克水)하여 신장과 방광을 상하게 합니다.

금 : 매운맛이 있는 식품은 폐장과 대장에 영양을 주어 건강하게 하고, 영양이 과다하면 금극목(金克木)하여 간장과 담낭을 상하게 합니다.

수 : 짠맛이 있는 식품은 신장과 방광에 영양을 주어 건강하게 하고, 영양이 과다하면 수극화(水克火)하여 심장과 소장을 상하게 합니다.

상화 : 떫은맛이 있는 식품은 심포장과 삼초부에 영양을 주어 건강하게 하고, 심포장과 삼초부는 전신을 관장하는 무형의 장부이므로 좀처럼 영양 과다란 있을 수 없습니다.

그러므로 간장과 담낭이 병들었으면 신맛이 있는 식품을 집중적으로 공급하되 병이 나으면 체질에 따라 공급을 줄이고,

심장과 소장이 병들었으면 쓴맛이 있는 식품을 집중적으로 공급하되 병이 나으면 체질에 따라 공급을 줄이고,

폐장과 대장이 병들었으면 매운맛이 있는 식품을 집중적으로 공급하되 병이 나으면 체질에 따라 공급을 줄이고,

신장과 방광이 병들었으면 짠맛이 있는 식품을 집중적으로 공급하되 병이 없어지면 체질에 따라 공급을 줄이고,

심포장과 삼초부에 병이 들었으면 떫은맛이 있는 식품을 집중적으로 공급하되 병이 나으면 체질에 따라 공급을 조절해 나아가야 합니다.

그러면 체질개선처방을 자세히 설명해 보겠습니다.

어떤 사람의 체질이
(1)목 (2)화 (3)상화 (4)토 (5)금 (6)수형일 때,

혹시 여러분은 육장육부의 음양 · 허실 · 한열에 인간의 근본이 있으며 만병의 원인이 있다고 하는 《황제내경》의 말씀을 망각하지는 않았겠지요?

(1) 간장과 담낭이 가장 크므로 신 것을 가장 적게 섭취하고,
(2) 심장과 소장이 간장과 담낭보다 작으므로 쓴 것을 신 것보다 많이 섭취하고,
(3) 심포장과 삼초부가 심장과 소장보다 작으므로 떫은 것을 쓴 것보다 많이 섭취하고,
(4) 비장과 위장이 심포장과 삼초부보다 작으므로 단 것을 떫은 것보다 많이 섭취하고,
(5) 폐장과 대장이 비장과 위장보다 작으므로 매운 것을 단 것보다

많이 섭취하고,

(6) 신장과 방광이 폐장과 대장보다 작으므로 짠 것을 매운 것보다 많이 섭취해야 합니다.

육장육부의 크고 작음에 따라 필요한 영양분을 많고 적게 조절함으로써, 소우주인 인간의 근본인 육장육부 전체에 골고루 영양을 주어 균형을 유지하며 무병장수하는 체질로 개선되는 것입니다.

따라서 오래 먹을수록 점점 더 좋아지고 건강해져서 저력이 생기며 병이 없어지는 실로 엄청난 효과가 나타나 인류의 숙원이었던 무병장수가 가능해지는 것입니다. 우리 회원들이 시험한 바로는 병이 없어지고 힘이 세지며, 체형이 변하여 표준형이 되고 젊어지며 생명력이 소생되는 것이 확실함을 자신있게 말씀드리는 바입니다.

따라서 앞의 목·화·상화·토·금·수형 체질의 처방 비율은 아래와 같습니다.

목 : 신 것 1개 정도
화 : 쓴 것 2개 정도
상화 : 떫은 것 3개 정도
토 : 단 것 4개 정도
금 : 매운 것 5개 정도
수 : 짠 것 6개 정도

또 이러한 목 · 화 · 상화 · 토 · 금 · 수형은 얼굴이 긴 편에 속하므로 그 얼굴의 길이 정도에 따라 처방 비율을 조절해야 합니다.

즉, 그 사람의 체질이 목 · 화 · 토 · 금 · 상화 · 수형인데,

얼굴이 아주 길면	1 : 2 : 4 : 6 : 8 : 10의 비율
길면	1 : 2 : 3 : 4 : 5 : 6의 비율
약간 길면	2 : 3 : 4 : 5 : 6 : 7의 비율
긴 듯하면	2 : 2 : 3 : 3 : 4 : 4의 비율
거의 길지 않으면	4 : 4 : 5 : 5 : 6 : 6의 비율로 처방하

여 큰 장부와 작은 장부의 영양분 공급을 다양한 비율로 조절할 수 있는 것입니다.

그러므로 음양오행 체질분류법은 실로 무한대라고 할 수 있는 것으로서, 인류 전체를 개인별로 분류 가능한 완전한 체질분류법이라 할 수 있습니다.

그러면 예를 들어 설명해 보겠습니다.

예 1

체질이 토 · 금 · 수 · 목 · 화 · 상화형이며, 식사처방 비율이 1 : 2 : 3 : 4 : 5 : 6이면,

곡식의 경우 (육곡)	기장쌀 1 : 현미 2 : 검은콩 3 : 팥 4 : 수수 5 : 옥수수 6의 비율로 밥을 짓고,
과일의 경우 (육과)	대추 1 : 복숭아 2 : 밤 3 : 자두 4 : 살구 5 : 토마토 6의 비율로 후식을 하고,
채소의 경우 (육채)	미나리 1 : 파 2 : 미역 3 : 부추 4 : 근대 5 : 오이 6의 비율로 반찬을 만들고,
육류의 경우 (육류)	쇠고기 1 : 말고기 2 : 돼지고기 3 : 개고기 4 : 염소고기 5 : 양고기 6의 비율로 요리하며 (말고기 대신 생선을 사용해도 무방),
근과의 경우 (육근과)	고구마 1 : 양파 2 : 마 3 : 땅콩 4 : 도라지 5 : 감자 6의 비율로 요리하며,
조미료의 경우 (육조미)	흑설탕 1 : 후추 2 : 소금 3 : 식초 4 : 술 5 : 백반 6의 비율로 처방합니다.

위의 식단은 총 36종 식품이며, 단 것·매운 것·짠 것·신 것·쓴 것·떫은 것 등 육장육부에 골고루 영양을 주는 여섯 가지 맛이 비율에 따라 배합되어 있습니다. 또 곡식·과일·야채·육류·근과·조미료 등이 다양하게 구비된 완전한 식사입니다.

이렇게 체질에 의해 처방된 식사라고 할지라도 익혀서 요리하면 맛이 좋으므로 과식하게 되어 식곤증 등 부작용이 수반됩니다. 또한 영양분이 파괴되며 소화와 배설에 필요 이상의 에너지를 소비하게 되어 건강한 체력유지를 위한다는 식사의 근본 뜻에 어긋납니다. 그러므로 가능한 한 화식(火食)보다 생식(生食)을 해야만 비로소 그 효능이 최대한 나타나는 것입니다. 생식은 영양분이 파괴되지 않으며 부패된 것은 자연히 먹을 수 없고, 또 맛이 별로 좋지 않아 과식하지 않게 됩니다. 그래서 양은 적으나 풍부한 영양분이 그대로 살아있는 생식을 하면 결국은 무병장수하고 체질개선이 가능한 것입니다.

만약 여러분 중에서 앞에서와 같은 오행식사가 형편상 불가능한 분이라면 곡식만이라도 생식할 것을 적극적으로 권장하는 바입니다. 아니면 자기의 장부 중 가장 작은 장부, 즉 가장 많이 먹어야 하는 식품만이라도 집중적으로 먹어주면 상상 외의 효과를 빠른 시일 내에 느낄 수 있을 것입니다.

기타 모든 식품과 한약·양약·과자·음료수 등도 육미처방이 되어야 국민이 건강해질 수 있음은 재삼 논할 필요조차 없습니다.

이제 여러분은 서양인의 영양학이나 식품공학이나 의학이 얼마나 미개한 것인가 하는 판단이 일목요연하게 정리되셨을 것입니다.

이 책의 부록에는 모든 식품의 원료와 한약 재료를 육미로 분류하여 첨부했습니다.

인간은 음식을 먹을 때 혀끝으로 육미의 독특한 맛을 보아서 먹었지 약성·형태·색 등 기타 화학 성분을 따져서 식사한 것이 아니었습니다. 그러므로 식품공학·영양학·약학은 인간의 입맛에 기초를 두는 방향으로 재정리돼야 하며, 인간의 입맛은 학문적으로 정리되는 것이라기보다는 본능, 즉 잠재능력에 의한 것이므로 인간 개개인의 입맛은 절대 존중돼야 하는 것입니다.

가령 어떤 아이가 무엇이 맛이 좋고 먹고 싶다고 하면 이 아이는 머리로 그 식품의 가치 등을 판단해서 계산한 것이 아니라 그 음식이 갖고 있는 달거나 짠맛이 좋아서 본능이 스스로 알아서 입에 반응하여 작용한 것이기 때문입니다.

예 2

체질이 목 · 화·화 토 형이며,
         수   금

식사처방 비율이 2 : 3 : 4이면,

신맛	쓴맛 · 떫은맛 · 짠맛	매운맛 · 단맛
팥 개고기 부추 자두 땅콩 식초	녹두, 수수, 서목태, 돼지고기, 염소고기, 양고기, 미역, 감자, 토마토, 근대, 오이, 밤, 살구, 백반, 마, 소금, 술, 도라지	현미, 기장쌀, 쇠고기, 생선, 미나리, 파, 대추, 복숭아, 흑설탕, 후추, 고구마, 생강
2	3	4

위와 같은 비율로 처방합니다.

그밖에 앞에서 나열한 식품 외에도 무엇이든 입맛에 잘 맞는 것으로 신맛·고소한 맛·노린내 나는 맛의 식품 중에서 2개 정도, 짠맛·지린내 나는 맛·고린내 나는 맛·쓴맛·단내 나는 맛·불내 나는 맛·떫은맛·담백한 맛·아린 맛의 식품 중에서 3개 정도, 매운맛·화한 맛·비린내 나는 맛·단맛·향내 나는 맛·곯은내 나는 맛의 식품 중에서 4개의 비율로 각 개인의 입맛에 따라 기호식품을 처방해도 무방합니다.

예 3

체질이 목·화·상화·토·금·수형이며,
식사처방 비율이 2 : 3 : 4 : 5 : 6 : 7이면,

신 맛	쓴 맛	떫은맛	단 맛	매운맛	짠 맛
팥	수수	옥수수	기장	현미	콩
자두	살구	토마토	대추	복숭아	밤
부추	근대	오이	미나리	파	미역
개고기	염소고기	양고기	쇠고기	생선	돼지고기
식초	술	백반	흑설탕	박하	소금
땅콩	도라지	감자	고구마	양파	마
2	3	4	5	6	7

위의 비율로 처방합니다.

앞에서 설명한 바와 같은 오행생식처방을 할 때, 체질분류가 정확하고 그 비율이 적중되었으며 그것을 성실히 식사했다면 여러분의 병은 놀랍게도 빨리 치료된 후 단시일에 원기가 왕성해지며 젊어졌다는 말을 들을 수 있습니다. 또한 생명력과 저항력이 강화되어서 몸이 경쾌하고 활력이 생성됨을 느낄 수 있고, 결국은 체질이 개선되어 체형이 변하고 얼굴 모양이 변하여 표준형으로 되어가는 것이 확실히 보일 것입니다. 나이가 많아도 체형이 변하고 건강해질 수 있습니다.

이것을 경험한 우리 회원 중에는 "오행생식처방은 신선의 경지에서나 논할 수 있는 것이 아닌가"라고 말하는 이도 있었으며 "도대체 당신은 누구요?"라고 질문하는 이도 있었습니다.

만일 오행생식 식사를 계속한다면 언젠가는 음양오행 표준형이 될 것이며, 잘 조각된 불상과 같이 여자인지 남자인지, 늙었는지 젊었는지 구별이 안되는 완전한 인간이 될 것입니다. 그렇게 되면 여러분도 영생하고 생사 해탈하여 신선이 되는 날이 멀지만은 않을 것입니다.

표준형으로 변한 후에는 육미를 골고루 먹어야 할 것입니다. 그러므로 《황제내경》에 "육곡만으로 병을 치료하던 시절이 있었다"라는 귀절이 있으며, 육곡은 사계절의 정기가 맺어진 열매로서 다음해에 싹이 틀 수 있는 생명력이 살아서 저장되어 있으므로 인간의 식품으로는 가장 좋은 것이라고 말하고 있습니다. 실로 육곡의 생식의 효력은 위대하며 엄청나서 말이나 글로는 표현하기 어려울 정도입니다.

이와 같이 육장육부만 균형있게 영양을 섭취하면 만병은 치료되고 건강해져서 오래 살 수 있다고 하였는데, 그러면 남녀의 생식기와 여자의 유방과 사람의 뇌는 어떻게 어디에 속하느냐고 질문하실 것입니다.

그것은 남녀의 생식기는 신장과 방광의 부속품이므로 신장과 방광을 영양함으로써 생식기와 생식능력에 대한 모든 문제가 해결되며, 여자의 유방은 비장과 위장의 부속품이므로 유방의 모양과 수유능력 등의 문제도 역시 비장과 위장을 영양함으로써 해결이 가능합니다. 또 두뇌는 육부, 즉 담낭·삼초부·위장·소장·대장·방광이 공동 지배하는 부속품으로 육부를 영양함으로써 각종 뇌의 병과 기능에 관한 문제 등을 해결할 수 있습니다.

따라서 사람은 육장육부를 체질에 따라 균형있게 영양한다면 병마에서 해방되고 무병장수가 가능함은 절대적인 진리입니다. 특히 첨언하고 싶은 것은 정신집중이 상당히 요구되는 수험생이 생식을 한다면 반드시 원하는 뜻을 이룰 수 있음을 단언합니다.

오행식사와 음양

양명 체질과 소양 체질은 쌍화탕을 차로 마시며 오행식사를 해야 하고, 태양 체질은 사물탕을 차로 마시며 오행식사를 해야 하고, 궐음 체질과 태음 체질은 십전대보탕을 차로 마시며 오행식사를 하고, 소음 체질은 사군자탕을 차로 마시며 오행식사를 해야 합니다.

그러나 양체질에 속하든 음체질에 속하든 현재 병이 있어서 인영맥이 촌구맥보다 작으면(손발은 뜨겁고 머리는 차가움) 사군자탕을 차로 마시며 오행식사를 하고, 촌구의 맥이 인영의 맥보다 작으면(손발은 차고 머리는 뜨거움) 사물탕을 차로 마시며 오행식사를 해야 합니다. 그리고 인영맥과 촌구맥이 조절되어 원래 타고난 음양 체질대로 원상으로 복귀되면, 다음에는 체질대로 음양조절 차를 늘 마시면서 오행식사를 해야 합니다.

3 장수처방

장수처방이라 함은 불로장생할 수 있는 처방을 말합니다. 장수처방은 인종별로 약간 다르게 처방해야 합니다. 즉, 황인종은 土(비장·위장)가 선천적으로 약하게 태어나서 단맛의 음식을 추가하여 처방하고, 백인은 金(폐장·대장)이 부족하여 매운맛의 음식을 추가하여 처방해야 하고, 흑인은 水(신장·방광)를 영양하는 음식을 다른 맛의 음식보다 비율을 더하여 처방해 주어야 인종에 차별 없이 완전한 음양오행 표준형이 되어 지구상의 모든 종족에게 유용한 처방이 되는 것입니다.

이 세상에는 통계에 의한 학문이 있는데, 그 통계라는 것이 지극히 애매모호하여 지역적으로 차이가 있을 수 있고, 인종별·연령별로도 차이가 있을 수 있습니다. 또한 식생활별·습관별·성별로 서로 다를 수 있기 때문에 아주 다양한 차이가 있는 것이므로, 사실상 통계에 의한 학문은 그저 참고사항일 뿐이지, 통계를 기초로 하여 어떤 결론을 내리는 것은 많은 오류가 있다 할 것입니다.

다음으로 증거를 제시하는 일인데, 그 증거라는 것이 다만 물질적인 것이어서 사람을 죽이고도 증거가 없으면 무죄가 될 수 있고, 노이로제나 신경성 등으로 말할 수 없을 정도의 고통에 시달리는 현실을 눈으로 보면서도 과학적 검사 방법에 의해 증거가 없다는 이유로 병이 없다는 진단이 나올 수도 있으며, 돈을 빌려주고도 차용증을 받아두지 않으면 돈을 되돌려 받을 수 없는 것과 같이, 증거 제시에 의한 학문만이 절대적이라고 하기는 곤란한 것입니다.

그러므로 이치와 사리와 경우에 합당한 진리를 말하고 실행하는 것만이 최고 수준의 학문이 될 수 있을 것입니다. 따라서 불로장생하는 일을 신학문을 연구하는 방법을 받아들여 증거나 통계 등으로 제시하는 데는 수십 년이라는 시일이 필요하고, 또 수십 년 후에는 증인이 될 수 있는 사람들은 모두 죽고 젊은 새 사람이 태어나 있을 것이므로 무병장수한 실증인물을 수십 년이나 수백 년을 기다렸다 해도 무병장수는 실증(實證)하기 곤란하므로 오늘 이 시간 이 자리에서 자연의 원리에 의한 진리를 말함으로써 불로장생에 대한 이론을 정립시키려는 것입니다.

장수처방은 병치처방을 실행하여 병이 없어진 후에 체질개선처방을 실행하여 체질을 개선하여 음양오행 표준이 된 후에 실행하는 식사처방을 말하며, 장수처방은 이른바 선식 · 선공 · 천공 등의 옛말과 함께 전해지는 것이라 할 것입니다.

　소우주인 인체는 목기 10%, 화기 10%, 토기 10%, 금기 10%, 수기 10%가 전신을 신진대사하고, 생명력과 초능력을 관장하는 심포장과 삼초부의 상화기가 50%로 구성되어 있으므로, 장수처방은 체질이 목 · 화 · 토 · 금 · 수 · 상화가 모두 동일하게 균형 잡힌 사람으로서 10 : 10 : 10 : 10 : 10 : 50의 비율로 곡식 · 야채 · 근과 · 육류 · 과일 · 조미료를 동등한 비율로 처방하여 이를 시행하는 것입니다.

36종 표준 장수처방(황인종용)

	木 간장 · 담낭	火 심장 · 소장	土 비장 · 위장	金 폐장 · 대장	水 신장 · 방광	相火 심포 · 삼초
비율	1	1	2	1	1	6
곡식	팥	수수	기장	현미	검은콩	옥수수
과일	사과	자몽	대추	복숭아	밤	토마토
야채	부추	상추	미나리	파	미역	오이
육류	개(닭)	염소	소	말	돼지	양
근과	땅콩	도라지	고구마	양파	마	감자
조미료	식초	술	설탕	후추	간장	백반

❋ 주의사항
① 모든 식품은 가능한 한 생식하는 것이 유리합니다.
② 36종 일체를 혼합하여 복용하는 것이 유리합니다.
③ 사맥이나 불치병의 경우가 아닌 한 어떤 병에도 좋으며, 장복할 경우 체질이 개선되고 오래 살 것입니다.
④ 병이 치료되거나 체질이 개선될 때마다 몸살과 비슷한 증상이 나타나지만 지속적으로 식사해야 합니다.
⑤ 절대로 소식해야 하며 계속적인 활동이 있어야 합니다.

이렇게 음양중·사상·오행·육기를 자연의 원리, 즉 우주 운행의 원리에 상응하는 식사를 계속하고 오행섭생을 실행한다면, 인간은 비로소 완벽한 육체와 감정과 정신을 유지할 수 있습니다. 이렇게 인간이 계속 완전함을 유지한다면, 즉 육장육부의 균형이 깨어지면 다시 균형을 이루고 다시 깨어지면 균형을 이루고 하여 계속 완전한 건강을 유지하면, 죽지 않고 불로장생할 수밖에 없는 것입니다. 적어도 논리적으로 "불로장생하고 죽지 않는다"라고 말할 수 있습니다.

4 기경팔맥에 병이 있을 때의 오행처방법

경맥이라 함은 인체의 정전기가 흐르는 선을 말하며, 경혈이란 정전기가 흐르는 선상에 전기가 모이는 곳, 즉 변전소와 같은 역할을 하는 곳입니다. 경혈을 침자리라고도 말하는데 인체에는 좌우에 각각 365개의 경혈이 있습니다. 경맥은 간경맥, 담경맥, 심경맥, 소장경맥, 심포경맥, 삼초경맥, 비경맥, 위경맥, 폐경맥, 대장경맥, 신경맥, 방광경맥이 좌우에 각각 12경맥씩 24정경이 있습니다. 그리고 인간의 초능력이 나오는 기경팔맥이 8개 있는데, 그 이름은 임맥·독맥·대맥·충맥·음교맥·양교맥·음유맥·양유맥이며, 기경팔맥은 각각 독립된 혈자리가 아니고 인체의 678개의 경혈을 이은 것입니다. 이러한 기경팔맥에 생명력이 주입되면 초능력이 나타나고, 사기가 침범되면 중병이 나타납니다.

이러한 기경팔맥의 병은 전술한 바와 같이 중병이고 현대과학으로는 불치병입니다. 증상이나 병명을 열거해 보면 중풍, 소아마비, 저능아, 맹·농아, 갑상선, 고혈압, 당뇨병, 뇌졸중, 각종 암, AIDS, 색맹, 간질, 정신이상 등 기괴한 병인데, 24정경의 병은 과학적으로 그런대로 비슷하게나마 치료되는 듯하지만 기경팔맥의 병은 전혀 원인조차 규명하지 못하는 것이 현실입니다.

기경팔맥에 병이 침범하면 성격도 이상해지고 근육이 자기 뜻대로 움직이지 않고 반대로 움직이며, 생각과 행동을 반대로 하고, 안되는 것은 되고 되는 것은 안된다고 하며, 천재인 것 같기도 하고 바보 같기도 하고 정상인 것 같기도 하며, 아프다가 안 아프다가 하는 등등 괴질 중에서도 괴질이어서 병의 증상이 이율배반적이라고도 할 수 있습니다.

기경팔맥에 병이 침범하면 맥이 기준적인 맥보다 4~5배 정도 굵고 성대하거나, 4~5배 정도 약하고 가늘거나, 4~5배 정도 부(浮)하여 피부 위로 떠올라 있거나, 4~5배 정도 피부 속 깊이 감추어져 있는 상태의 맥을 말합니다.

사기, 즉 냉기, 다시 말해서 병이 기경팔맥으로 익출되는 과정에는 반드시 원칙이 있습니다. 즉, 전술한 바 있는 오행 체질분류 때 모든 사람은 육장육부 중 삼장삼부는 커서 문제가 있고 삼장삼부는 작아서 문제가 있다고 하였습니다. 그런데 그 큰 장부는 대체적으로 병이 잘 침범하지 않는 것이 보통인데, 만약에 큰 장부에 병이 침입하면 소우주는 천지개벽하는 것과 같은 중병을 앓고 죽거나, 그때 죽지 않으면 인간 개벽을 하여 병신이 되고, 정신 작용도 반대로 작용해 이율배반적인 사람이 되며, 기와 혈이 거꾸로 순환함을 실감케 하는 증상으로 변하는 것입니다. 각종 종교인들이 말세라는 말을 하는데, 근래에는 말세 괴질에 속한다고 할 수 있는 기경팔맥의 병이 많이 증가하고 있으며 이같은 병은 맥으로 만져볼 수 있음을 알려드립니다.

앞서 말씀드린 바와 같은 기경의 병도 그 환자의 혈관의 모양이 인영(人迎)에서 4~5배로 크게 느껴지는 현맥(弦脈), 석맥(石脈), 구맥(鉤脈), 심포삼초구맥(鉤三脈)이 있으며, 촌구(寸口)에서 4~5배로 크게 느껴지는 홍맥(洪脈), 모맥(毛脈), 구맥(鉤脈), 석맥(石脈), 심포삼초구맥(鉤三脈)이 있으므로 전술한 바와 같이 맥에 따라 병치처방을 합니다. 이때에는 24정경의 병과 같이 부드럽게 치료되는 것이 아니고 기경팔맥에 병이 침입할 때 인간 개벽을 한 것과 같이 다시 원상복귀하는 천지개벽, 즉 인간 개벽을 하게 되는 것이 필연적이므로 어떤 사람은 생식의 효과가 강력함에 이해가 부족하여 중단하는 경우도 있습니다.

오행생식이란, 이름과 같이 매일 먹는 식품의 생식일 뿐이므로 아무런 부작용이 나타날 수 없는 것이며, 다만 자기의 몸, 즉 소우주가 예전에 언제인가 죽을 고비를 넘기고 인간 개벽이 되어 있었다가 생식에 의해 원상복귀하는 것이므로 자연의 원리를 믿고 시행하면 오행생식의 효력이 나타나 불치병에서 완전히 해방되는 것입니다.

다시 말하면 부족했던 항체가 생식을 먹음으로써 생성되어 병과 싸우는 과정이라고 할 수 있을 것입니다. 그렇게 하여 기경팔맥의 병이 없어지고 병적인 혈관의 모양[병맥(病脈)]이 없어지고 자기 원래 체질에 의한 약한 장부의 맥이 나타나면, 병치처방에 의한 오행생식을 중단하고 전술한 바 있는 체질개선처방을 하는 것입니다.

기경의 병은 3~4개월간의 철저한 생식을 거쳐야 하며, 인간 개벽과 같은 괴로움을 3~4차례 겪어야 정상이 됩니다. 급한 마음에 원상복귀, 인간 개벽의 고통을 이기지 못하고 오행생식에 대한 의심이 나타나면 곤란한 경우도 있으므로 차라리 처음부터 6개월이나 1년 정도 천천히 체질개선처방이나 장수처방 식이요법을 하는 것이 더 좋은 경우도 있습니다.

결국 인간은 먹고 숨쉬는 것으로 생명현상이 유지되므로 좋은 공기와 체질에 맞는 좋은 식사야말로 이 세상 무엇보다도 중요한 것입니다. 그런데 우리는 쌀밥을 하루에 세 그릇씩이나 먹고 있으며 쇠고기를 주식으로 하는 종족도 있고 하여, 우리의 식생활은 원칙도 학문도 없이 유행과 소문에 우왕좌왕하고 있는 것이 현실입니다. 막연히 값비싸고 모양 좋고 희귀하고 시설 좋은 것만 추구하고, 욕심대로 많이 먹어 과식하고 공복감만을 채우려는 것이 인간의 본능적인 욕구를 충족시켜 주는 것이라 하여 당연한 것으로 받아들임으로써 결과적으로 다만 대·소변 공해를 만드는 일에만 충실한 꼴이 되었습니다.

예컨대 소금이 인간에게 하루에 10g 정도 필요하다는 주장이 있는데 소금의 필요량은 그 사람의 크기·체질에 따라 다를 것이며, 또 병이나 환경에 따라서도 다를 수 있습니다. 막연한 통계에 의한 1일 1인 10g이라는 기준치라는 것이 얼마나 많은 사람을 해치는지 모릅니다.

일반인들의 식생활 습관을 관찰해 보면 신맛이 있는 귤을 1개 먹는 것도 싫어하는 사람이 있는가 하면, 1회에 30개 이상 먹는 사람이 있음을 여러분은 보아서 아실 것입니다. 마찬가지로 짠맛이 있는 소금을 거의 안 먹어도 되는 수(水)형 체질의 사람과 심장·소장의 병(鉤脈)이 있는 사람이 있고, 귤을 적게 먹는 사람의 30배 정도나 많이 먹는 사람이 있는 것과 같이 짠 것도 30배나 많이 먹어야 되는 심장·소장이 큰 체질과 신장·방광이 병들어 있는 사람이 있는 것입니다. 마찬가지로 콜레스테롤·지방질·섬유질·단백질 등과 수은·철분·납·아연, 칼슘·비타민·아미노산 등도 모두 체질과 병에 따라 아주 조금 먹어야 하는 사람이 있는가 하면 30~60배 정도 더 먹어야 하는 사람이 있는 것이므로, 이런 부분에 많은 연구가 있어야 할 것입니다.

여러분은 위대한 잠재능력을 보유하였으므로 전지전능한 초능력을 개발하실 수 있습니다. 본 음양오행 체질분류법과 오행생식법을 널리 보급하고 교육하여야 할 사명이 있으므로, 당신도 이 책을 읽게 된 것입니다. 특히 여성 여러분께서는 현재 식사권을 손에 쥐고 있으니 식사로 병을 얻게 할 수도 있고 병이 없어지게 할 수도 있으며, 성격을 순화시키거나 격화시킬 수 있으며, 수명을 연장하거나 단축할 수 있는 생사 대권을 손에 쥐고 있는 것입니다. 따라서 이 법을 배우고 익혀서 시행하면 여성의 지위는 향상되어 명실공히 모권 사회로의 전환도 가능할 것입니다. 완벽한 식사는 완전한 건강을 만들 것이고 건강이 완전하면 전지전능한 잠재능력도 온전하게 발휘될 것입니다.

5 한약의 오행처방

보건복지부 기준령에 보면 식품은 무엇 무엇이고, 한약은 무엇 무엇이고, 식품과 약으로 공용할 수 있는 것은 무엇 무엇이라고 정해져 있습니다. 그러한 법이 있는 나라에서는 약이지만, 그러한 법이 없는 나라에서는 먹을 수 있는 것은 식품이지 약이라고 하지 않습니다. 자연의 이치로 보아 가공한 화학약품이 아닌 자연 그대로 먹는 것들은 모두 식품이라고 하는 것이 더 진리에 가까울 것입니다.

그러므로 한약이라고 정해진 것들도 모두 식품으로 보고 육미로 분류하여 부록으로 첨부하였으며, 한약재의 약성(어떠한 증세에 어떤 효력이 있다는 약학적 소견)보다는 그것이 가지고 있는 맛에 우선적 가치를 두고 여섯 가지 맛으로 분류한 것입니다. 이러한 분류는 《황제내경》의 저자, 황제의 제자인 '뇌공' 이래 처음 있는 일입니다.

식품을 찾을 수 없거나 특수한 경우에는 약초를 사용할 수도 있을 것입니다. 대개의 약초는 그 맛이 강력하여 조금만 먹어야 하는 것이 대부분이므로 조심하여야 합니다. 독약이라는 것이 다른 게 아니라 체질이나 맥(脈)에 극(克)이 되는 것이면 독이 되는 것이므로, 식품의 맛이 강력하면 그 양이 적어도 해를 끼칠 수 있고, 식품의 맛이 약하면 많이 먹었을 때에만 해가 되는 것입니다. 그러므로 설탕과 같은 식품도 그 맛은 강하므로 비장과 위장의 기능이 넘쳐서 석맥이 촉지되는 사람이나 토형 체질에게는 해로운 독약이 되며, 홍맥이 촉지되는 사람이나 수형 체질에게는 아주 좋은 식품이 되는 것입니다.

한약으로 사용되는 자연 식품의 오행처방은 식품의 오행처방과 동일합니다. 다만 주의할 점이 있습니다. 예를 들면, '오미자'라는 식품은 한약 재료로도 사용되는데, 약학에서는 주로 가래를 삭히는 약이라 합니다. 그러나 여기에서 주의할 점은 '오미자'는 신맛이 강한 식품이므로 현맥이 촉지되는 사람이거나 금형 체질일 때만 가래가 없어지는 것이며, 신맛으로서의 모든 작용이 추가되는 것입니다. 또 다른 예를 들면 '반하'라고 하는 약재는 소화제로 쓰기보다는 가래를 없애는 데 효과가 있다고 합니다. 그러나 반하는 매운맛이 있으므로 모맥(毛脈)이 나타난 사람이나 목형 체질일 때만 효과가 있으며, 매운맛으로서의 모든 작용이 추가되는 것입니다. 어느 사람이든 어느 경우이든 가래가 없어지는 것은 절대로 아닙니다. 그러므로 황제내경의 '오운육기'에 수록된 처방은 산미(酸味)로 완(緩)하고, 감미(甘味)로 고(固)하며, 짠 것으로 연하게 하라는 식으로 처방되어 있는 것입니다.

사람은 항상 자기 꾀에 자기가 속는 것이 대부분이므로 맛에 의해 처방하라 했고 또 식품을 위주로 하도록 수천 년 전에 황제께서 말씀하셨는데도, 사람들은 이것을 망각하고 약성 위주의 기방과 묘방만 찾아 자기 스스로 수명을 단축하는 우를 범하고 있는 것입니다.

양약, 즉 화학약품도 그 약성만으로 처방하기보다 육미의 맛에 따라 처방하면 그 효력이 배가 되고, 또 완치가 빠를 수도 있습니다. 약성 위주로 증상에 따라 투약하므로 양약의 또다른 작용, 즉 맛에 의한 부작용이 수반되므로 양약을 많이 먹으면 해롭다는 통설이 있습니다.

어떤 사람이 자기는 감기에도 마이신, 피곤해도 마이신, 소화불량에도 마이신, 어디가 아파도 마이신이 효과가 있어서 무조건 마이신만 먹으면 좋아지는데 어떠한 이유 때문이냐고 질문한 적이 있습니다. 그 분은 큰 회사의 중역으로서 사회 지도층 인사였습니다. 제가 체질과 맥을 진단해 보니 금형 체질이었고, 금형에 항상 나타나는 구맥(鉤脈)이었습니다. 즉, 그 분은 현재의 병이나 체질이 쓴 것을 많이 필요로 했기 때문에 소염제로서의 마이신이 아니라 쓴맛으로서의 마이신을 스스로 발견하고 사용하여 오십대가 넘도록 건강을 유지했던 것입니다.

6 사맥과 불치

사맥의 경우

사맥이란 이제 생명력이 고갈되어 죽게 된 맥이 느껴진다는 말입니다. 다시 말하면 아무리 올바른 영양을 섭취하고 의학적 치료를 한다 해도 때가 너무 늦어 생명력을 소생시킬 기초 에너지조차 고갈되었다는 것입니다. 그러므로 사맥이 촉지되면 다시 생명을 회생시킬 수 없습니다.

사맥이란,
① 신장·방광과 간장·담낭에 병이 있어서 죽게 된 맥은 혈관의 모양이 구부러진 철사를 만지는 것과 같습니다.
② 심장·소장과 심포장·삼초부가 병들어서 죽게 된 맥은 혈관의 모양이 깨알이 굴러가는 것과 같습니다.
③ 비장·위장과 폐장·대장에 병이 있어서 죽게 된 맥은 혈관의 모양이 무엇인가 벌렁벌렁할 뿐이지 혈관이 없는 것처럼 촉지됩니다.
④ 환자가 잠들었을 때 심박동이 10회 이내에 1회 휴지합니다.
⑤ 양 손목에 있는 촌구맥과 목에 있는 양 인영의 맥, 즉 4곳의 맥 중 어느 한 곳이라도 맥이 없어 촉지되지 않으면 사맥입니다.

불치의 경우

완치된다는 말은 완전하게 건강을 회복한다는 말입니다. 완전한 건강이라 함은 '완전한 소우주' 라는 말과 같으며, 또 '완전한 우주' 라는 말과 같습니다.

우주는 달이 지구를 돌고, 지구가 태양을 돌고, 태양이 북극성을 회전하는 것과 같이 일정한 법칙 속에서 계속 안정적으로 유지되는 현상을 갖고 있습니다. 그것은 음양중, 사상, 오행, 육기가 서로 상생 · 상극 · 상화하여 하나의 완성체를 이루는 원리에 의한 것입니다.

인간도 소우주로서의 완성체이므로 완전한 건강을 이루어야 하는데 맥은 공과 같이, 아름다운 예술 작품과 같이 되며, 색은 금빛이 되고, 얼굴형은 계란형이 되고, 몸과 얼굴의 크기가 균형을 이룬 완전한 인간이 되는 것을 완치라고 할 것입니다. 우선 첫째 단계로 공 모양과 같은 평맥이 나타나면 완치로 가고 있는 것이라고 말할 수 있습니다.

다음과 같은 경우는 완치될 수 없는 경우입니다.

① 스스로 살기를 포기한 사람
② 감정의 동요가 극심한 사람
③ 불섭생이 계속되는 사람
④ 남자나 여자나 불임 수술을 한 경우
⑤ 육장과 육부 중 어느 하나를 절제하였거나 부분적으로 잘라낸 사람
⑥ 몸 안에 인공장치나 장기가 설치되어 있는 사람
⑦ 수술이나 교통사고 등으로 신경 등이 절단된 사람
⑧ 사맥이 나타난 사람

여러분은 누구에게나 무한한 잠재능력이 있습니다. 오행생식을 하면 여러분의 육체는 완전해지고 오래오래 건강하게 살 수 있으며, 내재되어 있는 잠재능력도 유감없이 나타나는 것입니다. 그러므로,

여러분은 살아서 미륵부처님을 만날 수 있거나,

여러분은 살아서 메시아를 만날 수 있을 것이고,

여러분도 살아서 신선이 될 수 있으며,

여러분도 살아서 전지전능함을 나타낼 수 있을 것입니다.

불치의 경우

① 사맥이 있을 때
② 장부 등 절단 수술이 있을 때
③ 불섭생이 계속될 때
④ 극단적인 정신적 자극이 있을 때
⑤ 스스로 살기를 포기한 사람

맥진법의 종류

① 인영 촌구 맥진법
② 오계 맥법
③ 삼부구후 맥법
④ 촌 관 척 맥법
⑤ 칠표 팔리 구도 맥법
⑥ 인영 기구 맥법

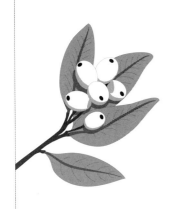

체질에 따른 궁합법

제7장 체질에 따른 궁합법

궁합이란 자궁의 합치점, 즉 남자의 음경과 여자 음문의 위치, 크기, 모양 등이 일치하여 잘 맞느냐를 말하는 것입니다.

궁합이란

현대인의 궁합

서양의 교육에 의한 궁합은 이상이 맞으면서 사랑이 있어야 한다고 합니다. '이상이 맞다'라는 말은 그 성격과 취미와 취향이 같아야 하고, 또 사랑하며 거기에 추가하여 조건이 맞으면 더욱 좋다는 것이지요.

'이상이 맞다'라 함은 지독하면 같이 지독하고 구두쇠면 같이 구두쇠이고 학자이면 같이 학자이고, 또 너그러우면 같이 너그러워서 하는 일이나 직업 등이 서로 같은 것을 말할 것입니다.

친구처럼 동업자처럼 좋을 것 같지만 가정이라는 이 사회의 최소단위의 세포적 단체를 형성함에 있어서 부족한 점을 보완할 수 없고 한쪽으로만 전진 혹은 안주하게 되면 어딘지 모르게 부족한 점이 있다 할 것입니다.

동양의 역학에 의한 궁합

역학이란 사주팔자를 이용하여 궁합을 보는 것으로서 사주는 그 사람이 태어날 때의 기후 즉 일기로서 태어난 연도, 태어난 월(계절), 태어난 일자[일진(日辰)], 태어난 시[시진(時辰)]를 오행으로 풀어서 보는 것입니다. 그래서 체질이나 현재 맥(건강 상태)은 제쳐두고 태어난 때의 기후로 궁합을 맞추어 보는 것이므로 좋다고 하는 궁합인데도 못살게 되는 수가 있으며, 나쁘다는 궁합인데도 잘 살고 있는 경우가 있는 것이므로 적중률이 약 60% 정도 된다고 말할 수 있는 것입니다. 그러므로 이러한 사주만으로 인생을 점치고 예언한다는 것은 참으로 위험한 일이라 할 것입니다.

신세대의 결혼관

요즘의 젊은이들은 사랑만 있으면 된다고 하여 사랑이라는 것이 어디에서 뚝 떨어져서 있어주는 것처럼 찾고 기다리고 원하고 있지만, 사랑이란 감정의 표현이지 물질이 아니고 또한 이성도 아니므로 언제든지 변하고 오해될 수 있는 것입니다.

어제의 지극한 사랑이 오늘은 악독한 원수의 감정으로 변할 수도 있는 것입니다. 감정이란 외부의 영향과 육체의 컨디션에 의해 수시로 변할 수 있는 것이므로 사랑만 있으면 결혼한다 하는데, 그놈의 사랑의 척도도 있는지 없는지도 알 수 없는 것이므로 죽을 때까지 살아야만 한다는 결혼의 조건으로는 무엇인가 부족한 감이 있는 것입니다.

음양오행 체질에 의한 궁합

결혼이란 무엇인가

결혼이란 남녀가 서로 결합하여 한 가정을 이루는 것입니다. 즉, 이 사회의 최소 구성단위인 가정이라는 단체를 형성하는 것이 결혼의 목적이므로 그 가정을 위하여 남자도 희생을 해야 하고, 여자도 희생을 하여 가정이 깨어지지 않도록 유지해 나가는 것입니다.

남자는 자기가 하고 싶은 일을 억제하여 먼저 가정을 유지한 다음에 하고 싶은 일을 해야 할 것이고, 여자도 자기가 하고 싶은 일을 억제하여 가정을 지킨 후에 시간 등이 있으면 자기가 하고 싶은 일을 해야 가정이 유지되는 것이므로 피차의 희생으로 이루어진 가정에서 아기도 기르고 부모도 봉양하여 일가친척도 가까이 하고 친구와 사업동반자도 맞이하게 되는 것입니다.

그런데 서양의 그야말로 개똥철학자에 지나지 않거나, 개똥학자에 지나지 않는 것들이 함부로 떠들어서 환상적인 표현으로 '결혼을 해 보십시오. 후회할 것입니다.' '결혼을 하지 말아보십시오. 후회할 것입니다.' 라든가, '결혼은 무덤' 이라든가, '결혼을 꿈이 쏟아지는 허니문' 이라든가, '단꿈을 꾼다' 든가, '화려한 결혼' 이라든가 하는 식으로 부추겨서 후학자들을 환상적으로 기대감에 부풀게 하여 결혼이나 가정에서 무슨 단물이라도 쏟아지거나 행복과 사랑이 철철 넘치는 식으로 표현하는 것입니다.

결혼은 가정을 위하여 희생하고 용서하고 이해하고 봉사하고 헌신하여 그 가정이 깨어지지 않도록 혼신의 노력을 다해야 하는 것이므로 어떻게 보면 '무덤이다' 라는 표현이 적절한 것 같습니다.

삼태극 사상에서 보여진 바와 같이 남자와 여자와 자식과 기타 가족인 삼자가 서로 이해하고 희생하고 결합하여 가정이라고 하는 완성체가 형성되는 것임은 앞에서 설명한 바가 있습니다.

궁합이란 무엇인가

궁합이란 자궁의 합치점, 즉 남자의 자궁(생식기)과 여자의 자궁(생식기)의 위치, 크기, 모양 등이 일치하여 잘 맞는가를 말하는 것입니다. 고려시대에는 요강에 오줌을 누어서 거품이 약간(정액의 넘침) 있는가를 보기도 하였으며, 시어머니 될 사람이 신부의 치마 밑에 거울을 받쳐서 생식기의 모양, 위치 등을 보았다는 기록도 있는 것입니다. 그러한 것을 음양오행체질에 의해 궁합을 맞추면 99.9% 적중할 수 있는 것이며, 궁합이 잘 맞으면 많은 자손을 생산하여 가문에 번성을 기대할 수 있는 것입니다.

옛날에는 인구가 부족했으므로 자손이 많으면 그 자체가 노동력이나 군인이거나 자본이 될 수 있었으므로 어떻게든 많은 자손을 보려고 했던 것이며, 실제로 이렇게 해야만 가문이 번창할 수 있었던 것입니다. 그러나 오늘날에는 인구가 폭발하여 넘치게 되었으므로 오히려 인구를 줄이는 것이 선이 될 수 있는 지경에 이르게 된 것입니다.

체질에 의한 궁합보는 법

체질에 의해 궁합을 보는 것은 그 적중률이 거의 100% 명중한다고 할 수 있으나, 그 전제조건은 남자와 여자의 키가 거의 비슷비슷하여 10cm 이하 정도로 차이가 있어야 하고, 만약 남녀의 체구의 차이가 10cm를 넘어 20cm 이상이면 그 반대 현상이 일어나 궁합 이론은 적중하지 못하는 것입니다.

그리고 오행체질로 궁합을 보는 것인데, 오행에 상관없이 머리 전체가 더 큰 사람이 이겨서 극하는 것입니다. 자기 몸보다 머리가 더 크다는 것이 아니고 남편보다 부인의 머리가 더 크거나 부인보다 남편의 머리가 더 크면, 오행체질에 상관없이 머리 큰 사람이 이겨서 극(克)하여 지배하게 된다는 것입니다. 남편은 부인에게 지배를 받으면 자멸할 지경에 이르게 되는 것이 대부분인 것입니다.

사람은 남자가 여자보다 대개 더 크며, 사자도 수놈이 크고, 물개도 수놈이 더 크며, 닭이나 꿩도 수놈이 크고 예쁘게 생겼습니다. 이와 같이 수놈이 큰 동물이나 인간은 만약에 암컷에게 진실로 지면(극을 당한 경우) 스스로 자멸하여 사망하는 것입니다. 그러나 개미나 메뚜기처럼 원래 수컷이 작은 경우는 등에 붙어서 살아도 무방한 것입니다.

사람의 경우 중풍 등 중병에 걸려서 어쩔 수 없이 암컷의 지배를 받아야 하거나 남자가 너무나 허약한 마마보이로 성장하여 남자 구실을 못할 경우는 아주 드물게 죽지 않고 붙어사는 경우도 있기는 있는 것입니다. 대체로 인간은 암컷에게 진실로 질(극을 당할 경우) 경우 99.9%가 사망하는 것입니다.

이 세계의 모든 인종 중에서 한국 여성의 머리는 제일 큰 것입니다. 자기 몸보다 큰 것은 물론이고 남편의 머리보다 더 큰 여자가 70~80% 되는 것이니 부부 동반하여 활동하는 이들을 이제부터 관찰해 보십시오. 그리하여 한국의 여자는 남자를 완전히 지배하여 조선시대에는 여자인 대비마마에 의해 임금이 임명되었고, 오늘날에도 월급이 통장으로 입금되기 때문에 남편은 돈 1만원을 더 얻어내기 위하여 부인에게 무릎을 꿇고 빌 정도가 되었으므로 실로 한국 여성은 남자를 완전히 지배하였다고 말할 수 있는데도 아직도 여권신장운동을 하고 있으니 실로 경탄할 일인 것입니다. 모든 공직이나 단체에서 정정당당하게 경쟁하여 승리하려고 하지 않고 여자에게 30% 정도의 일자리를 무조건 분배하라고 하는 억지 주장이 통할 정도로 여자는 남자를 못살게 하는 것입니다.

남자는 여자를 극하여 경쟁에 이기면 자기가 무슨 왕이나 된 줄 알고 으쓱하여 으스대며 군림하여 책임은 지고 살게 되는가하면, 여자는 남자에게 극을 당하면 졌다고 생각하지 않고 남자가 감싸고 리드하고 보호하고 사랑한다고 생각하여 남자에게 다 맡겨놓고 자기는 편안히 그 울타리에서 안주하여 결국은 남자를 머슴과 같이 부려먹도록 하는 것입니다. 그러므로 이긴 것이 지는 것이며, 지는 것이 이기는 것이고, 있는 것이 없는 것이고, 없는 것이 있는 것이며, 물질은 에너지이고, 에너지는 물질이라는 진리가 성립되고 증명되는 것입니다.

남방의 열대지방은 대개 날씨가 덥고 비가 많아 식물이 잘 자랄 뿐만 아니라 태풍 등 기상이변도 거의 없는 편이므로 사람 살기가 좋습니다. 집이 없어도 살 수 있고, 옷이나 이불이나 난방이 없어도 살 수 있고 바람이 신선하여 냉방장치가 없어도 오히려 시원하여 살 수 있으며, 빵나무 등 먹을 것이 많아 의식주가 기후에 의해 저절로 해결되므로 남자의 도움 없이도 자식을 키우면서 살아가는데 별 지장이 없으므로 성이 완전히 개방되어 있는 것입니다.

남방의 여자들은 성에 관한 한 '자유는 있어도 매춘은 없다'라고 합니다. 기후와 지역에 의해 의식주가 자연적으로 해결되는데 매춘할 필요가 없으며, 또한 남자에게 매여 살 필요가 없고, 다만 남자는 씨받이에 지나지 않을 것입니다. 그것을 우리말로 '씨오쟁이'라고 하는 것입니다.

온대지방이 아닌 북방 추운 곳에서는 먹고 사는 것이 아주 어려워서 주로 짐승을 사냥해야 하므로 힘이 좋은 남자가 필요할 것이므로 북방에서는 오히려 남자에게 주도권이 있는 것이며, 온대지방에서는 일부일처 등 대개 동등한 권한이 있다고 할 것입니다.

인간이 살고 있는 이 사회에서 잘못된 것이 있으면 무엇이든지 시정하고 정비해야 하며, 또 그렇게 하고 있으면서, 남녀가 만나서 결혼을 하면 이것을 시정하거나 재결합을 하면 좋지 않은 것으로 치부하고 손가락질하고 욕하는 것입니다. 잘못된 궁합은 이제 차차 설명되는 바와 같이 사망에까지 이르게 되므로 잘못된 결혼은 고치도록 하는 것이 합리적일 것입니다.

3 찰떡 궁합

찹쌀떡처럼 착 달라붙어 잘사는 궁합을 찰떡 궁합이라고 합니다. 목형 남자와 토형 여자가 결혼하면 찰떡 궁합이 되는데, 목형 남자는 인자하여 행정적이고 문학적이며 학자풍이 있는 선비이고, 토형 여자는 현실적이고 실질적이며 생산적이고 신용이 있으며 화합하고 결합하는 성격의 소유자이므로 서로 부족한 점을 보완하여 완전에 가까운 가정을 이루어 나갈 수 있습니다. 남자에게서 학문과 인자함과 선비적 기질이 나오고, 여자에게서 현실과 생산과 신용과 화합하는 성격이 나타나서 그 가정은 외부에서 볼 때 완전한 혹은 원만한 가정이다 이렇게 보여지고 또 실제로 그렇게 되는 것입니다.

뿐만 아니라 남자는 간장·담낭은 크고, 비장·위장은 작으며, 여자는 간장·담낭이 작고, 비장·위장이 크므로 체질적으로 부족한 장부를 서로 보완하므로 건강해지고 장수할 수 있어서 항간에 결혼 후에 건강해졌다는 말이 이 경우를 말하는 것입니다. 또 자손을 생산했을 경우 육장육부가 크고 작음이 별로 나타나지 않는 표준에 가까운 아기를 출산할 수 있는 것입니다.

또한 금실이 좋아서 성행위할 때도 에너지 소모가 적고 자석의 음양이 잡아당기듯 서로 당겨서 어쩐지 눈이 반짝하고 맞아서 같이 있으면 좋고 흥분되며 활력이 발동되는 것이니 더욱 더 건강해지는 것입니다. 그러나 아무리 금실이 좋고 궁합이 딱 맞아 성행위가 잘된다 해도 무절제하게 성행위를 하면 부부 두 사람 모두 체력이 손상되는 것이니, 성행위는 임신이 필요할 때만 하는 것이 가장 이상적이라 할 것입니다.

이렇게 궁합이 딱 들어맞는 가정이 있으면 그에 속한 자손이나 일가 친척이나 친지 등 모든 사람들이 남자에게서는 선비적인 학문을 본받을 수 있고 여자에게서는 현실적 생산자의 믿음성을 본받을 수 있으므로 모든 가정의 모범이 되고 원만하고 완전에 가까운 모범 가정이라고 평가할 것입니다.

그러나 서양의 현대적이고 미개한 야만인의 사고방식에 의하면 그 성격이 정반대이므로 남자는 여자에게 돈밖에 모르는 속물이라고 혹평하며, 여자는 남자에게 먹고살지도 못하는 것이 학자라고 허세를 부린다고 혹평하여, 이상이 안 맞고 성격이 맞지 않는다고 해서 이혼하는 경우도 있으니 이 얼마나 애석한 일이겠습니까? 이 모두가 미개한 서양 야만인의 학문을 숭상한 나머지 얼간이가 된 때문입니다.

다른 유형의 찰떡 궁합

화형 남자와 금형 여자

토형 남자와 수형 여자

금형 남자와 목형 여자

수형 남자와 화형 여자이며, 더 상세히 분석하면,

목화형 남자와 토금형 여자

화토형 남자와 금수형 여자

토금형 남자와 수목형 여자

금수형 남자와 목화형 여자

수목형 남자와 화토형 여자이며, 더 세밀히 분석하면,

목화화형 남자와 토금수형 여자

화화토형 남자와 금수목형 여자

화토금형 남자와 수목화형 여자

토금수형 남자와 목화화형 여자

금수목형 남자와 화화토형 여자

수목화형 남자와 화토금형 여자

이렇게 찰떡 궁합의 경우 키의 크기와 체력이 비슷하면 연령이나 기타 학력, 경제력, 사회적 지위 등은 별 문제가 되지 않습니다. 연령이 많이 차이나도 별로 지장이 없습니다. 그러나 가능한 모든 조건이 비슷비슷하면 더욱 좋을 것입니다.

아무리 찰떡 궁합이라 해도 한쪽은 크고 한쪽은 작으면 큰 쪽이 손해를 보는 것입니다. 그 이유는 큰 쪽에서 작은 쪽으로 기가 흘러서 큰 쪽은 계속 주기만 하고 작은 쪽은 계속 받기만 하게 되므로 작은 쪽이 크게 유리하며 서로 엇비슷하면 서로 주고받는 기운 즉, 에너지의 흐름이 보완적이어서 서로 도움이 되는 것입니다.

4 30대 과부 궁합

30대 과부 궁합은 남자가 40세 경에 사망하면 여자는 대개 30대 후반이므로 30대 과부 궁합이라 하며, 여자가 남자를 극(克)할 때 나타나는 경우입니다. 목형 남자와 금형 여자는 여자가 금극목(金克木)하여 남자를 잡아먹는다고 말하는 경우입니다.

목형 남자는 착하고 인자하며 주기를 좋아하고 학자이며 선비이므로 공부하기를 좋아하는데, 금형 여자는 지도력이 있고 리더이므로 강압하고 억압하고 지배하려고 하는 것입니다.

그러나 남자이므로 지기 싫어서 어떻게든 이겨보려고 애쓰지만 이길 수가 없는 것이지요. 금형 여자는 비겁하게도 남자에게 실수하도록 유도하여 실수한 후에 그것을 물고 늘어지는 것이고, 또한 금형 여자는 이기기 위하여 모든 제도와 규칙을 정하여 자기 먼저 철저히 지키고 그것을 지키도록 목형 남편에게 강요하여 견딜 수 없게 만들어 놓는 것입니다.

금형 여자가 하는 말은 모두 원칙적이고 법적으로 딱딱 들어맞는

데, 남자는 부드럽고 인자하여 문학적이고 시적이므로 만사를 그저 적당히 넘어갈 수도 있는데, 그게 아니고 사사건건 지적만 당하게 되어 말도 못하고 끙끙 앓다가 40세 정도에 사망하게 되거나 37~38세 정도에 중풍 등 회복이 거의 불가능한 병에 걸려서 마마보이가 되는데, 금형 여자는 이렇게 되면 속으로 더욱 더 좋아하며 '이제는 내것이 되었다'고 더욱 더 지배적이며, 심지어는 다리를 꺾어서 앉혀놓고 자기가 벌어 먹이는 편이 더 낫다고 생각하고 또 그렇게 실천하는 것입니다.

자연의 원리에는 금극목(金克木)만 있지, 목극금(木克金)하여 우주가 깨어지고 지구가 파괴되는 것과 같은 이치는 없으므로 목(木)은 반드시 금(金)에 견제를 받아야 하는 것입니다. 그것이 진리인데, 남자라고 하여 금형 아내를 이겨보겠다고 함은 절대 불가한 것입니다.

다른 유형의 30대 과부 궁합

화형 남자와 수형 여자
토형 남자와 목형 여자
금형 남자와 화형 여자
수형 남자와 토형 여자이며, 좀 더 세분하면,

목화형 남자와 금수형 여자
화토형 남자와 수목형 여자
토금형 남자와 목화형 여자

금수형 남자와 화토형 여자

수목형 남자와 토금형 여자이며, 좀 더 세분하면,

목화화형 남자와 금수목형 여자

화화토형 남자와 수목화형 여자

화토금형 남자와 목화화형 여자

토금수형 남자와 화화토형 여자

금수목형 남자와 화토금형 여자

수목화형 남자와 토금수형 여자

이와 같이 30대 과부되는 궁합도 키의 크기나 체력이나 기타 조건이 비슷비슷하면 더욱 더 강력한 효력이 나타나는 것입니다.

그러나 키의 크기나 체력이 많이 차이나면 아무리 금형 여자가 목형 남자를 극하려 해도 거목처럼 버텨서 꿈쩍도 하지 않으면 금극목은 되지 않고 울화통이 치밀어 오히려 금이 병나서 즉, 금형 여자가 마지막에는 자기가 자기를 죽이고 숙살하는 결과를 초래하는 것입니다. 거목은 톱으로 자를 수 없는 자연의 이치와 같은 것입니다.

5 50대 홀아비 궁합

50대에 홀아비가 되는 궁합은 여자가 남자에게 생(生)할 때 나타나는 결과입니다. 즉 목형 남자와 수형 여자가 결혼을 하면 수생목

(水生木)하여 수(水)가 죽고 마는 것입니다. 즉 겨울이 없어져야만 봄이 오는 것이지, 겨울도 있고, 봄도 있는 공존 형태는 자연에는 존재하지 않는 것입니다. 다시 설명하면 생한다고 하는 말은 내가 죽어서 하나의 밀알이 썩어서 다음의 밀이 되는 것처럼 겨울이 없어지고 봄이 오며, 봄이 없어지고 여름이 오며, 여름이 없어져야만 장하가 오고, 장하가 없어져서 가을이 오고, 겨울이 오는 자연의 이치 즉, 진리인 것입니다. 아무리 과학이고 도덕이고 종교이고 초능력이라 해도 진리를 거역할 수는 없는 것입니다.

남자에게 생을 하는 여자는 목숨을 바쳐서 남자를 사랑하여 모든 것을 희생합니다. 발도 닦아주고 목욕도 시켜주고 심지어는 밥도 먹여주어서 꼭 실성한 것처럼 하며, 심지어는 여자가 돈을 벌어서 남자를 먹여 살리면서도 조금도 후회하지 않는 것입니다. 그러므로 여자의 기가 남자에게 모두 흘러가서 여자는 50세쯤 사망하거나 47~48세쯤 중풍 등 불치병에 걸리게 되는 것입니다.

이러한 경우 생할 때와 극할 때 만약 외국 등 출장을 하여 떨어져서 살면 떨어져서 산 만큼 수명이 연장되는 수도 있는 것입니다. 그리고 생하여 자기가 죽게 생겼거나 극을 당하여 죽게 생긴 사람이 만약에 영리하면 그의 잠재능력이 이것을 감지하여 무엇인가 이상하다 집에 안가면 좋기는 좋은데, 무엇인가 피곤하고 죽을 것 같다는 예감이 작용하여 죽지 않고 탈출하는 사람도 간혹 있는 것입니다.

다른 유형의 50대 홀아비 궁합

화형 남자와 목형 여자
토형 남자와 화형 여자
금형 남자와 토형 여자
수형 남자와 금형 여자이며, 더 세분하면,

목화형 남자와 수목형 여자
화토형 남자와 목화형 여자
토금형 남자와 화토형 여자
금수형 남자와 토금형 여자
수목형 남자와 금수형 여자이며, 더 세분하면,

목화화형 남자와 수목화형 여자
화화토형 남자와 목화화형 여자
화토금형 남자와 화화토형 여자
토금수형 남자와 화토금형 여자
금수목형 남자와 토금수형 여자
수목화형 남자와 금수목형 여자

이와 같이 키의 크기와 체력과 조건이 비슷한 경우에는 생하는 여자가 50세경에 사망하며, 여자가 월등히 더 크고 실하면 죽지는 않고 항상 아프고 피곤하고 빌빌하는 것입니다. 그러나 반대로 생하여 기운을 여자에게서 받는 남자는 싱싱하고 건강하며 깨끗하고 무병장수하는 한 가지의 조건을 갖추었다고 할 것입니다.

6 40대 과부 궁합

40대 과부 궁합은 남자가 생하여 남자의 기가 여자에게 모두 빨려나가서 남자가 50세쯤 사망하므로 과부가 될 수밖에 없는 궁합을 말합니다. 목형 남자가 화형 여자와 결혼하여 살면 남자는 생하기 위하여 빨래도 해주고 설거지도 해주고 집안청소도 해주고 쓰레기도 버려주고 목욕도 시켜주고 화장실에 가면 남자가 휴지도 들고 가서 지키고 있다가 휴지를 주며 여자가 세수하면 수건도 남자가 들고 서 있는 것입니다. 그리하여 여자는 아무 할 일이 없어서 그렇게 잘하지 말라고 해도 남자는 그것이 좋아서 계속 그렇게 하기 때문에 여자가 아무 할 일이 없으므로 너무나 죄송하고 미안하여 어디가 아프다고 하는 것입니다. 심지어는 어떤 남자는 자기 부인이 밥을 못 먹을 땐 점심때 빨리 차를 몰고 와서 점심을 먹여놓고 다시 직장에 가는 남자까지 보았는데, 그래도 그 남자는 자영업자로 그런대로 사업이 되는 것 같았습니다. 그러나 그 남자는 모든 기운을 부인에게 흘려보내서 50세에 사망한 것입니다.

그러므로 부인은 부인의 일을 해서 나도 할 일을 하였다고 당당하게 말할 수 있어야 하며, 그렇게 해야 건강과 행복도 있는 것이며, 또한 남자도 밖에서 남자의 할 일을 해야 당당하게 할 일을 했다고 말할 수 있으므로 서로의 건강과 행복과 자심감이 있는 생활을 영위할 수 있는 것인데, 남자가 여자에게 생하는 궁합이 되어 남자는 여자에게 목숨을 바쳐 사랑하고 여자는 남자를 잡아먹는 꼴이 되고 마는 것입니다. 여러분 중에 특히 여성분들, 잘 해주는 남자 좋아하지 마세요. 과부됩니다.

그리고 이 경우는 남자의 기가 계속 여자에게 빨려나가므로 남자의 기가 쇠하여 30~40세에 섹스가 되지 않으며, 동업자 궁합은 남녀가 서로 기를 보충해 주지 못하므로 성행위시 너무나 많은 에너지가 소모되어 벌써 40세 정도에 남남과 같이 되며 50대 홀아비 궁합은 여자에게서 기를 받으므로 그런대로 섹스가 이루어지며, 남자가 여자에게 극을 당하면 30세 이전에 벌써 섹스가 이루어지지 않아 남자는 말할 수 없는 열등의식에 빠지게 되는 것입니다.

찰떡 궁합은 남녀가 서로 태어날 때 부족한 에너지를 늘 보충해 줌으로 70~80세가 되어도 섹스가 잘 이루어지는 것입니다. 어떤 84세 된 변호사 할아버지는 자기는 집에서는 안되는데 다방마담에게 가면 2~3일에 한번씩도 섹스가 가능하다는 것입니다. 그래서 이 분은 궁합이 딱 맞는 여인을 만났구나하고 판단되어 "할머님은 저쪽 방에 놓고 다방에 매일 가시죠"라고 했더니 벌써 그렇게 하고 있다는 것이었습니다. 궁합이 잘 맞으면 연령의 차이가 극복되는 것 같습니다. 무병장수하여 단군할아버지처럼 2백년 이상 산다면 180세나 220세나 뭐 별 차이가 없는 것이라는 생각이 들기도 합니다.

다른 유형의 40대 과부 궁합

화형 남자와 토형 여자
토형 남자와 금형 여자
금형 남자와 수형 여자
수형 남자와 목형 여자이며, 더 세분하면,

목화형 남자와 화토형 여자
화토형 남자와 토금형 여자
토금형 남자와 금수형 여자
금수형 남자와 수목형 여자
수목형 남자와 목화형 여자이며, 더 세분하면,

목화화형 남자와 화화토형 여자
화화토형 남자와 화토금형 여자
화토금형 남자와 토금수형 여자
토금수형 남자와 금수목형 여자
금수목형 남자와 수목화형 여자
수목화형 남자와 목화화형 여자

이와 같이 잘 해주는 남자는 그 기가 여자에게 흘러가서 여자는 건강해지고, 남자는 계속 쇠하여 남자는 여자를 위해 목숨을 바치는 격이 되고 여자는 남자를 잡아먹는 꼴이 되는 것이니, 부부는 서로 잘 대해주고 서로 도와주고 서로 의지하고 서로 협력하는 것이지, 어떤 여자처럼 잘 해주는 남자만 좋은 것으로 착각하면 정말로 큰일이 나는 것입니다.

7 친구 동업자 궁합

목형 남자와 목형 여자는 친구이고 동업자 궁합입니다. 여기에다가 키가 같고 체력이 같으면서 기타 조건이 비슷하면 완전한 동업자로서 맞벌이를 해야 하며 설거지도 동등하게 육아도 동등하게 시집과 친정의 관계도 동등하게 하여 모든 것이 동등해져야 합니다. 그리하여 미개한 백인인 노예종족이 보면 민주적이고 합리적이고 평등하다고 평가하는 것입니다. 그러나 가족의 관계에서는 절대로 똑같이 동등한 것이 아닙니다.

우선 체격이 남자는 활동적이고 전투적이고 공격적이게 태어났지만, 여자는 유방이 털렁거리고 엉덩이가 털렁거리며 임신하였을 때는 배가 무겁고 생리 중일 때는 또한 움직임이 불편하여 모든 행동에 제약을 받음으로 내부적이고 양보적인 집안일을 돌보는데 적합한 육체의 구조를 하고 있는 것입니다.

따라서 여자는 집안 내부의 일을 감당하고 남자는 집밖의 일을 감당하여 업무한계가 구분되고 업무의 종류가 구분되어 동등한 것이지 무엇이나 똑같다하여 부츠 신고 채찍을 들고 말 타듯이 여자도 남자를 올라탈 수 있다고 생각하는 것은 착오입니다. 서양의 야만적이고 단순한 'O' 아니면 'X'라는 둘밖에 모르는 무식한 발상인 것입니다. 서양에서 받아들여진 교육은 남녀가 동등해야 하고 이상이 맞아야 살 수 있다는 발상인데 이상이 맞는 것이 바로 목형과 목형이 함께 결혼해서 사는 친구나 동업자 궁합이지요.

이러한 동업자 궁합은 해로(偕老)는 할 수 있으므로 찰떡 궁합보다는 못해도 두번째로 좋은 궁합입니다. 그러나 항상 대등하여 가장이 없고 늘 싸우고 대결하게 되어 그 삶이 피곤하고 힘들어서 늙었을 때 쪼글쪼글한 피곤한 삶을 사는 것입니다. 찰떡 궁합의 부부는 늙어도 번들번들한 반면 동업자 궁합은 쪼글쪼글한 모습으로 피곤한 삶을 살고 있는 것입니다.

다른 유형의 동업자 궁합

화형 남자와 화형 여자
토형 남자와 토형 여자
금형 남자와 금형 여자
수형 남자와 수형 여자이며, 더 세분하면,

목화형 남자와 목화형 여자
화토형 남자와 화토형 여자
토금형 남자와 토금형 여자
금수형 남자와 금수형 여자
수목형 남자와 수목형 여자이며, 더 세분하면,

목화화형 남자와 목화화형 여자

화화토형 남자와 화화토형 여자

화토금형 남자와 화토금형 여자

토금수형 남자와 토금수형 여자

금수목형 남자와 금수목형 여자

수목화형 남자와 수목화형 여자

이와 같은 친구이며, 동업자형 궁합도 모든 것이 대등하게 크지 않고 여자가 월등히(20cm 이상) 더 크거나 남자가 월등히 크면 그 큰 사람이 이기게 되어 조금 편안한 삶을 살 수는 있으나 남자에게서 넘치는 기가 여자에게 가고 여자에게서 넘치는 기가 남자에게 가는 상호보완적인 체력의 보충이 없어서 찰떡 궁합처럼 좋은 것은 아닙니다.

8 대인관계와 오행체질

적대적 관계는 음양으로 보면, 머리가 큰 사람이 이기는 것이며, 오행으로 볼 때는 극을 하는 사람이 극을 당하는 사람을 이기는 것으로서, 직위나 계급에 상관없이 모든 일이 직접 맞붙었을 때에는 머리가 큰 사람이나 극하는 사람이 이겨서 승리하는 것입니다.

다음으로 자기보다 높은 직위에 있는 상관이 있고, 또 나보다 직위가 낮은 부하가 있으며, 또 나와 동등한 동료가 있는데, 이 모두는 직위나 계급에 상관없이 극하면 이겨서 자리를 밀어내는 것이고, 생하면 도와주어서 도움이 되게 하는 것이고, 화(和)하면 동반자로서 서로 도와 이익이 되게 하는 것이므로 정부나 기업이나 어떤 단체의 조직에 있어서 혹은 사회의 구성에 있어서 음양오행 체질을 참고해야 함은 절대적으로 필요하고 또한 꼭 지켜야 하는 필수사항이라 할 것입니다.

앞에서 설명한 바와 같이 궁합이 잘 맞으면 안정된 결혼이 성립되며, 결혼과 사랑으로 인한 그 많고도 많은 분란이 거의 잠잘 수 있어서 세상은 상당히 많은 부분이 조용해지고 안정될 것이며, 모든 조직에서도 체질을 참고하여 조직하면 조직 내부의 분쟁이 대부분 없어져서 강하고 튼튼하고 안정된 조직이 될 수 있을 것입니다.

결혼에 있어서는 체질이 잘 맞고 전생에 서로 부부였으면 더욱 더 이상적인 결혼이 될 수 있을 것입니다. 그러면 전생이 '있는가 없는가' 라고 질문하면 전생은 이미 벌써 지나간 사실이므로 없는 것이며, 전생이 있다고 믿는 사람은 전생이 있는 것이고, 전생이 없다고 믿는 사람은 전생이 없는 것입니다. 전생이 있다고 믿는 사람은 그만큼 더 역사성이 있는 인간이라 할 수 있을 것입니다.

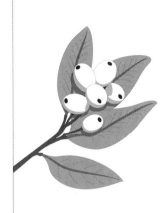

증상별 식이요법

제8장 증상별 식이요법

중풍, 정기, 말더듬이, 사시, 각종 종양, 갑상선 등 여기에 병명별 식이요법을 열거하지 못한 각종 불치병이나 병명도 없는 어떠한 병일지라도 오행생식을 실천함으로써 대개 6개월에서 1년 사이에 치료가 가능해집니다. 수술하여 어떤 부분이 절단되지만 않았다면…

만병의 근원은 육장육부의 음양·허실·한열에 있는 것이므로 '병명치료'를 하거나 '증상치료'를 하거나 '국소치료'를 하거나 '통계치료'를 하는 것은 옳지 않다고 《황제내경》에 분명히 기록되어 있듯이, 병명치료에 속하는 증상별 식이요법은 사실상 불필요한 것입니다.

그러나 여러분이 유사 이래 처음 만나는 생식요법으로 병(病)의 원인에 따른 정확한 분석과 식사처방을 하여 건강 회복에 도움이 되도록 몇 가지만 나열해 보도록 하겠습니다.

1 고혈압

고혈압은 혈압계로 측정할 때 혈압수치가 80 이상이거나 120 이상일 때를 말하지만 이것은 대개 맞지 않고, 숨을 들이마실 때 심박동을 두 번 하고 숨을 내쉴 때 심박동을 두 번 하면 혈압수치는 정확히 80~120이 되는 것입니다. 그런데 숨을 들이마실 때 심박동이 두 번이 아니라 한 번이면 정상수치인 80이 아니라 110 정도가 되며, 더 빨리 들이마셔서 심박동이 1/2번 정도이면 120~140까지 상승하여 계속 증가합니다. 그리고 내쉴 때 심박동이 두 번이면 120, 세 번이면 130, 네 번이면 140, 이렇게 계속 증가하여 열 번이면 혈압수치는 200이 됩니다.

이러한 혈압 측정방법은 아주 정확한 것이지만, 이는 혈압약을 복용하지 않고 수술 등으로 기혈의 흐름에 지장이 없을 경우에만 측정이 가능한 것입니다. 현대인들은 대부분 수술하여 무엇인가가 절단되었으며, 또 어떤 약 등을 상습적으로 먹고 있으므로 이상하게 꼬여 있는 것입니다. 어찌 되었든 자연의 원리에 의해 분류하면 다음과 같은 네 가지 종류의 고혈압이 있습니다.

(1) 심장성 고혈압

[화(火)가 약한 구맥(鉤脈) · 인영 4~5성]

심장성 고혈압 증상의 특징은 얼굴에 붉은색이 감돌며, 가슴부터 시작하여 얼굴로 열기가 벌겋게 달아오르고 뒤로 넘어가는 느낌이 있으며, 여기에 추가하여 전술한 바 있는 심장 · 소장으로 인해 나타나는 모든 증상이 함께 나타납니다.

식이요법

부록을 참고하여 쓴맛이 있는 식품을 먹으면 간단하게 치료됩니다. 곡식 · 과일 · 야채 · 육류 · 조미료 · 근과 등을 골고루 먹는 것이 좋은데, 그중에서 가장 효과적인 것은 수수를 날것으로 분말하여 3~4숟갈씩 미지근한 물에 타서 먹으면 즉시 가슴이 시원해지면서 혈압이 내려가는 것을 느낄 수 있습니다. 이때 수수가루를 먹고 다른 것은 먹지 않아야 더욱 효과적이며, 심장 · 소장으로 인해 나타난 여러 증상도 모두 사라지게 되는 것입니다.

그러나 혈압이나 기타 심장 · 소장의 모든 병이 치료되어 구맥이 없어지면 쓴 것만 먹는 것은 조절해야 합니다. 과식하게 되면 화극금 (火克金)하여 폐장 · 대장에 병이 발생할 수 있습니다.

침(鍼)으로의 치료점은 '후계(後谿)'이며, 어떠한 경우이든 과부족에 의한 부작용이 없도록 장수처방을 하는 것이 안전합니다. 만일 모든 식사를 쓴 것으로만 집중 섭취하였다면 고혈압을 포함한 모든 심장 · 소장의 병은 10~15일 안에 치료가 가능합니다.

(2) 신장성 고혈압
[수(水)가 약한 석맥(石脈) · 인영 4~5성]

신장과 방광에 원인이 있는 고혈압 증상의 특징은 얼굴에 검은빛이 감돌며, 뒷목부터 열기와 통증이 치밀어올라 앞으로 넘어오는 듯한 증상을 느끼는 것입니다. 따라서 신장 · 방광으로 인한 모든 증상도 함께 나타납니다.

식이요법
신장성 고혈압은 짠맛이 있는 식품을 복용하면 간단하게 치료됩니다. 특히 검은콩이 가장 좋으며 그중에서도 쥐눈이콩이 가장 효과가 좋습니다. 쥐눈이콩을 가루로 만들어 3~4숟갈씩 미지근한 물에 타서 먹으면 즉시 뒷목이 개운해지면서 혈압이 내려가는 것을 느낄 수 있습니다. 이때 주의할 점은 심포장 · 삼초부, 즉 신경성으로 인해 뒷목과 등쪽이 밑으로 당기고 눌리는 듯한 증상과는 구분해야 하며, 검은콩을 먹으면 일시적인 설사가 나므로 변비가 없는 사람은 미역이나 소금, 또는 부록을 참고하셔서 다른 식품으로 대치해야 합니다. 이때에도 역시 날콩가루를 3~4숟갈씩 먹고, 다른 식품은 가능한 한 먹지 않아야 효과가 커집니다.

신장 · 방광으로 인한 여러 증상이 없어지고 석맥이 없어지면 콩가루만 먹는 것은 조절해야 합니다. 만약 과식하면 수극화(水克火)하여 가슴이 두근거리는 심장병이 생길 수 있으므로 조심하여야 하며, 혹시 심장성 고혈압일 때 잘못 판단하여 짠 것을 먹으면 혈압은 더욱 상승하여 죽을 수도 있고, 또 신장성 고혈압일 때 잘못 판단하여 쓴 것을 먹으면 혈압은 더욱 상승하여 죽을 수도 있습니다.

모든 일은 기다리고 참는 것이 큰 미덕이며 단순한 곳에 큰 진리가 숨겨져 있는 것이므로 장수처방을 하는 것이 안전합니다. 침(鍼)으로의 치료점은 방광 경맥상의 '신맥(申脈)' 입니다.

(3) 심포 · 삼초성 고혈압
[상화(相火)가 약한 구삼맥(鉤(三)脈) · 인영과 촌구 4~5성]

심포장 · 삼초부에 원인이 있는 고혈압은 동양철학적 입장에서 보면 고혈압이라 할 수 없습니다. 심포장 · 삼초부는 전술한 바와 같이 무형의 장부로서 엄연히 존재하는 것이며, 신진대사 · 임파선 · 생명력 · 저항력 · 한열 조절 능력 등등의 기능을 관장합니다. 이러한 심포장 · 삼초부에 병이 나타나면 한열 조절 능력이 비정상적이어서 수시로 열이 올랐다 내렸다 합니다.

이와 같은 환자는 열이 올랐을 때에는 고혈압이고 내렸을 때에는 저혈압인데, 우연히 열이 올랐을 때 혈압을 측정하면 고혈압으로 측정되는 것입니다. 또 이러한 환자는 신경이 예민하여 극심한 불안 초조증에 시달리게 되므로 이때 고혈압에 대한 노이로제 증상을 얻게 되는 것입니다.

따라서 한 번 고혈압으로 측정되는 것을 본 후부터는 혈압계만 보면 얼굴이 벌겋게 달아오르면서 혈압이 올라갑니다. 그러므로 단지 기계로 혈압을 측정할 수밖에 없는 사람은 혈압을 잴 때마다 고혈압이 측정되므로 공연히 병을 만들어내는 것입니다. 따라서 전술한 바 있는 심포장·삼초부에 의한 증상들도 함께 나타나는 것입니다.

식이요법

심포장·삼초부에 영양을 주는 식품은 떫은맛이 있는 식품입니다. 첨부된 부록을 참고하여 떫은 것으로 식사를 대신하는데, 그중에서 가장 효과적인 것은 생식입니다. 옥수수를 분말하여 3~4숟갈씩 미지근한 물에 타서 먹으면 즉시 가슴이 편안해지면서 혈압이나 한열 왕래가 없어지는 것을 느낄 수 있습니다. 이때에도 옥수수가루를 3~4숟갈씩 먹고 다른 것은 가능한 한 먹지 않는 것이 좋습니다.

떫은 식품은 전신을 영양하는 식품이므로 좀처럼 과식이란 있을 수 없습니다. 그러나 한 가지 식품만 계속 먹을 수는 없으므로 체질개선처방이나 장수처방을 하여 식사하는 것이 진리에 더 가까울 것입니다. 침(鍼)의 치료점은 '외관(外關)'과 '내관(內關)'입니다.

(4) 본태성 고혈압
[인영과 촌구 4~5성]

본태성 고혈압 증상의 특징은 혈압수치가 200~300이나 되어도 아무런 증상이나 통증이 없고, 오히려 건강하고 병이 없으며 힘이 강하여 천하장사라는 소리를 듣기도 합니다. 여자라도 쌀 한 가마니를 들 수 있다든가 남자라면 쌀 두 가마니를 양팔에 들 수 있다든가 하는 식의 힘센 사람입니다.

이러한 사람은 하늘이 내린 복인으로서 의학적 치료를 하여서는 절대로 안되는 것입니다. 단순한 혈관 확장제나 해열제에 지나지 않는 혈압약을 투여하면 폐인이 되거나 중풍을 얻을 수도 있으며, 선천적으로 받은 위대한 힘이 소멸되고 마는 것입니다.

자연의 원리에 의한 해설
동양철학이나 한의학에 조예가 없으신 분에게는 생소한 말일 수도 있겠으나, 더 쉽게는 해설할 수가 없음을 이해하시기 바랍니다.

인간에게는 육장육부에서 발생된 전류가 흐르는 선으로 인체의 좌우에 똑같이 24개의 선이 존재하는데, 이것을 24정경이라고 합니다. 또 그 외에 인간이 초능력을 얻을 수 있도록 하기 위한 8개의 특수 전류가 흐르는 고속도로와 같은 선이 있는데, 이것을 기경팔맥(奇經八脈)이라고 합니다.

그런데 보통 사람은 24정경만 열려서 기(氣)가 순환하고, 기경팔맥은 폐쇄되어 있다가 위급한 경우에 열리게 됩니다. 중병을 앓고 죽을 고비를 넘기고 나면 그때 기경팔맥이 열립니다. 병기나 사기 혹은 냉기가 주입되면 불치병이나 난치병이 되며, 수도를 하거나 혹은 초능력을 연마하여 기경팔맥에 생명력이나 온기·초능력이 주입되면 상당한 경지의 초능력이 얻어져서 가히 성인이라는 칭호를 얻을 수도 있게 됩니다. 또한 사해혈(四海穴)이 열리면 무한한 능력이 나타나서 대성인의 칭호를 받을 수 있는 것입니다.

그러나 혈압계라고 하는 기구는 단지 기계에 지나지 않으므로 측정할 때마다 혈압의 수치가 다르고, 좌우가 다르고, 상황에 따라 달라집니다. 그렇기 때문에 정확한 혈압을 측정할 수 없는 전혀 쓸모없는 도구에 지나지 않는데도 그것만 믿고 하늘이 내린 복을 아깝게 버리는 결과가 되는 것입니다. 그러므로 본태성 고혈압은 절대로 치료하지 말아야 하는 것입니다.

2 당뇨병

당뇨병 검사의 의학적 방법에는 많은 문제점이 있다고 합니다. 소변을 볼 때 거품이 아주 많이 생기거나 물을 하루 저녁에 두 냄비씩 먹지 않으면 당뇨병이 아니라고 오진할 것이니, 병으로 판단하지 않음이 합리적입니다. 자연의 원리에 의해 살펴보면 당뇨병은 다음과 같이 분류할 수 있습니다.

(1) 비장 · 위장에 원인이 있는 당뇨병

[토(土)가 약한 홍맥(洪脈)]

비장이 허약하여 인슐린을 생산하지 못함으로써 혈당 등을 조절하지 못하고 오줌으로 당분이 과도하게 배설되는 것을 당뇨병이라 합니다.

비장이 어떤 이유로 인슐린을 생산하지 못하면 비장을 치료하든지, 영양을 주든지 하여 인슐린을 생산하도록 유도하는 것이 합리적 치료 방법일 터인데, 과학자라는 사람들이 인슐린이라는 물질을 공장에서 생산하여 먹이거나 혹은 주사함으로써 비장은 자기가 할 일 중의 한 가지를 빼앗기게 되는 것입니다. 그러므로 외적 여건에 의해 강제로 빼앗긴 비장의 인슐린 생산능력은 점점 쇠퇴하여 결국 비장의 기능은 마비되고 인간 자체가 죽음에 이르는 것입니다.

이와 같이 인체의 기능을 퇴화시켜 결국은 죽음에 이르도록 하는 방식의 각종 치료법은 하루 속히 개선되어야 할 것입니다. 그리고 당분이 오줌으로 많이 배설되면 배설된 만큼 당분을 먹어야 함이 우선 급한 응급처방법일 터인데, 자기 꾀에 자기가 속는 현대인들은 당분을 먹지 않아 배설될 것이 없게 하여, 당의 배설은 줄었으나 소변으로 모든 것이 빠져나가 환자를 극도로 무력하게 만들어 놓고 치료한 것처럼 하려는 속임수에 지나지 않는 방법을 쓰는 것입니다.

당뇨병이 있으신 여러분! 자연식으로 단맛이 있는 식품을 드셔보십시오. 당장에 피곤한 증상이 없어질 것입니다. 그리고 동양철학적 이치에 의하면 단맛이 있는 식품은 비장에 영양을 주어 비장을 튼튼하게 하므로 비장의 각종 기능이 왕성해집니다.

단맛이 있는 식품을 많이 먹으면 당분간은 먹은 만큼 당이 많이 배설되지만 피곤함이 없어지며, 혈당을 조절하는 물질이 비장으로부터 생성되어 당뇨병은 점차 사라지고 완치되는 것입니다.

식이요법

비장(지라)이나 위장이 허약하여 발생되는 당뇨병은 토(土)에 속하는 병입니다. 비장과 위장 중에서 비장에 병이 더 깊을 때는 물을 많이 먹지 않는 것이 특징적 증상입니다. 그리고 전술한 바 있는 비장·위장으로 인한 증상도 함께 나타납니다.

그러나 비장과 위장은 음양의 관계로 연결되어 있으나 모두 토에 속하므로 단맛이 있는 식품을 섭취해야 합니다. 그중에서도 기장쌀이 가장 효과적이며, 물을 많이 먹지 않는 당뇨병에는 기장쌀과 인삼을 함께 복용하면 더욱 효과적입니다.

생기장쌀을 가루로 하여 한끼에 3~4순갈씩 먹고 반찬도 모두 단 것으로 먹고, 과일·육류 등도 모두 단맛이 있는 것만 먹으면 단시일 내에 효과가 나타납니다. 그러나 단 것만 먹는 일은 당뇨가 없어진 후에는 중지하여야 합니다. 단맛의 식품을 과식하면 토극수(土克水) 하여 신장이나 방광에 병이 발생할 수 있으므로 조심하여야 합니다.

그러므로 장수처방 식사나 체질개선처방 식사가 안전하고 무리가 없는 것입니다.

(2) 심포장 · 삼초부에 원인이 있는 당뇨병
[상화(相火)가 약한 구삼맥(鉤(三)脈)]

무형의 장부인 심포장 · 삼초부가 허약하면 신진대사가 원활하지 못하여 흡수와 배설에 이상이 생기고 당(糖)이 기준치 이상으로 많이 배설되는데 이를 당뇨병이라 하는 것입니다. 특징은 한열 왕래증과 신경증이 있으며, 심포장 · 삼초부로 인한 여러 증상을 수반합니다.

식이요법
이때에도 심포장 · 삼초부가 허약하여 나타난 증상이므로 심포장 · 삼초부에 영양을 주는 떫은맛이 있는 식품을 먹어야 합니다. 당뇨에 효과가 있다고 하는 옥수수 수염, 감나무 잎, 번데기 등의 민간요법은 이 때에만 효과가 있습니다.

부록에 수록되어 있는 떫은 식품 중 자기 입맛에 잘 맞는 것을 골라 집중적으로 먹어야 합니다. 가능한 한 다른 것은 먹지 않아야 효과가 빨리 나타납니다. 가장 좋은 것은 다음해에 싹이 트는 옥수수나 녹두, 조의 가루입니다. 한끼에 3~4숟갈씩 미지근한 물에 타서 먹고 기타 반찬 등도 떫은 것으로 식사하면 불과 며칠 만에 효과가 나타나기 시작하여 3~4개월이면 당뇨는 없어질 것입니다.

(3) 신장에 원인이 있는 당뇨병

[수(水)가 약한 석맥(石脈)]

신장에 원인이 있는 당뇨의 특징적 증상은 오줌에서 당분만 검출되는 것이 아니라, 단백질·지방·혈액 등 여러 가지 물질이 배설되므로 변기에 오줌을 받아보면 하얗게 침전물이 생기는 것입니다. 이것은 신장의 기능이 저하되어 배설물을 적절히 정뇨하지 못함으로써 당을 포함하여 여러 가지 물질을 배설하는 것인데, 일설에 의하면 심할 때는 240여 종이나 배설된다고 합니다.

이렇게 기준치 이상으로 많은 물질이 배설되는데도 시술자는 당 한 가지만 측정하여 이것을 당뇨병이라고 오진하는 것입니다. 따라서 이러한 경우에는 인슐린도 아무런 효과가 없으며, 다만 신장의 기능을 정상화시켜야 하는데 신장은 한 번 악화되면 호전시킬 수 없다는 것이 현대과학 교과서에 명시되어 있다고 하니 의학적으로는 불치병입니다. 그리고 이러한 환자는 신장과 방광이 허약할 때 나타나는 증상도 함께 나타납니다.

식이요법

이와 같은 증상은 당뇨병이 아니므로 신장과 방광을 치료해야 합니다. 그러나 신장과 방광은 한 번 나빠질 경우 호전시킬 수 없고 치료할 수 없다는 무식한 학설을 전개하고 있지만, 그래도 신장이나 방광에 영양을 주는 식품이 있으므로 오늘날까지 인간들의 신장이 살아있는 것이 아니겠습니까? 짠맛이 있거나, 지린 맛이 있거나, 고린

맛이 있는 식품이 신장과 방광에 영양을 주는 식품이라는 것은 동양 철학의 기본 원리입니다.

부록에 짠맛이 있는 식품이 많이 나열되어 있으며, 이 모든 식품이 신장과 방광을 영양하는 식품입니다. 짠맛이 있는 식품을 주식, 부식, 간식, 차, 후식 등으로 먹고 그것도 생식을 하면 당뇨병뿐만 아니라 신장·방광의 기능이 원상 회복되어 신장·방광으로 인해 나타나는 증상도 없어지는 것입니다. 짠맛이 있는 식품 중에서도 쥐눈이콩이 가장 효과적입니다. 한끼에 3~4순갈씩 더운물에 타서 먹으면 단시일 내에 효과가 나타납니다.

그러나 짠 것을 과식하면 수극화(水克火)하여 심장병이 나타나므로 조심해야 합니다. 안전을 위하여 장수처방이나 체질개선처방이 합리적입니다. 그리고 당뇨가 있는 경우 침술에 능통한 사람이 아니고는 침(鍼)치료는 불가합니다.

3 비만증

많이 먹고 잘 소화시켜서 비만이 되는 병은 가히 인간의 적이라 할 수 있을 것입니다. 우리도 한 번 잘살아 보자고 하는 노래가 있는가 했더니 잘살아 보자는 것이 어느 틈에 건강한 육체와 살기 좋은 환경을 조성한 것이 아니라 욕심껏 먹고 살만 쪄서 못살게 된 것입니다.

과식하였으므로 비만증이 된 것이며, 설령 비만증이 없다 해도 오늘날의 인류는 과식하여 식곤증에 시달리고 있는 것입니다. 하루 중 무려 6시간이나 식곤증으로 졸고 있으니 이 얼마나 안타까운 일입니까?

(1) 비장 · 위장에 원인이 있는 비만증
[토(土)가 약한 홍맥(洪脈)]

선천적으로 산이 과다하게 분비되는 목형 체질이거나, 곽란이나 위경련이 발생했을 때 잘못 치료했거나, 신맛이 있는 음식이나 약을 과다 복용하였거나, 과식한 뒤 소화제 먹는 일을 반복하였거나, 망상이 지나쳤거나 하면 비장과 위장은 정기(正氣)를 상실하고 사기(邪氣)가 생겨서 무작정 먹고 소화시켜 살만 찌게 되는 것입니다.

식이요법
비만증의 식이요법은 원칙적으로 장수처방을 하여 서서히 살을 빼는 것이 무리가 없는 방법입니다. 그러나 현대인들은 성질이 급하여 빨리 살빼기를 바라고 있습니다.

비만증을 치료하려면 비장 · 위장에 영양을 주는 기장쌀을 생식해야 하고, 더 빨리 살을 빼려면 토(土)의 자(子)에 해당되는 현미 생식을 추가해야 하며, 그보다 더 빨리 살을 빼고 날씬해져야 하겠으면 율무 · 고추 · 마늘 · 파 · 생강 등 매운 것만 생식하고 다른 것의 식사는 일절 중지해야 합니다.

그러나 이렇게 하면 인체 내의 지방이 너무나 빨리 분해되어 전신이 아프거나 무리가 오기도 합니다. 그러므로 장수처방이나 체질개선처방으로 생식할 경우 3~6개월의 기간이 소요되지만 합리적인 방법이 될 것입니다.

(2) 심포장·삼초부에 원인이 있는 비만증
[상화(相火)가 약한 구삼맥(鉤三脈)]

심포장의 여러 가지 기능 중에는 모든 물질을 흡수하여 세포를 생성하는 기능이 있습니다. 그런데 그 기능이 비정상적이어서 흡수한 것을 근육[목(木)], 피[화(火)], 비계[토(土)], 피부[금(金)], 뼈[수(水)], 생명력[상화(相火)]으로 골고루 적당히 분배하지 못하고 지방만 주로 만들어서 비만증이 되는 것입니다. 인체가 생명을 신진대사하고 불필요한 물질은 배설해야 하는데, 이 기능은 삼초부가 담당하는 것이며 삼초부의 기능이 저하되어 배설이 원활하지 못한 데 비만증의 원인이 있는 것입니다.

식이요법
심포장과 삼초부는 음양의 관계로 연결되어 있으므로, 떫은맛이 있는 식품이나 아린 맛이 있는 식품을 섭취하면 심포장·삼초부는 제기능을 발휘하여 비만증과 더불어 한열 왕래나 기타 신경성 증상도 함께 없어지는 것입니다.

떫은맛의 식품 중 가장 좋은 것은 옥수수입니다. 생옥수수 분말을 한끼에 3~4순갈씩 먹고 떫은맛의 반찬만을 섭취하면 단시일 내에 큰 효과가 나타나 비만증에서 해방되실 것입니다.

(3) 불임 수술에 원인이 있는 비만증

우리는 가축을 살찌게 하여 경제성을 높이려고 가축의 생식기를 거세하여 비만증이 되게 하는 방법이 있음을 익히 알고 있습니다. 마찬가지로 인간도 거세, 즉 복강경 수술, 루프, 정관 수술, 기타 자궁 절단 수술, 그리고 피임약 등을 복용하면 비만증이 나타나는 경우가 허다합니다. 이 경우에는 거의 치료가 불가능합니다. 인간이 무엇인지, 동물이 무엇인지, 기계가 무엇인지 구분하지 못하는 과학이라는 학문이 기계의 부속을 자르고 바꾸어 끼우듯이 인체의 중요한 부분을 절단하여 비만증으로 유도된 것이므로 어쩔 수 없는 불치병이 된 것입니다.

생식기능이 무력해지면 따라서 신장·방광이 무력해지며, 연쇄반응으로 인하여 비장·위장의 기능이 항진되므로 비만증이 나타나는 것입니다. 신장과 방광의 영양 식품인 짠맛의 식품을 먹으면 생식기능의 절단으로 인하여 나타나는 종아리가 아프다든가, 허리가 아프다든가, 가슴이 뛴다든가, 피곤하다든가, 중노동을 할 수 없다든가 하는 증상에는 일시적인 효과가 상당하지만 비만증까지는 치료되지 않습니다. 그러므로 무모하게 자행되고 있는 수술이라는 시술이 인간을 치료하는 것인가 해치는 것인가 하는 문제는 다시 한 번 생각해 봐야 할 것입니다.

관절염이라고 하는 말은 병명이 아니라 다만 관절의 어떤 상태를 표현한 것에 지나지 않는 것입니다. 인간의 사지에는 6개의 큰 관절이 있는데 이 6개의 관절은 육장육부의 지배 아래 있으며 염증이 있는 경우도 있고 시리고 찬 경우도 있고 통증이 있는 경우도 있고 물이 괴는 경우 등 다양한 증상이 있습니다. 그러면 관절별로 식이요법을 설명해 보겠습니다.

(1) 고관절과 발 전체 관절의 병

[목(木)이 약한 현맥(弦脈)]

고관절은 환도 관절이라고도 합니다. 고관절과 발의 모든 관절은 간장과 담낭이 지배하고, 이를 영양하는 식품은 신맛이 있는 식품입니다. 신맛이 있는 식품 중 가장 좋은 것은 팥의 생식입니다. 팥을 생으로 분말하여 한끼에 3~4순갈씩 식사하고, 과일·야채·육류·근과·조미료 등 모든 식사를 신 것으로 하면 고관절의 병은 쉽게 치료됩니다. 고관절의 병은 아주 무서운 병이며, 관절에서 물을 빼내는 방법도 있고 금으로 고관절을 만들어서 대체하는 기술도 있습니다. 하지만 이런 방법보다는 식사요법이 즉효이므로 진리를 믿고 시행하면 완쾌할 수 있을 것입니다.

신 것만을 과식하면 목극토(木克土)하여 위장병(산과다증)이 발생하므로 고관절의 병이 없어지면 신 것만 식사하는 것은 중지해야 합니다. 안전을 위하여 체질개선처방이나 장수처방을 사용하시기를 권합니다.

(2) 팔꿈치 관절의 병
[화(火)가 약한 구맥(鉤脈)]

팔꿈치 관절은 심장과 소장이 지배하는 관절입니다. 그 이유는 팔꿈치의 가장 중요한 부분을 심장경맥과 소장경맥이 통과하기 때문입니다. 그러므로 심장·소장에 영양을 주면 필요한 물질이나 항체가 생겨서 팔꿈치를 아프게 하는 원인이 없어지는 것입니다.

심장·소장을 영양하는 것은 쓴맛이 있는 식품입니다. 쓴 것 중에는 수수의 효력이 가장 강력합니다. 수수를 생으로 분말하여 한끼에 3~4숟갈씩 식사하고, 반찬과 음료수와 국과 차와 과일 등도 쓴 것만 먹으면 《황제내경》에 기록되어 있는 대로 약 10~15일 안에 치료가 됩니다. 그러나 팔꿈치의 병이 없어지면 쓴 것만 식사하는 것을 중지해야 합니다. 그렇지 않으면 화극금(火克金)하여 폐장·대장에 병이 나타날 수 있습니다. 안전을 위하여 체질개선처방이나 장수처방을 하면 치료 속도는 느리지만 부작용은 염려되지 않습니다.

(3) 견관절과 손 전체 관절의 병
[상화(相火)가 약한 구삼맥(鉤三脈)]

견관절과 손의 모든 관절은 심포장과 삼초부가 지배합니다. 그 이유는 어깨 관절의 가장 중요한 부분을 심포경맥과 삼초경맥이 통과하기 때문입니다.

이렇게 이유나 증거를 나열하는 것은 깨달음이 부족한 경우 이해를 돕기 위해 필요한 설명일 뿐이며, 견관절과 손의 모든 관절은 왜 심포장·삼초부가 지배하는가 하는 질문은 태양은 왜 둥근가라는 질문과 같으며, 이 글을 쓰고 있는 너의 이름은 왜 김춘식인가 혹은 너의 호는 왜 현성인가 하는 질문과 같은 것입니다. 또한 물은 왜 높은 데서 낮은 데로 흐르는가 하는 질문과 같아서 굳이 이유를 알아야겠다면 설명이 가능하지만, 오히려 이러한 것은 진리이기 때문에 '일절 이유는 없다' 라는 불교의 말이 더 합리적이어서 그대로 사실로 받아들여야 하는 것입니다. 물질적 증거를 제시해야만 하는 과학적 사고 방식보다는 이치와 사리에 맞으면 그것이 곧 진리이고, 진리는 곧 사실로 인정되어야 합니다.

손 관절과 견관절이 아프거나, 물이 괴거나 관절이 커지고 통증이 있으며 팔이 움직이지 않고 팔이 빠지거나 부었거나 하는 증상은 심포장·삼초부의 영양 식품인 떫은 음식을 식사함으로써 씻은 듯이 해결할 수 있습니다.

옥수수를 생으로 분말하여 한끼에 3~4숟갈씩 식사하고 반찬·과일·음료수·차 등 일체를 떫은 것으로만 먹으면 단시일 내에 치료됩니다. 떫은맛이 있는 식품은 심포장·삼초부에 영양을 주고 심포장과 삼초부는 전신의 생명력을 주관하므로 좀처럼 과식이란 있을 수 없습니다. 그렇다고 하여 떫은 것만 먹는 것은 자연의 원리에 합당치 않으니, 견관절이나 손의 모든 관절이 좋아지면 체질개선처방이나 장수처방을 사용함이 더욱 합리적일 것입니다.

(4) 무릎 관절의 병
[토(土)가 약한 홍맥(洪脈)]

무릎 관절에 통증이 있거나, 물이 괴거나, 부종이 생기거나, 관절이 늘어나거나 하는 무릎 관절의 병은 대단히 많습니다.

풍요로운 현대인들은 많이 먹어서 비만증이 되고, 비만증으로 인해 체중이 증가하여 무릎이 피곤하게 되는 것입니다. 또한 비만증은 비장과 위장의 병이고, 비장·위장은 무릎 관절을 지배하므로 비장·위장에 병이 생기면 무릎에도 병이 나타나게 됩니다.

가공식품인 흰 설탕을 제외한 단맛이 있는 식품을 섭취하면 비장·위장이 튼튼해지고, 따라서 무릎도 튼튼해져 무릎의 병도 없어지는 것입니다. 단 것 중에서는 기장쌀이 가장 좋은 식품인데, 생기장쌀을 분말하여 한끼에 3~4숟갈씩 식사하고, 기타 야채·과일·고기·근과 등 모든 식사를 단맛이 있는 것으로 하면 단시일 내에 무릎의 병을 몰아낼 수 있습니다. 그러나 단 것을 과식하면 토극수(土克水)하여 신장·방광에 병이 나타나므로 무릎이 좋아지면 단 것만 섭취하는 것을 조절해야 합니다. 안전을 위하여 체질개선처방이나 장수처방을 사용함이 적절합니다.

(5) 손목 관절의 병
[금(金)이 약한 모맥(毛脈)]

손목 관절은 폐장과 대장이 지배하는 관절입니다. 그러므로 폐장·대장의 영양 식품인 매운맛이 있는 식품을 섭취하면 폐장·대장이 강화되고, 따라서 손목 관절도 강화되어 손목에 나타난 어떠한 증상도 없어지는 것입니다. 손목이 시리거나 차거나 약하거나 통증이 있거나 부었거나 물이 괴거나 관절이 굳었거나 어떠한 증상이 있든 매운 것을 먹으면 치료가 되는 것입니다.

현미를 생으로 분말하여 식사로 대신하고, 반찬 등도 매운 것만 식사하면 단시일 내에 효과가 나타납니다. 그러나 손목이 정상으로 되었으면 매운맛의 식품만 섭취하는 것을 조절해야 합니다. 만일 계속 매운 것만 식사하면 금극목(金克木)하여 간장·담낭에 병이 발생합니다.

(6) 발목 관절의 병
[수(水)가 약한 석맥(石脈)]

발목 관절은 신장과 방광이 지배하고, 신장경맥과 방광경맥이 발목의 가장 중요한 부분을 통과합니다. 근래에 발목이 부었거나 물이 괴거나 시리거나 아프거나 염증이 있거나 잘 삐거나 허약한 사람이 대단히 많은데, 그것은 신장·방광의 영양 식품인 짠 것을 먹지 못하게 하는 학설 때문입니다. 짠 것은 신장과 방광을 영양하고 영양이 과다하면 수극화(水克火)하여 심장에 병이 나타납니다. 즉, 짠맛이 있는 식품은 많이 먹어도 안되고 적게 먹어도 안되는 것이지요. 그리고 체질과 병에 따라서 적게 먹어야 하는 사람도 있고 기준량에 비해 약 30배 정도 많이 먹어야 하는 체질도 있음에 유의해야 합니다. 불임 수술을 하면 신장·방광이 허약해지므로 짠 것을 보통 사람의 약 10배 정도 섭취하여야 합니다. 대개 남녀의 피임수술이나 자궁의 절제·절개수술 등을 한 사람은 한끼 식사에 간장을 2~4숟갈 정도씩 먹어야 그런대로 자신의 체력을 유지할 수 있는 것입니다.

발목이나 정강이에 이상이 있으신 분은 짠 것을 섭취해야 하고, 짠 것 중에서도 검은콩 생식이 가장 좋습니다. 검은콩을 생식할 때 설사가 나면 소금이나 간장이나 미역이나 김으로 대신하여도 무방합니다. 주식, 부식, 차, 과일, 등 모든 식사를 짠 것으로 하면 단시일 내에 발목 관절이 호전될 것입니다. 짠 것만을 과식하면 심장·소장에 병이 발생할 수 있으므로 체질개선처방이나 장수처방을 사용하는 것이 안전합니다.

(7) 전관절의 병
[상화(相火)가 약한 구삼맥(鉤三脈)·인영과 촌구 4~5성]

인체의 모든 관절에 병이 있으면 육장육부에 병이 있는 것이고, 특히 신진대사가 되지 않을 경우 심포장·삼초부에 이상이 나타난 것입니다. 따라서 육곡의 오행생식을 하되 장수처방을 하여 6개월~1년 정도 생식하면 치료될 수 있음을 자신있게 말씀드립니다. 과일·야채 · 고기 · 근과 · 조미료 등도 반드시 장수처방을 하도록 권합니다.

5 두통

'세계두통협회'라는 단체에서 '두통은 불치병'이라고 선언한 기사를 읽은 적이 있으며, 또 두통은 병이 아니라 증상이라고 하는 말을 방송에서 들은 적이 있습니다. 그와 같은 오해는 병의 원인을 찾을 줄 모르고 증상만 없게 하려는 사방(私方)이거나 통계치료를 하기 때문인 것입니다. 동양철학적으로 원인을 분석하여 식이요법을 설명하고자 합니다.

(1) 편두통
[목(木)이 약한 현맥(弦脈) · 인영(人迎) 대(大)]

머리 측면에 두통이 있는 증상을 말하며, 그 원인은 담경맥이 머리의 측면을 통과하기 때문입니다. 따라서 간장 · 담낭에 병이 있을 때 나타나는 모든 증상도 함께 나타납니다. 담낭의 영양 식품은 신맛이 있는 식품이며, 간장 · 담낭에 영양이 충분히 공급되면 간장 · 담낭으로 인해 나타난 모든 병의 증상과 나아가서는 음양 · 허실 · 한열이 조절되어 정상으로 되는 것이며, 따라서 편두통도 없어집니다.

신맛이 있는 식품 중 가장 좋은 것은 팥이며, 과일 · 야채 · 근과 · 육류 · 조미료 등에서 신맛이 있는 것만 먹으면 불과 수일 내로 두통은 사라질 것입니다. 신 것을 과식하면 목극토(木克土)하여 위장병이 나타날 수 있으므로 안전을 위하여 장수처방이나 체질개선처방이 오히려 좋을 수도 있습니다.

(2) 전두통
[토(土)가 약한 홍맥(洪脈) · 인영(人迎) 대(大)]

앞이마에 통증이 있는 것을 전두통이라 하며, 그 원인은 앞이마 양측에 위경맥이 통과하기 때문입니다. 따라서 비장 · 위장에 병이 있으면 전두통이 나타납니다. 그러므로 과식하거나, 위경련(체한증)이나 곽란이 있으면 앞머리가 싸늘해지고 두통이 발생합니다.

식이요법은 단맛이 있는 식품을 먹어야 하며, 곡식 · 과일 · 야채 · 육류 · 조미료 · 근과 등 모든 식사를 단 것으로 생식하면 단시일 내에 효과를 볼 수 있습니다. 단 것을 과식함으로써 토극수(土克水)가 되어 신장 · 방광에 병이 나타나지 않도록 하고, 전두통이 없어지면 단 것만의 식사는 중지하고 체질개선처방을 해야 합니다.

(3) 미릉골통
[상화(相火)가 약한 구삼맥(鉤(三)脈) · 인영(人迎) 대(大)]

미릉이라 함은 양 눈썹을 연결하는 능선을 말하는데 미릉골통은 눈썹의 양 끝부분, 즉 관자놀이(사죽공혈)에서 통증이 시작되어 오래 되면 미릉골까지 아파지는 것으로서, 심포장 · 삼초부가 냉해질 때 나타나는 두통입니다. 심포장·삼초부는 무형의 장부인데, 눈에 보이는 장기(臟器)가 아니라 하여 없는 것으로 판정하는 현대 의학에서는 절대로 치료 불가능한 병입니다.

심포장·삼초부의 영양 식품은 떫은맛의 식품입니다. 떫은맛의 식품 중 가장 좋은 것은 옥수수입니다. 옥수수를 생으로 분말하여 식사를 대신하면 즉시 효과가 나타납니다. 주식, 부식, 차 후식 등 모든 식사를 떫은 식품으로 하면 단시일 내에 미릉골통은 사라집니다. 미릉골통이 완전히 없어진 후에는 체질개선처방을 해야 합니다.

(4) 후두통과 정두통
[수(水)가 약한 석맥(石脈)·인영(人迎)이나 촌구(寸口) 대(大)]

후두통은 뒷목이 위로 치미는 듯한 통증을 말하며, 정두통은 머리의 상단 중앙에 열이 확확 나면서 나타나는 통증을 말합니다. 후두통은 방광이 허약할 때 나타나고(人迎 大), 정두통은 신장이 허약할 때 나타나는 두통입니다(寸口 大).

신장과 방광은 음양의 관계에 있고 이들은 모두 수(水)에 속하므로 수에 속하는 짠맛이 있는 식품을 섭취하여 허약한 신장·방광을 튼튼하게 하면 필요한 물질이나 항체 등이 생성되어 두통은 사라지는 것입니다. 특히 쥐눈이콩(서목태)이 가장 좋은 식품이며, 쥐눈이콩을 생으로 분말하여 한끼에 3~4숟갈씩 주식으로 대신합니다. 변이 묽어지고 변비가 없어지면 쥐눈이콩의 생식을 중단해야 합니다. 짠맛이 있는 식품 중 입맛에 맞는 다른 것으로 생식하되 주식, 부식, 후식, 차 등 모든 식사를 짠 것만으로만 생식하여야 합니다. 그렇게 하면 두통뿐만 아니라 신장으로 인한 모든 병이 사라질 것이며, 그것도 빠른 시일 내에 신속하게 없어질 것입니다.

(5) 기경팔맥의 두통 4종

기경팔맥은 글자 그대로 8개가 있는데, 그중에서 음경에 속하는 임맥·충맥·음교맥·음유맥 등 4개의 경맥은 그 경맥이 머리를 통과하지 않으므로 두통이 있을 수 없고, 양경맥에 속하는 독맥·대맥·양교맥·양유맥은 그 경맥이 머리를 통과하므로 두통이 있습니다. 그런데 이와 같은 4종의 두통은 머리의 일정한 부위에만 통증이 있는 것이 아니라 머리 전체가 아프거나 깨질 듯하고, 무엇이 위로 뻗치는 것과 같은 강렬한 통증이 있으며, 진통제로도 별 효과가 없는 고질적 만성두통입니다.

가. 대맥 두통 : 간장과 담낭이 허약하여 인영에서 현맥(弦脈) 4~5성이 촉지되는 두통입니다. 따라서 간장·담낭에 병이 있을 때 나타나는 모든 증상을 수반하며, 이때 신맛이 있는 식품을 섭취하여 간장·담낭을 건강하게 하면 두통이 없어지는 것입니다. 가장 좋은 식품은 푸른빛이 도는 팥이나 생밀가루이며, 주식·부식 등 모든 식사를 신맛이 있는 것으로 생식해야 단시일 내에 효과를 볼 수 있습니다.

나. 독맥 두통 : 심장과 소장에 병이 있을 때 나타나는 모든 증상을 수반하며, 인영에서 구맥(鉤脈) 4~5성이 촉지됩니다. 이러한 환자의 증상은 골이 쪼개진다는 표현을 합니다. 따라서 쓴맛이 있는 식품을 섭취하여 심장과 소장을 강화시켜야 합니다. 쓴 식품 중에서도 수수의 생식이 가장 좋으며, 모든 식사를 쓴 것으로만 생식하면 단시일 내에 효과가 나타납니다.

다. 양교맥 두통 : 신장과 방광이 허약하여 인영에서 석맥(石脈) 4~5성이 촉지되는 두통이므로 신장·방광의 증상도 수반됩니다. 이러한 환자의 증상은 골 속이 아프다는 표현을 합니다. 역시 짠맛의 식품을 섭취해야 하고, 짠 것이나 지린내 나는 것이나 고린내 나는 것 중 환자의 입맛에 가장 잘 맞는 것을 집중적으로 식사하되 생식을 해야 하며, 가능한 한 다른 것은 먹지 않아야 빠른 시일 내에 효과를 얻을 수 있습니다.

라. 양유맥 두통 : 심포장과 삼초부의 병이 깊어졌을 때 인영에서 구맥(鉤三脈) 4~5성이 촉지되는 두통입니다. 이러한 환자의 증상은 전기가 좍좍 뻗친다는 표현을 합니다. 따라서 떫은 식품을 섭취하면 두통은 사라집니다. 생식 방법은 전술한 바와 동일합니다.

(6) 냉두통

'두무냉통(頭無冷痛)' 이라는 말은 한의학의 원칙이라고 합니다.

그러나 실제로는 머리가 차서 두통이 있는 경우가 허다하며, 이때 의학적 진단을 세밀히 하면 뇌종양이나 뇌염 등의 진단이 내려져서 뇌수술을 하기도 합니다.

자연의 원리에 의해 분석하면 인영맥의 대소로 양전기의 과부족을 측정하고, 촌구의 대소로 음전기의 과부족을 측정하는데(한의학의 진맥법과는 다른 것임), 위와 같은 경우는 인영의 맥이 아주 없는 것과 같다고 할 수 있습니다. 머리로 공급되는 피의 양이 지극히 부족하여 머리의 모든 기관은 냉해지고, 또 냉하므로 수축하여 통증이 나타나는 것입니다. 이때 두무냉통의 원칙을 적용하여 찬 약을 주면 점점 악화되므로 조심해야 합니다.

첫째는 피가 머리로 많이 순환되게 해야 합니다. 통증의 응급조치로는 우선 모자 등으로 머리를 따뜻하게 하는 것이 급선무이며, 장수처방으로 육장육부에 골고루 영양을 주면 먼저 몸이 더워지고 그 다음에 머리가 더워지면서 통증이 사라집니다. 머리를 덥게 하는 식이요법은 태과가 있을 수 없지만, 약초를 사용할 경우에는 사군자탕이나 그밖에 머리를 따뜻하게 하는 보기탕 등이 좋으나 과용하면 머리가 너무 더워서 다른 두통 증세가 나타나므로 조심해야 합니다. 그러므로 안전하게 서서히 체질개선처방이나 장수처방을 하여 인체에 필요한 항체가 생성되어 스스로 병이 없어지도록 유도하는 것이 바람직합니다.

6 요통

요통은 원인별로 분석하면 대개 10종 정도 됩니다. 척추 사진을 찍어보면 척추염이니 뭐니 하는데, 그렇게 된 데는 그만한 이유가 있을 것이니 그 원인을 제거하면 척추염이나 척추굴절은 정상이 될 것입니다. 또 척추가 아닌 부위에 통증이 있는 요통도 있습니다. 이와 같은 원인은 육장육부에 있으므로 동양철학으로 요통의 원인을 분석하고 식이요법을 설명해 보겠습니다.

(1) 간장 · 담낭에 원인이 있는 요통
[목(木)이 약한 현맥(弦脈)]

간장 · 담낭에 병이 있으면 모든 근육이 긴장합니다. 그리고 고관절이 허약해지면 고관절의 움직임이 부자유스럽습니다. 허리를 구부정하게 앞으로 굽혀서 행동함으로써 요통이 발생하는 것입니다. 즉, 아침에 일어나 뻣뻣한 허리를 두드리는 등 운동을 하면서 얼마 동안 움직이면 허리가 부드러워지면서 긴장감이 풀려 통증이 가라앉는 요통입니다. 《황제내경》의 표현을 빌리면, '전후굴신불가요통' 이라고 했습니다. 이러한 모든 원인은 간장 · 담낭이 허약하여 나타나는 것이므로, 따라서 신맛이 있는 식품으로 간장 · 담낭에 영양을 공급하여야 합니다. 전술한 바와 같은 방법으로 생식을 하되 과식하지 말아야 합니다.

(2) 심장 · 소장에 원인이 있는 요통

[화(火)가 약한 구맥(鉤脈)]

심장과 소장에 원인이 있는 요통을 좌골 신경통이라고 합니다. 초기에는 엉덩이가 시리고 멍멍하다가 아프고, 그 다음에는 통증이 다리 아래쪽으로 내려가는 요통을 말합니다. 이러한 요통은 심장과 소장에 원인이 있으므로 쓴맛이 있는 식품을 섭취하여 심장 · 소장이 강화되면 허리도 강화되어 요통이 사라지는 것입니다.

쓴 것 중에는 수수의 생식이 가장 좋으며, 주식 · 부식 등 모든 식사를 쓴 것으로만 생식하면 단시일 내에 요통에서 해방될 수 있고 심장 · 소장도 튼튼해집니다. 단, 쓴 것을 과식하면 폐장 · 대장에 병이 발생되므로 조심해야 합니다. 전술한 방법을 참고하기 바랍니다.

(3) 심포장 · 삼초부에 원인이 있는 요통

[상화(相火)가 약한 구삼맥(鉤三脈)]

심포장과 삼초부가 허약하여 나타나는 요통은 허리 하단 부위에 넓게 통증이 있으며, 등 윗부분이 무겁게 짓눌리는 듯한 증상이 있습니다. 또 상화(相火)의 병으로 인한 여러 증상도 수반됩니다. 따라서 떫은맛이 있는 식품으로 심포장과 삼초부에 영양을 주어 심포장과 삼초부를 건강하게 하면 허리도 강화되어 요통은 사라지고, 기타 심포장과 삼초부로 인해 나타난 모든 증상도 사라지는 것입니다.

떫은 것 중에서 가장 좋은 것은 옥수수·녹두 등의 곡식이며, 주식·부식 등 모든 식사를 떫은 것으로 생식하면 놀라울 정도로 효과가 빨리 나타납니다. 전술한 바와 같은 식사방법을 참고해야 하며, 과식함이 없어야 합니다.

(4) 폐장·대장에 원인이 있는 요통

[금(金)이 약한 모맥(毛脈)]

비장·위장에 원인이 있는 요통은 없으며, 폐장·대장에 원인이 있는 요통의 특징은 허리의 약간 아래쪽에 요안이라 하여 움푹 패인 곳이 양쪽에 있는데, 그곳 주위에 통증이 있는 것을 말합니다. 역시 폐장·대장으로 인한 모든 증상이 함께 나타나는 것입니다. 폐장·대장의 영양 식품은 매운맛이 있는 식품이며, 폐장·대장이 영양을 받아 튼튼해지면 요통뿐만 아니라 폐장·대장으로 인해 나타난 모든 증상도 함께 사라지는 것입니다.

다음해에 싹이 트는 현미 생식이 가장 좋으며, 곡식·과일·야채·육류·조미료·근과 중에서 매운 것만 집중적으로 식사하면 단시일 내에 요통에서 벗어날 수 있습니다. 매운 것을 과식하여 금극목(金克木)하는 일이 없도록 조심해야 하며, 체질개선처방이나 장수처방에 따르면 영양의 과부족이 없는 안전한 식사가 될 것입니다.

(5) 신장·방광에 원인이 있는 요통

[수(水)가 약한 석맥(石脈)]

한의학에서 말하는 '신허요통'이라는 것입니다. 허리 중앙의 약간 잘록한 부분에 통증이 있는 것을 말하며, 역시 신장과 방광이 허약할 때 나타나는 모든 증상도 함께 나타납니다. 곡식·야채·육류·조미료·근과 중에서 짠 것으로만 생식하면 단시일 내에 요통에서 해방될 수 있습니다. 그러나 짠 것만을 과식하면 수극화(水克火)하여 심장·소장에 병이 나타나고 혈압도 상승할 수 있으므로 조심해야 합니다. 자신이 없을 때는 체질개선처방이나 장수처방을 사용함이 좋습니다.

(6) 기경팔맥의 요통 4종

가. 대맥 요통

[목(木)이 약한 현맥(弦脈)·인영(人迎) 4~5성]

배꼽을 중심으로 복부와 등을 한 바퀴 돌아서 아픈 것이 특징적 증상이며, 간장·담낭이 허약할 때 나타나는 모든 증상을 수반합니다. 따라서 신맛이 있는 식품으로 모든 식사를 생식하면 효과적인데, 과식함이 없어야 합니다. 푸른빛의 팥이 가장 강력한 효과가 있습니다.

나. 독맥 요통

[화(火)가 약한 구맥(鉤脈)·인영(人迎) 4~5성]

척추 전체에 통증이 있으며, 심장과 소장이 허약할 때 나타나는 증상과 함께 생각과 행동을 반대로 하는 등 성격의 변화가 나타납니다. 따라서 심장·소장의 영양 식품인 쓴맛이 있는 식품을 섭취하면 당장에 효과가 나타나며, 과식하지 않도록 조심해야 합니다.

다. 양유맥 요통

[상화(相火)가 약한 구삼맥(鉤(三)脈)·인영(人迎) 4~5성]

허리 측면에 통증이 있으며, 심포장·삼초부가 허약할 때 나타나는 모든 증상이 함께 나타납니다. 그리고 성격에도 변화가 일어나 추운 것을 덥게 느끼고 더운 것을 춥게 느끼거나, 즐거운 것을 슬프게 느끼고 슬픈 것을 기쁘게 느끼는 등의 감정적 이상현상도 함께 나타납니다. 떫은 것을 먹어야 하고, 과잉 공급이 되지 않도록 하여야 하며, 안전한 장수처방을 하는 것이 좋습니다.

라. 양교맥 요통

[수(水)가 약한 석맥(石脈)·인영(人迎) 4~5성]

허리 옆부분에 통증이 있으며, 신장·방광이 허약할 때에 나타나는 모든 증상이 나타납니다. 인영의 맥이 4~5배 확장되어 있기 때문에 성격에도 변화가 나타납니다. 즉 안되는 것은 된다고 하고 되는 것은 안된다고 하는 등의 이율배반적 성격이 동시에 나타납니다. 역시 짠맛이 있는 식품을 섭취하여야 하고, 과식하지 말아야 하며, 안전성이 있는 장수처방을 하는 것이 좋습니다.

7 위장병

(1) 무산증

[목(木)이 약한 현맥(弦脈)]

무산증은 간장·담낭의 기능이 위축되며, 담즙이나 기타 위산 등의 분비가 부족하여 음식을 소화시킬 만한 소화액이 분비되지 않는 증상을 말합니다. 입안이 모래알을 씹는 것 같고 입이 쓰며, 백태가 끼고 구토하여 도저히 음식이 넘어가지 않아 죽기도 하는 증상을 수반합니다. 곡식·과일·야채·근과·육류·조미료 중에서 신 것만 먹으면 입에서 침이 나오고 각종 산이 분비되어 소화가 되고, 간장·담낭의 기능이 정상화되어 무산증은 치료됩니다. 그러나 신 것을 과식하면 산과다증으로 발전되므로 조심해야 합니다.

(2) 산과다증·위궤양·위암

[토(土)가 약한 홍맥(洪脈)]

목형 체질이거나 신 것, 쓴 것 등 산성 식품을 과다하게 먹으면 체내에 산이 많이 분비되어 산과다증이 되어 위장이 쓰리고 아프며 위궤양·위암·위출혈 등의 병으로 발전하게 됩니다. 이 때에는 매운 것을 대량으로 섭취하여 금극목(金克木)하게 하면 인체는 산분비를 억제합니다.

단맛이 있는 식품과 매운맛이 있는 식품을 함께 생식하는 것이 더

욱 효과적입니다. 비록 위암이라 할지라도 사맥이 없으면 완치가 가능
하며, 곡식·과일·야채·육류·조미료·근과 중에서 매운 것과 단
것을 함께 생식하면 놀랍도록 빠른 시일 내에 병마에서 벗어날 수 있
습니다. 그러나 과식하여 간장과 담낭을 위축시키지 말아야 합니다.

(3) 위무력 · 위하수

위염이 오래 지속되거나 굶다가 갑자기 과식하여 위가 늘어나 생
긴 위하수는 위무력증을 가져올 것입니다. 따라서 위하수는 불치병
이 아니라 음식을 적게 먹으면 치료되는데, 음식을 적게 먹으려면 영
양분이 높은 생식을 해야 합니다. 장수처방이 좋으며 6개월 정도 꾸
준히 생식해야 합니다. 이때 조심해야 할 일은, 원래 체질적으로 위
장이 배꼽 아래까지 처져 있는 사람을 위하수로 오진하지 말아야 합
니다. 위하수가 있는 사람은 눈밑이 검고 처져 있으며, 배꼽 위쪽 명
치뼈 밑에 줄이 3개 있으면 위하수가 틀림없습니다.

8 미친 병

(1) 간장 · 담낭에 원인이 있는 미친 병
[목(木)이 약한 현맥(弦脈)]

어떤 한의서의 표현을 빌리면 간장과 담낭이 뒤집어져서 미쳤다고
하는 말이 있는데, 상징적 표현으로 본다면 적절한 해석일 수도 있는

것 같습니다. 아무튼 폭력적이어서 사람을 때리고, 집을 부수고 욕하고 소리를 지르고 잠을 자지 않고, 더럽다고 침을 마구 뱉고 음식을 먹지 않는 등의 증상은 간장·담낭에 원인이 있는 미친 병입니다. 이때 신맛이 있는 것을 주면 대체적으로 잘 먹는데, 곡식·과일·야채·육류·근과·조미료 중에서 신 것만을 다양하게 먹이면 미친 병은 치료됩니다. 이때 중추신경 억제제 등을 함께 복용시켜 폭력에 대비하는 것이 좋으며, 그렇게 되지 않을 때에는 시술자가 위엄이나 초능력 등으로 환자를 제압해야 시술이 가능하므로 참으로 어려운 일이 아닐 수 없습니다.

팥 한 가지만 생식해도 영양에 지장이 없으며 그 효력의 강력함이 이미 시험된 바 있습니다. 과식이 되지 않게 주의해야 하며, 장수처방을 하면 6개월 이내에 미친 병을 몰아내고 정상인이 될 수 있습니다.

(2) 심장·소장에 원인이 있는 미친 병

[화(火)가 약한 구맥(鉤脈)]

심장과 소장이 뒤집어져서 미쳤다고 하는 이 병의 증상은 히죽히죽 웃고 옷을 벗으며, 얼굴과 몸에 붉은색이 나타나는데 대개 실연했을 때 발생되는 미친 병입니다. 심장·소장에 원인이 있는 미친 병이므로 심장·소장에 영양을 주어 그 기능을 정상화시키면 미친 병은 없어집니다. 곡식·과일·야채·육류·근과·조미료 중에서 쓴맛이 있는 식품으로 주식·부식·후식·차 등 모든 식사를 생식하면 빠른 시일 내에 치료가 가능합니다. 중풍, 소아마비, 저능아, 맹·농아보다 빠르고 쉽게 치료됩니다.

(3) 비장 · 위장에 원인이 있는 미친 병

[토(土)가 약한 홍맥(洪脈)]

비장과 위장이 뒤집어져서 미쳤다고 표현되는 이 병은 깊은 생각에 빠져 공상과 망상을 하며 방문을 잠그고 방 안에서 나오지 않으며 노래를 부르고 나무 두드리는 소리를 싫어하며 남을 절대 믿지 않는 등의 증상이 있습니다.

이런 종류의 미친 병은 비장 · 위장이 허약하여 나타나는 것이므로 비장 · 위장에 영양을 주어야 합니다. 비장 · 위장에 영양을 주는 식품은 단맛이 있는 식품입니다. 곡식 · 과일 · 야채 · 근과 · 조미료 중에서 단맛이 있는 식품으로 주식 · 부식 · 후식 · 차 등 모든 식사를 생식으로 하면 놀랍도록 빠른 시일 내에 호전됩니다.

단맛의 식품을 과식하면 토극수(土克水)하여 신장 · 방광에 병이 발생되므로 조심해야 합니다. 미친 병이 있는 사람들을 일정한 장소에 합숙시키는 경우 장수처방을 하면 부작용이 전혀 없고 6개월 이내에 안전하게 치료가 가능합니다.

(4) 폐장 · 대장에 원인이 있는 미친 병

　　[금(金)이 약한 모맥(毛脈)]

　폐장과 대장에 원인이 있는 미친 병은 잘 울고 동정심이 지나쳐 주제넘게 남을 도와주려 하고 자살을 기도하는 등의 증상이 있습니다.

　폐장 · 대장이 허약하여 발생된 병이므로 폐장 · 대장에 영양을 공급하여 정상적인 기능을 되찾도록 해야 합니다. 폐장 · 대장의 영양 식품은 매운맛 · 박하맛 · 비린 맛이 있으며, 이들 중에서 환자가 좋아하는 식품을 골라 싫어질 때까지 먹습니다. 주식 · 부식 등 모든 식사를 매운 것으로만 먹게 하면 전술한 바와 같이 금극목(金克木)하여 간장과 담낭에 병이 발생될 수 있으므로 조심해야 합니다.

(5) 신장 · 방광에 원인이 있는 미친 병

　　[수(水)가 약한 석맥(石脈)]

　신장과 방광에 원인이 있는 미친 병의 증상은 공포증에 사로잡혀 무섭다고 말하며 마귀나 귀신이 잡아간다고 무서워하고, 반항하고 항거하며 부정적인 말과 행동을 하는 증상이 있습니다. 신장과 방광에 어떤 종류의 병이 있다든지 혹은 염증이나 신석이나 이물질이 있다든지 또는 음양 · 허실 · 한열이 정상적이지 못하다든지 하는 등등의 모든 병이 나타나는 원인은 신장 · 방광의 영양 식품을 적게 공급한 데 있습니다. 그러므로 병명의 원인은 나타나는 증상이고 증상의 원인은 허실이며 허실의 원인은 영양에 있다고 말할 수 있으므로 병

보다 영양이 우선입니다. 따라서 올바른 영양이야말로 생명의 근원
이며 오래 사는 요건이 되는 것입니다.

신장·방광이 뒤집어져서 미친 병이 나타났으면 짠맛의 식품으로
식사를 하여야 합니다. 그러나 짠맛의 식품을 과식하면 수극화(水克
火)하여 심장·소장의 병이 생길 수 있으므로 조심해야 합니다. 천천
히 기다리는 마음으로 장수처방을 함이 안전할 것입니다.

(6) 심포장·삼초부에 원인이 있는 미친 병
[상화(相火)가 약한 구삼맥(鉤(三)脈)]

고전에는 심포장·삼초부가 뒤집어져서 미쳤다고 하는 표현은 없
습니다. 심포장과 삼초부에 이상이 있어서 미쳤을 때는 증상이 수시
로 변합니다. 새벽에는 폭언과 욕설을 하고 폭력적이며(木), 아침에
는 웃고 깔깔거리며(火), 정오에는 심사숙고하여 고개를 끄덕거리고
공상과 망상을 하며(土), 오후에는 슬퍼서 울며(金), 저녁에는 무서워
서 숨고(水) 하는 다섯 가지 증상이 달리 나타납니다. 그러다가 더욱
심해지면 위의 증상이 한 시간에 한 번씩 순환하고, 더욱 심해지면
약 10분에 한 번씩 다섯 가지 증상이 반복하여 나타납니다. 이때에는
심포장·삼초부에 영양을 공급해야 합니다.

심포장·삼초부의 영양 식품은 떫은맛이 있거나 아린 맛, 담백한
맛이 있는 식품입니다. 곡식·과일·야채·근과·육류·조미료 중
에서 떫고 아리고 담백한 것만 골라서 주식과 부식과 후식 등으로 생

식하면 단시일 내에 효과가 나타납니다.

9 간질

전신의 경련 작용과 의식 상실을 가져오는 만성질환으로 현대의학에서도 절대 불치병으로 간주되는 간질은 육장육부의 허실에 따라 구분의 차이가 있는데, 보통 몸이 냉해서 오는 질환으로 반드시 운동과 병행함이 좋습니다.

(1) 간장·담낭에 원인이 있는 간질
[현맥(弦脈)이 급(急)]

발작은 간질과 비슷하거나 쥐가 나는 것과 같이 근육 경련이 심한 것이 특징적 증상이며, 간장과 담낭으로 인한 모든 증상도 함께 나타납니다. 신맛의 식품을 생식하여 간장과 담낭에 영양을 공급하면 간장과 담낭이 건강해져서 근육 경련은 일어나지 않습니다.

(2) 심장·소장에 원인이 있는 간질
[구맥(鉤脈)이 급(急)]

심장과 소장에 원인이 있는 간질도 발작의 양상은 비슷하며, 우리가 흔히 졸도한다고 말하는 증상입니다. 그리고 심장과 소장으로 인한 모든 증상도 함께 나타납니다. 이때에도 쓴맛이 있는 식품으로 심장과 소장에 영양을 공급하여 심장과 소장이 건강해지면 발작이 일어나지 않습니다. 수수 생식이 가장 강력한 효과가 있으며, 전술한 바와 같이 과식하지 않도록 조심해야 합니다.

(3) 비장 · 위장에 원인이 있는 간질
[홍맥(洪脈)이 급(急)]

보통 알고 있는 간질을 말합니다. 간질 발작이 있기 전에 토할 것 같이 뱃속이 울렁울렁하고, 발작이 시작되면 입에서 거품이 나고 토하기도 합니다. 이것은 찬 것을 먹었거나 과식하여 위경련이 일어나 혈액의 순환이 막힘으로써 전신 경련이 나타나는 것입니다.

이러한 간질은 비장 · 위장에 원인이 있으므로 따뜻한 것으로 먹되, 적게 먹고 단맛이 있는 식품만을 생식하여 몸을 덥게 해야 합니다. 단맛이 있는 식품으로 비장 · 위장을 튼튼하게 하면 위경련이 없어지고 따라서 발작도 일어나지 않습니다. 전술한 바와 같은 요령으로 생식하면 간질은 확실히 치료되는 병임을 말씀드립니다. 간질 양약을 오래 복용한 사람은 위와 같은 식이요법으로 발작이 중지되기는 하나 간질 양약의 복용을 중지함으로써 팔과 다리가 마비되어 감각이 없어집니다. 중추신경 마취제를 너무 오랫동안 사용하여 신경이 마비되었기 때문입니다. 생식을 계속하면 마비된 팔과 다리의 신경도 되살아나긴 하지만 힘들고 오랜 시간이 소요됩니다.

(4) 폐장 · 대장에 원인이 있는 간질

[모맥(毛脈)이 급(急)]

폐장과 대장에 원인이 있는 간질도 발작의 양상은 비슷합니다. 우리가 흔히 기절한다고 말하는 증상입니다. 그리고 폐장 · 대장으로 인한 모든 증상도 함께 나타납니다. 전술한 요령에 따라 매운 것을 생식하면 발작 증상은 일어나지 않습니다.

(5) 신장 · 방광에 원인이 있는 간질

[석맥(石脈)이 급(急)]

신장과 방광에 원인이 있는 간질은 공포심을 못 이겨 정신적 장애를 일으키는데, 신장 · 방광으로 인한 모든 증상이 함께 나타납니다. 따라서 전술한 바와 같은 방법으로 신장과 방광에 영양을 공급하여 건강하게 하면 발작이 사라지고 신장 · 방광의 병도 없어지며 수명도 연장될 것입니다.

(6) 심포장 · 삼초부에 원인이 있는 간질

[구삼맥(鉤(三)脈)이 급(急)]

심포장과 삼초부에 원인이 있는 간질은 수면 장애와 이상 감각이 일어나며, 발작 전에 흐느끼는 증상이 있습니다. 역시 심포장 · 삼초부로 인한 모든 증상이 함께 나타납니다. 전술한 생식법에 따라 떫은 식품을 섭취하여 심포장 · 삼초부가 건강해지면 간질도 없어지고 심포장·삼초부의 병도 없어지며 수명도 연장될 것입니다.

10 각종 암

병명치료를 하거나 증상치료, 통계치료, 국소치료를 할 수밖에 없는 사람들은 암 발생의 원인을 아직도 잘 모른다고 말합니다. 속담에 '진리는 코밑에 있다' 라는 말이 있듯이 너무 복잡하게 생각하기 때문에 암의 원인을 모르는 것입니다.

인간은 각종 세포를 만드는 능력이 있습니다. 피세포·골세포·뇌세포·근육세포 등 인체에 필요한 세포를 만들어내는 능력은 원래 있는 것이고, 그러한 능력의 근원은 육장육부입니다. 따라서 육장육부가 건강하고 균형이 잘 이루어져 생명현상의 신진대사가 순조로우면 건강하고 튼튼한 세포들이 생성될 것이고, 육장육부가 허약하고 균형이 이루어지지 않아 생명현상의 신진대사가 비정상적이면 생성되는 세포도 비정상적일 것입니다. 따라서 이러한 비정상적으로 생성되는 세포가 많으면 사람은 죽음에 이르고, 그 비정상적인 세포 중 일부 특이하고 독성이 강한 것 등을 암세포라고 하는 것입니다.

따라서 우리는 세상을 보는 눈을 크게 떠서 쉽고 간단한 이치와 사리에 맞추어 보아야 합니다. 자기 꾀에 자기가 속아 망상에 빠져서 과학적 혹은 생화학적·생명 공학적·철학적이라는, 학문을 위한 학문 속에 갇혀 버렸기 때문에 보통 상식에 속하는 진리도 보이지 않게 된 것입니다.

간장과 담낭, 비장과 위장, 폐장과 대장, 신장과 방광, 심포장과 삼초부 등 오장오부에는 암이 있다는 말을 들었으나 심장과 소장에 암이 있다는 말은 듣지 못하였습니다. 그것은 화(火)에 속하는 심장과 소장에는 암이 없다는 것입니다. 심장·소장은 인체 중에서 열을 내는 근본이 숨겨져 있는 장부로서 화(火)에 속하므로 다른 장부보다 더운 곳입니다. 따라서 '더운 곳에는 암이 없다' 또는 '암은 열에 약하다' 라는 결론이 가능합니다. 따라서 각종 암의 치료 방법은 아주 간단한 것입니다.

간암이나 쓸개암에는 신 것을 생식하고, 비장·위장에 암이 있으면 단 것을 생식하고, 폐장·대장에 암이 있으면 매운 것을 생식하고, 신장·방광에 암이 있으면 짠 것을 생식하고, 심포장·삼초부에 암이 있으면 떫은 것을 생식하면 되고, 심장·소장에는 암이 없습니다. 생식을 하면 몸이 더워지므로 별도로 몸을 덥게 하는 방법은 필요치 않습니다.

다시 말해 육장육부를 체질과 병에 따라 나누고 허약한 장부는 영양을 많이 공급하고 강한 장부는 적게 공급하여 균형을 이루도록 합니다. 생명현상의 신진대사가 순조로워지면 노쇠하고 병든 세포나 암 등의 세포는 생성되지 않고 건강하고 젊은 세포가 생성되므로 암은 치료되는 것입니다. 그러나 사맥이 나타날 때에는 암의 경우뿐만 아니라 어떤 대수롭지 않게 느껴지는 병이라도, 혹은 현재 통증이 없다고 해도 절대 불치인 것입니다.

11 견비통

어깨에 통증이 있는 것과 견관절이 움직이지 않는 것을 견비통이라 하며, 이러한 병은 대개 치료되지 않으므로 '오십견'이라는 말이 있기도 합니다. 동양철학적으로 분류하면 5종이 있으며, 식이요법에 앞서 우선 어깨를 따뜻하게 해야 합니다. 대부분 사람들은 잘 때에 어깨를 내놓고 자는 것이 보통입니다. 젊을 때는 어깨를 내놓아도 몸속에서 열의 발생 능력이 강하여 어깨를 따뜻하게 할 수 있으므로 견비통이 생기지 않지만 나이가 들어 50세 정도가 되면 내부에서 생성되는 열이 부족하여 어깨로 열을 적게 보내므로 어깨가 냉해지고, 따라서 병이 되고 통증이 나타나는 것입니다. 그러므로 어깨를 따뜻하게 하는 것이 가장 중요합니다.

(1) 심장 · 소장에 원인이 있는 견비통
[구맥(鉤脈)]

심장과 소장에 원인이 있는 견비통은 어깨라기보다는 어깨 너머 등쪽의 견갑골에 통증이 있는 것입니다. 소장의 경맥이 견갑골을 통과하므로 소장이 허약하면 견비통이 나타납니다. 심장 · 소장을 튼튼히 하면 견갑골의 통증은 없어집니다. 쓴맛이 있는 식품을 섭취해야 하며, 전술한 바와 같은 방법으로 생식하면 당장에 견비통은 사라질 것입니다.

(2) 심포장 · 삼초부에 원인이 있는 견비통
[구삼맥(鉤(三)脈)]

심포장과 삼초부는 손을 지배하고, 견관절을 지배하고, 얼굴 표정을 지배한다 등등은 전술한 바 있습니다. 이 견비통은 견관절의 움직임이 부자유하고 무거운 것을 올려놓은 것처럼 어깨에 짓눌리는 감이 있으며 어깨를 통과하는 삼초 경맥상에 통증이 있는 견비통입니다. 따라서 심포장 · 삼초부로 인한 모든 증상도 함께 나타납니다. 이것은 심포장과 삼초부가 허약하여 나타나는 병이므로 전술한 생식 요령에 따라 떫은맛이 있는 식품으로 심포장 · 삼초부를 건강하게 하면 견관절통, 견비통, 오십견 등은 사라질 것입니다.

(3) 폐장 · 대장에 원인이 있는 견비통
[모맥(毛脈)]

대장경맥은 어깨의 정상 부분을 통과합니다. 따라서 대장이 허약하면 어깨가 뻐근하고 쑤시는 통증이 있습니다. 전술한 생식 요령에 따라 매운맛 등이 있는 식품으로 폐장 · 대장을 튼튼하게 하면 어깨 통증은 없어질 것입니다.

(4) 기경팔맥의 견비통 2종

가. 양유맥 견비통

[상화(相火)가 약한 구삼맥(鉤(三)脈)·인영(人迎) 4~5성]

양유맥은 기경팔맥에 속하므로 많이 사용되고 있는 진통제로도 아무런 효과가 없습니다. 따라서 고질적 신경통이라고 할 수 있습니다. 양유맥의 통혈(通穴)은 '외관(外關)혈'이고, 외관은 삼초 경맥상의 혈(穴)입니다. 그러므로 심포장·삼초부의 병이 넘쳐서 견디다 못해 기경팔맥으로 익출한 것이므로 중병입니다. 어깨의 조금 아래 팔뚝 중간 부위에 통증이 극심하며, 특히 한열에 대한 감각이 반대로 나타나는 증상이 있습니다. 전술한 생식 요령에 따라 떫은 식품을 생식하면 병마를 몰아낼 수 있으며, 이때에도 철저하고 정확한 생식이 요구됩니다.

나. 양교맥 견비통

[수(水)가 약한 석맥(石脈)·인영(人迎) 4~5성]

양교맥은 기경팔맥 중의 하나이므로 현대과학으로는 불치병이며 진통제도 효력이 없습니다.

양교맥의 통혈은 방광 경맥상의 '신맥(申脈)혈'입니다. 방광에 병이 발생하여 죽을 고비를 넘긴 후 방광경에서 사기가 익출하여 기경으로 넘어간 것입니다. 어깨 관절이 빠진 것을 말합니다. 방광에 병이 든 것이므로 전술한 바 있는 요령에 따라 생식해야 합니다. 짠맛이 있는 식품을 집중적으로 섭취하면 병마에서 쉽게 벗어날 수 있습니다.

12 후천성 면역 결핍증(AIDS)

　후천적으로 면역능력이 무력해져 나타나는 병명인 것 같습니다. 그러면 왜 태어날 때에는 있었던 면역능력이 없어졌는가, 면역능력이나 생명력이나 신진대사능력을 주관하는 장과 부는 무엇인가 등을 우선 생각해 보아야 할 것입니다.

　인간의 체내에는 각종 병균에 대한 저항능력이 생성되고 있으며, 이러한 항체 생성 능력으로 인해 병균 등과 싸워서 이기고 면역능력을 길러 수만 년을 살아왔습니다. 그러므로 많은 사람이 죽기도 하였지만 이 싸움에서의 승리자는 강건한 체력과 강한 면역능력이 길러져서 한평생을 살 수 있습니다. 그러나 최근 몇십 년 전부터 과학과 화학이 발달하여 체외적인 요소, 즉 기계적 방법으로 살균·살충하는 것이 성행하여 인체가 직접 생산해야 하는 항생제와 같은 저항 물질을 공장에서 생산하여 입으로 혹은 주사로 투여하였던 것입니다. 따라서 인체는 면역능력 향상을 위한 필사적인 노력이 필요 없게 되어, 다시 말하면 자기가 할 일을 과학이라는 것에 빼앗긴 신세가 되었으므로 점점 나약한 생명체가 되었고 결국 면역능력을 상실하게 된 것임을 확실하게 증명할 수 있는 것입니다. 그러므로 결과적으로 인간의 수명이 연장되었고 사망률이 현저하게 저하되어 통계적으로는 인간을 유익하게 한 것처럼 보이지만, 생태계는 파괴되었고 인체의 면역능력은 없어졌으므로 인류는 전멸할 수밖에 없는 지경에 처해 있다고 할 수 있습니다.

뿐만 아니라 학문의 방향이 인체가 스스로 생산하여야 하는 각종 저항체를 공장에서 생산하는 방법 쪽으로 발전하는 동안에, 인체에 무엇을 어떻게 영양하고 자극하면 스스로 면역능력을 강화하는가 하는 쪽의 연구는 등한시하게 되었습니다. 그래서 결국 후천성 면역 결핍증은 불치의 병이고, 장차 연구될 가능성조차 암담한 상태에 놓여 있는 것입니다.

AIDS의 증상은 그 병명에서와 같이 면역능력, 즉 병균에 대한 저항능력(생명력)이 약화되어 있고 미열(한열왕래)과 가끔 변비 설사가 있으며 오줌을 찔끔찔끔하고 불안하고 초조해하며 쓸데없는 걱정을 합니다. 또한 피부에 반점과 멍울이 생기고 어깨가 짓눌리는 감이 있으며 엉덩이에 통증이 있고 가슴이 답답한 것 등의 증상이 있는데 이러한 증상은 심포장과 삼초부가 허약해졌을 때 나타나는 증상과 일치합니다.

그러므로 후천성 면역 결핍증은 심포장·삼초부의 병임을 확신합니다. 무형의 장부이므로 눈에 보이지 않고 증거가 없다 하여 비과학적 운운하며 심포장·삼초부를 학문에서 제외시킨 결과, 심포장·삼초부를 영양하여 생명력과 면역능력을 강화할 수 있는 방법이 나타날 수 없게 되어버린 것입니다.

이와 같이 심포장과 삼초부에 어떠한 병이 발생한 것은 영양이 부족하여, 다시 말해 배고프고 힘이 없어서 허약해진 것입니다. 심포장·삼초부를 영양하는 식품은 떫은맛, 아린 맛, 담백한 맛, 생내 나는 맛 등이 있는 식품입니다. 이들 중에서 좋아하는 식품을 골라 곡식 · 과일 · 야채 · 육류 · 근과 · 조미료 등을 모두 갖추어 주식 · 부식 · 후식 · 간식 · 차 등 일체의 식사를 떫은 것으로만, 그것도 생식을 하면 심포장 · 삼초부의 병은 없어질 것이고 신경성 노이로제 증상이나 후천성 면역 결핍증도 자연히 사라질 것입니다.

13 소변 이상

(1) 야뇨증
[목(木)이 약한 현맥(弦脈)]

낮에는 정상적으로 소변을 보는데 밤에는 자기도 모르게 소변이 나오는 증상입니다. 소변을 나가게 하고 나가지 못하게 하는 근육을 괄약근이라고 하는데, 이 괄약근이 낮에는 필요에 따라 열렸다 닫혔다 하지만 밤에는 괄약근이 이완되어 계속 열려 있기 때문에 자신도 모르게 소변이 나오는 것입니다.

전술한 바와 같이 모든 근육은 간장과 담낭이 지배한다 하였습니다. 즉, 간장 기능이 부진하여 근육의 기능이 저하되므로 소변의 문을 관장하는 괄약근도 제 구실을 다하지 못하고 야뇨증이 되는 것입니다. 이때에는 병의 원인이 되는 간장 · 담낭의 기능을 강화시켜야 함은 당연한 일이고, 간장 기능을 강화 또는 정상화시키려면 약이 아닌 음식으로 영양해야 함이 마땅할 것입니다. 신맛이 있는 식품으로 간장 · 담낭에 영양을 공급하되 여러 번 반복한 바 있는 생식 요령에 따라야 합니다. 푸른빛이 있는 팥의 생식이 가장 효과적입니다.

(2) 찔끔찔끔하는 증세
[상화(相火)가 약한 구삼맥(鉤(三)脈)]

전립선염이 있으면 소변을 찔끔찔끔하는 증상이 있습니다. 이러한 증상은 심포장 · 삼초부의 병으로 인해 자율신경에 이상이 나타나서 소변 나오는 문이 정상적으로 작용하지 못함으로써 불안 · 초조하게 열렸다 닫혔다 하여 찔끔찔끔하는 것입니다. 그러므로 심포장 · 삼초부를 튼튼히 하여 자율신경이 정상적으로 작용하도록 함이 우선입니다. 전립선을 수술한다든가 하는 것은 위험천만한 근시안적 요법이 아닐 수 없습니다.

전술한 바와 같은 요령으로 떫은 것을 생식하면 소변이 정상적으로 배설되는 것은 물론이고 심포장 · 삼초부로 인해 나타나는 모든 증상도 함께 없어집니다.

심포장과 삼초부가 오랫동안 영양을 받지 못하고 치료받지 못해서 나타나는 증상이므로 상당한 시일이 필요합니다. 대개 3개월 정도 집중적인 영양이 필요할 뿐만 아니라 생명현상의 근본이 심포장 · 삼초부이므로 심한 공해 속에 살고 있는 현대인들은 모든 식사의 50% 정도는 떫은 식품으로 섭취해야 비로소 생명현상이 무리없이 지속될 것입니다.

(3) 소변 빈삭증

[수(水)가 약한 석맥(石脈)]

소변을 자주 보는 증상입니다. 밤에 자다가 소변을 보지 않는 것이 정상인데 적게는 1회, 많게는 3~5회 소변을 보는 증상입니다. 이러한 증상은 신장과 방광에 원인이 있기 때문인데 방광이 긴장하여 수축하였으므로 소변을 많이 저장할 수 없기 때문입니다. 신장과 방광의 어떠한 종류의 이상이든 그것은 신장과 방광에 필요한 영양이 부족하기 때문에 나타납니다.

전술한 생식 요령에 따라 짠맛이 있는 식품 등으로 영양을 공급해야 하며, 쥐눈이콩의 생식은 놀라울 정도로 효과가 있습니다.

(4) 오줌 지리는 증

소변을 정상적으로 본 후에 소변이 딱 끝나지 않고 몇 방울 흘러내리는 증상을 말합니다. 또는 웃을 때나 급할 때 몇 방울 지리는 것도 같은 증상에 포함됩니다. 이러한 증상은 '15낙맥의 병'으로, 매운 것을 생식해야 하며 폐경맥상의 손목 근처에 '열결(列缺)'이라는 혈(침자리)이 있는데 이곳을 따뜻하게 뜸뜨기를 계속하면 오줌 지리는 증상이 없어집니다. 뜸이 너무 커서 살에 상처가 나면 역효과가 나므로 다만 따뜻할 정도로 해야 합니다.

(5) 소변 불통증

소변이 완전하게 막혀서 전혀 나오지 않는 증상입니다. 이때 급하다고 하여 파이프 등을 요도에 끼워 소변이 나오게 하는 모양인데, 그런 무리한 방법은 인체에 해를 끼칠 우려가 있으므로 조심해야 합니다. 이것도 역시 15낙맥의 병으로서, 신경의 '대종(大鍾)'이라는 혈에 이상이 있기 때문입니다. 대종혈은 발목의 내측 복숭아뼈 후측의 움푹 패인 곳인데, 이곳을 따뜻하게 뜸을 하여야 합니다. 소변 지릴 때 설명한 요령에 따라 뜸을 시행하고 짠 것을 생식하여 신장과 방광에 영양을 공급하면 치료가 가능합니다.

소변 이상에 관한 것은 완전무결하게 설명되었습니다. 일상적인 말로 해설을 하였지만, 너무 전문적이어서 납득이 되지 않을 것입니다. 그러나 염려할 필요는 없습니다. 인간은 인간 전체, 즉 소우주가 건강하면 스스로 정비하는 능력이 있을 것입니다. 그러므로 자연의 원리를 믿고 꾸준한 오행생식을 하면 모든 병은 물러가고 건강 장수하게 되는 것입니다.

자기의 생명은 자기의 것이므로 타인에게 자기의 생명을 맡기지 말고, 자기의 목숨은 자기가 관리하고 치료하는 능력을 본 자연의 원리회에 오셔서 배우기를 진실로 권고합니다. 자신의 육체를 자신이 지키고 자신이 치료하여 건강 장수하는 능력이 있으면 비로소 도인의 경지에 첫발을 내딛었다 할 것이며, 인간의 무한한 잠재능력을 유감없이 발휘할 수 있는 사람이 있다면 이는 성인, 완전한 사람, 진인

등의 칭호를 받을 수 있을 것입니다.

14 저능인

　동양철학적으로 볼 때 다음과 같은 병명을 말합니다. 저능아 · 자폐증 · 백치 · 몽골리안 등을 저능인으로 함께 보는데 지능의 발달이 보통보다 낮아 정상적인 지적능력에 미치지 못합니다. 기억 · 감정 · 사고 · 주의 · 지각 등에 이상이 생기고 남과 잘 어울리지 못하며 남에게는 전혀 관심을 보이지 않는데, 대체적으로 선천적인 원인보다는 후천적인 원인이 더 많습니다. 성장하는 도중에 큰 병이 생겼을 때 잘못 치료하여 양기가 약해지면 뇌 성장 발달에 이상이 나타나는 것입니다. 우선 양기를 되살리는 인삼을 대량 섭취해야 하며, 양기를 측정하는 인영맥이 커지는 과정에서 코나 귀 · 입 등이 헐고 마르고 출혈이 생기는 일도 종종 나타납니다.

　앞의 병도 다른 병과 마찬가지로 육장육부의 음양 · 허실을 가려 가장 약한 장부부터 하나하나 다스려 나간다면 다소 시간이 걸리기는 하겠지만 반드시 완치 가능한 것입니다.

　보통 사람이 저능인이라고 칭하는 사람 중에 비장 · 위장에 병이 있는 경우를 예로 들면, 비장 · 위장의 병으로 인해 공상과 망상이 지나쳐 과거를 한탄하고 탄식하며 미리 앞질러 생각하기 때문에 현실이 보이지 않는 것입니다. 다시 말하면 저능인에게 "당신은 왜 바보 같이 밥을 많이 먹습니까, 당장 밥을 적게 먹으면 현실적으로 바보 소리를 듣지 않을 터인데"라고 하면, 그 말은 믿지 않고 누구를 원망하거나 자신의 잘못된 행동을 다른 사람에게 뒤집어씌웁니다.

이를테면 자기 어머니가 어릴 때부터 밥을 많이 먹으라고 하여 어머니 때문에 밥을 많이 먹고 바보 소리를 듣는 것이므로 어머니를 죽여야 하고, 어머니를 죽이기 위해서는 권총 등을 사서 사격 연습을 해야 한다고 생각합니다. 그리고 사격 연습을 어디서 하며, 사격 훈련의 지도자는 누구이며, 총잡이가 된 후에 서부활극 주인공의 멋진 폼을 연상하는 등등의 망상을 하므로 정신이 현실에 집중되지 않고 환상의 세계에서 살고 있는 것입니다.

또 예를 들면, 저능인에게 어떤 고찰 등지로 관광을 가자고 하면 관광에 앞서 당장 관광에 필요한 경비·시간, 안내자나 안내책 등이 있어야 하고 그것들을 준비해야 하는데 저능인은 고찰에 가서 선녀를 만나 자신의 병을 치료하고 그 선녀와 결혼하여 아름다운 꽃밭에서 천국의 생활을 하는 것을 상상하고 망상합니다. 이렇듯 정신이 다른 환상의 세계로 가 있기 때문에 현실을 보지 못하고 아무것도 준비하지 못하므로 저능인이라든가 바보·멍청이라는 소리를 듣는 것입니다.

그러므로 저능인은 지능이 무조건 부족한 것이 아니라 두뇌의 회전이 너무 빨라서 현실을 뛰어넘어 환상의 세계로 가는 것이므로 머리가 너무 좋다고도 표현할 수 있습니다. 그러므로 때로는 획기적인 생각을 말로 표현하여 감탄하게 하는 경우도 있는 것입니다.

이러한 증상을 동양철학적으로 해석하면 비장과 위장이 건강하면 확실하고 정확하고 철저하고 하나밖에 모르고 고지식하고 외곬이고, 콩 심은 데 콩 나고 팥 심은 데 팥 나는 믿음이 있고 신용이 있는 사람입니다. 그러나 비장·위장에 병이 침범하면 공상·망상·환상의 세계로 빠지며 후회하고 한탄하고 원망하고 누명을 씌우며 의심하고 질투하고 시기하는 것입니다. 의처증이 나타나고 믿지 않는 성격이 극심하여 결국 현실은 안 보이고 과거나 미래만 보이므로, 이러한 사람을 이 세상에서는 저능인이라고 하는 것입니다. 그러므로 이러한 사람을 치료하려면 비장과 위장을 먼저 치료해야 합니다.

비장·위장을 치료하려면 비장·위장에 영양을 공급해야 하고, 비장·위장을 영양하는 식품은 단맛이 있는 식품입니다. 단맛이 있는 식품 중 가장 좋은 것은 기장쌀이며, 흑설탕이나 꿀도 효과적인 식품입니다.

저능인을 보호해야 하는 입장에 있는 여러분! 모든 식사를 단 것으로만 생식하게 하고, 한끼에 흑설탕 5숟갈씩 먹여보세요. 6개월에서 1년 이내에 환자는 정상을 되찾게 될 것입니다. 특히 첨언할 말은 산을 옮길 수 있는 믿음도 위와 같이 비장·위장이 튼튼하면 자연히 나타날 수 있다는 것입니다.

간장과 담낭, 심장과 소장, 폐장과 대장, 신장과 방광, 심포장과 삼초부에 원인이 있는 저능인도 있으며 그 치료법도 앞서 이미 설명된 것입니다.

15 감기

감기는 왜 걸리고, 감기라고 하는 병은 무엇이며, 그 치료법과 예방법은 무엇인가라고 질문한다면 과학자들은 바이러스 때문이며 예방법은 손을 깨끗이 씻고 양치질을 하고 청결하게 해야 한다는 식의 지극히 상식적이고 막연한 말만 늘어놓을 것입니다.

감기 바이러스를 없애는 방법은 인류 역사 이래 계속 연구중임에도 성공할 가능성은 거의 희박하고, 예방법은 그저 적당히 얼버무리는 실정입니다.

그러면 이제부터 경우에 맞고 이치에 맞고 사리에 맞는 동양철학적인 견해를 밝혀보겠습니다.

감기는 왜 찾아오는가? 그것은 추워서 생긴 것입니다. 다시 말하면 인체에서 발생되는 열의 양보다 외부적인 영향에 의해 빼앗기는 열이 더 많아 인체의 저항력이 한계에 부딪치게 됩니다. 그래서 우선 춥다고 느끼게 되는데, 이때 옷을 입는다든지 운동으로 체온을 유지하지 못하면 그 냉기를 견디지 못해 체내에 이상한 변화 혹은 이상한 물질이 생기게 되며 이를 바이러스라는 이름으로 부르고 있습니다.

불필요한 바이러스를 없애는 방법은 바이러스가 단순히 추워서 생겼으니까 반대로 몸을 덥게 하면 되는 것입니다.

그러나 사람은 춥고 더운 것도 잘 모르기 때문에 감기라는 병이 있는 것입니다. 즉, 너무 간단한 진리이기 때문에 스스로 망각하고 착각하여 이 지경에 이르렀습니다. 감기로 인해 인간은 말할 수 없는 고통을 받고 있으며, 무지로 인한 엄청난 피해와 만병의 시작이 여기에서 발생되는 것입니다.

감기에 대한 동양철학적 분석과 그 치료 방법을 구체적으로 설명하겠습니다. 우선 감기는 12종이 있으며 이를 6종으로 요약할 수 있고, 다시 크게 3종으로 요약할 수 있습니다. 여기에서는 3종으로 요약된 부분만 그 치료법을 설명해 보겠습니다.

(1) 피부병양명감기
[토(土)와 금(金)이 약한 홍 · 모맥(洪毛脈) · 인영(人迎) 대(大)]

양명감기는 대장과 위장에 동시에 냉기가 침입하여 장차 중병이 되려고 감기라는 증상으로 나타나는 것입니다. 따라서 대장을 영양하는 매운 것, 즉 생강차 5잔 정도와 위장을 영양하는 단 것 흑설탕 3숟갈 정도를 뜨겁게 끓여서 먹고 땀을 내야 하는 것입니다.

양명감기 증상의 특징은 콧물이 나고 토하거나 메스껍고 살이 아프고 재채기가 나며 피부가 으슬으슬 추워지는데 이런 증상을 보통

'몸살 감기' 라고 말합니다.

땀을 내는 방법이 가장 중요한 것이므로 틀림없이 확실하게 시행해야 합니다. 그 방법은 몸을 덥게 하는 방식을 말하는 것으로, 머리까지 전신을 이불로 뒤집어쓰고 땀을 내기 시작하여 약 2~3시간이 지난 후에 스스로 느껴보면 몸이 가벼워져서 감기가 완전히 사라졌음을 알 수 있을 것입니다. 그러나 일시에 이불을 걷어내고 샤워를 한다거나 찬바람을 쏘이면 다시 코가 막혀 감기가 되는 것이니 이불 속에서 땀에 젖은 내복을 갈아입고 천천히 나와서 운동을 하면 감기는 치료되는 것입니다.

(2) 태양감기
[화(火)와 수(水)가 약한 구·석맥(鉤石脈)·인영(人迎) 대(大)]

태양감기는 소장과 방광에 동시에 냉기가 침입하여 장차 큰 병으로 발전하려고 자리를 잡은 것입니다. 증상은 땀이 많이 나고 뼈가 쑤시고 나른한 것이 특징입니다. 이러한 증상을 보통 '삭신이 쑤신다'고 말합니다.

이때에는 소장을 영양하는 쓴 것과 방광을 영양하는 짠 것을 공급해야 합니다. 그러니까 커피 3잔 분량과 소금 2티스푼 정도를 뜨겁게 끓여서 먹고 전과 같은 방법으로 땀을 내면 단번에 감기로부터 해방되는 것이 확실합니다.

(3) 소양감기

[목(木)과 상화(相火)가 약한 현·구삼맥(弦鉤(三)脈)·
인영(人迎) 대(大)]

소양감기는 담낭과 삼초에 동시에 냉기가 침입하여 장차 중병이
되려고 공격중인 것입니다.

이때의 증상은 목이 붓고 가래가 나오며 기침이 나고 목이 쉽니다.
그리고 열이 올랐다 내렸다 하기도 합니다. 그 치료 방법은 담낭을
영양하는 신 것과 삼초부를 영양하는 떫은 것을 섭취해야 합니다.
즉, 신맛과 떫은맛이 있는 요구르트 5병을 약간 데워서 먹고 위에서
설명한 방법으로 땀을 내는 것입니다.

이제 여러분은 감기에서 해방되었으며 따라서 만병을 미리 예방하
는 능력이 갖추어졌음을 확신합니다.

16 기타

(1) 콧병

축농증, 알레르기성 비염, 코막힘, 콧물, 코 내부 건조증, 코피, 코
가 많이 나오고 목으로 넘어가는 증상 등 모든 콧병에는 매운 것을
생식해야 합니다. 특히 현미 생식이 효과적입니다

(2) 귓병

이명증, 중이염, 귓밥이 많은 것, 청력이 약한 증세, 귓속이 가려운 증세 등 모든 귓병에는 짠 것을 생식해야 합니다. 특히 쥐눈이콩 생식이 효과가 있습니다.

(3) 피부병

각종 피부병, 주름살, 알레르기성 피부염, 피부 소양증, 습진, 두드러기 등과 병명도 없는 피부병일지라도 매운 것을 생식하면 됩니다. 특히 현미 생식이 효과가 있습니다.

(4) 치통

상치통은 현미 생식, 하치통은 기장쌀 생식이 효과가 있습니다.

(5) 해소 천식

해소 천식은 육장과 육부에 모두 그 원인이 있으며, 기경팔맥과 사해혈에도 원인이 있습니다. 따라서 24종류의 원인이 있으므로 체질 개선처방이나 장수처방을 해야 하고, 이 책으로 맥을 측정하는 능력이 양성되신 분은 맥에 따라 단방요법을 사용하시기 바랍니다.

기침은 폐가 차가워서 나타나는 병입니다. 숨을 들이마시는 힘은 신장 · 방광에서 나오고 숨을 내쉬는 힘은 심장 · 소장에서 나오는 것이며, 인영맥이 촌구맥보다 크면 들숨이 길고 촌구맥이 크면 날숨이 길어짐을 참고하시기 바랍니다.

이 세상에는 병명이 약 13만 종류나 된다고 합니다. 그러므로 병명별 식이요법을 일일이 다 설명하는 일은 거의 불가능합니다. 따라서 병의 원인별로 식이요법을 시행해야 합니다.

따라서 전지전능한 잠재능력을 보유하신 《오행생식요법》의 독자 여러분께서는 마음이 급하다 하여 어떤 비방이나 단방요법을 찾거나 하시지 말고 육미(六味) 오행생식을 하시기 바랍니다. 현재 병이 어디에, 어떠한 상태로 머물러 있는지 맥으로 진단할 수 없거나 체질분류에 자신이 없으신 분은 고민하지 말고 장수처방을 사용하십시오. 진정으로 장수처방을 하여 오행생식만을 정확하게 시행한다면 10~20일 안에 몸이 건강해지면서 병은 자연히 소멸되고, 정신과 육체와 감정이 점점 호전되고 있음을 느끼게 될 것입니다. 또한 2~3년 꾸준하고 정확하게 오행생식을 한다면 여러분의 모습이 표준형으로 변하고 있음을 관찰할 수 있을 것입니다.

그리고 중풍, 소아마비, 경기, 감기, 말더듬이, 사시, 각종 종양, 갑상선 등 여기에 병명별 식이요법을 열거하지 못한 각종 불치병이나 병명도 없는 어떠한 병일지라도 오행생식을 실천함으로써 대개 6개월에서 1년 사이에 치료가 가능해집니다. 소아마비나 뇌성마비 등도 수술하여 어떤 부분이 절단되지만 않았다면 2~3년 안에 완치될 수 있습니다. 그러나 사맥이 촉지되거나 어느 곳이든 절단된 수술이 있었을 경우에는 불가능합니다.

우리가 항상 먹고 있는 맛있는 음식이라는 것이 사실은 모두 죽은 것입니다. 그러나 육곡은 다음해에 싹이 틀 수 있는 살아 있는 식품입니다. 그러므로 육곡을 익히지 않고 생식하면 생명력도 함께 먹는 것입니다. 따라서 곡식의 생식은 이 세상의 어떤 음식보다도 좋은 것이므로 《황제내경》에도 이와 같은 내용의 문구가 있는 것입니다.

당뇨병이든 고혈압이든 여드름이든, 병명은 하나일지라도 그 사람이 처해 있는 환경이나 나이나 체질에 따라 처방에 있어서는 먼저 맥을 고르게 함이 우선이라는 것을 재인식해야 합니다.

그리고 이 글을 자세히 연구하여 설명대로 생식해 보아도 아무런 반응이 없는 것은 무엇인가 체질에 다른 점이 있기 때문입니다.

오행생식의 순서는 먼저 병치처방을 하여 현재 침입해 있는 병을 몰아낸 후 체질개선처방을 하여 체질을 개선하여 표준형이 된 후에 장수처방을 하는 것입니다. 그렇게 되면 환골탈태하고 불로장수하며 생사를 초월하여 영생하는 길이 멀지만은 않을 것입니다.

그러므로 우리 민족의 근본사상이요, 철학이요, 학문인 인내천(人乃天) 사상을 증명하는 사람이 될 수 있을 것입니다.

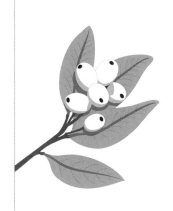

오행섭생법

제9장 오행 섭생법

인체는 움직이지 않으면 체온이 떨어지고 활동하면 체온이 상승하므로 인간은 적당한 활동을 해야 따뜻한 체온이 유지되는 것입니다. 그래서 움직여야 산다는 말이 있습니다.

사람이 생명현상을 계속 유지하는 데는, 첫째는 금(金)에 속하는 공기가 필요하고, 둘째는 토(土)에 속하는 물과 음식이 필요하고, 셋째는 목(木)에 속하는 각종 활동이 필요하고, 넷째는 화(火)에 속하는 적당한 온도가 필요하고, 다섯째는 수(水)에 속하는 천기가 필요하고, 여섯째는 상화(相火)에 속하는 생명력이 필요합니다.

이제 이 오행섭생법에서 자연을 이용하고 관리하여 자연에 적응하는 방법을 자세히 설명하려 합니다. 앞에 나열된 6종의 요소 중 무엇 하나만 강하거나 약해서는 생명이 유지되지 않으며, 서로 상생(相生)·상극(相克)·상화(相和)하여 조화를 이룰 때 인간의 생명현상이 계속되는 것입니다.

1 공기

사람은 공기를 호흡하지 않으면 단 몇 분 이내에 죽게 되므로 생명 유지에 있어 공기를 우선으로 두지 않을 수 없습니다. 현대과학은 사람의 폐가 탄산가스 등 불필요한 가스는 배출하고 산소 등 필요한 가스는 흡수하는 기능이 있음을 밝혀놓았습니다. 그러나 사람에게 가장 좋은 공기는 어떠한 성분이 어느 정도의 비율로 배합돼야 하는지의 기준은 설정하지 못하고 해로운 것만 몇 가지 알아내서 그것으로 공기가 오염되었다든가 발암 물질이 있다든가 하는 식의 부정적인 면만 강조하고 있는 실정입니다. 뿌리 없는 나무와 같이 공기오염 운운만 할 것이 아니라 학자들은 하루 속히 공기의 표준 성분과 그 구성 비율을 먼저 정해야 할 것입니다.

그렇다면 오늘날 우리는 어떠한 방법으로 공기의 좋고 나쁨을 구별할 수 있는가, 과학이 제 뿌리를 찾을 때까지 기다려야 하는가 하고 당황하시겠지만 절대로 그렇지만은 않습니다. 사람에게는 무한한 잠재능력이 내재되어 있고, 또 그 무한한 잠재능력은 폐와 코에 작용하여 과학이 절대로 미치지 못하는 초자연적인 힘에 의해 자기에게 상쾌하고 싱그러운 감을 알게 하여 필요한 것과 불필요한 것을 느낌으로 알게 되어 자동적으로 분별하는 능력이 생기는 것입니다. 그러므로 이와 같은 사람의 초과학적인 육감을 이용하여 공기의 좋고 나쁨을 선별하는 것이 훨씬 더 정확한 것입니다.

또한 우리는 힘을 써서 느린 호흡으로 체내에 충분한 산소를 공급하면 기와 혈의 순환을 촉진시킨다는 사실을 알고 수천 년에 걸쳐 연구를 거듭한 결과 오늘에 이른 것이 '단전호흡'이라는 것입니다.

인체는 산소를 많이 흡수하면 몸이 내부에서부터 더워집니다. 그것은 난로에 산소를 주입시키면 더 잘 타서 더워지는 것과 같은 이치입니다. 그러나 스스로 숨을 쉬어야 하는 사람에게 기계의 힘을 빌어 산소 공급을 한다면 산소 흡수능력이 점점 감퇴되므로 결국은 수명이 단축되고 나약해질 것입니다. 코와 기관지와 폐를 단련하여 산소 흡수기능을 강화하면 인체는 강건해지고 튼튼해질 것입니다. 인체는 전술한 바와 같이 온혈동물이므로 몸이 더워야 하고, 더우면 저항력이 강해지고 강력한 힘이 용출되는 것입니다.

단전호흡이란 무엇인가? 여러분은 그저 막연히 좋은 것이라고 생각하실 것입니다. 단전호흡은 호흡을 길게 하여 호흡을 하지 않는 것과 같이 호흡하는 것으로, 인체에 공기가 부족하여 죽을 지경에 도달하게 되면 인체의 자율신경이나 잠재능력이나 초능력 등이 발동하여 반작용을 일으켜 더 많은 산소 등을 흡수하도록 하는 저항력을 기르는 단련방법입니다. 즉, 폐의 기능을 단련하여 반작용에 의해 산소 등의 흡수와 탄산가스 등의 배출기능을 극대화하는 방법을 말합니다.

그러나 오늘날의 과학은 위와 같이 훈련과 연마에 의해 산소 흡수능력을 강화시키지 않고, 단순하게 고압 산소실에 사람을 집어 넣어 노력 없이 저절로, 혹은 강압적으로 산소를 인체에 주입하는 형식을 취합니다. 그러나 이런 방법은 당장은 어떤 병이 호전되는 듯이 보이지만, 실질적으로는 공기 중 산소와 같은 필요한 물질을 흡수하는 자율기능을 저하시켜서 무력한 폐를 만드는 결과를 낳는 일로 이어질 것입니다.

따라서 이러한 장치에 의존하는 학자는 사람을 살리는 일과 죽이는 일이 무엇인지를 심사숙고해야 할 단계에 와 있는 것입니다.

(1) 간장 · 담낭과 심포장 · 삼초부를 강화하는 호흡법

간장과 담낭에 병이 있으면 현맥(弦脈)이 촉지되며, 심포장과 삼초부에 병이 있으면 구맥(鉤三脈)이 촉지된다 한 바 있습니다. 인영의 맥이 촌구의 맥보다 2배 성대(盛大)하면 병은 담낭이나 삼초부에 있고, 이것을 한의학 등에서 '소양의 병'이라고 하며, 소양의 병이 있을 때에는 들이마시는 숨을 내쉬는 숨보다 2배 길게 하여야 합니다. 그리고 호흡은 가능한 한 길게 할수록 좋습니다. 이와 같은 방법으로 호흡을 계속하면 인영의 맥과 촌구의 맥의 크기가 같아지며, 인영과 촌구가 같아지면 음양의 균형을 이루고, 따라서 오행도 균형을 이루게 되어 소양에 속하는 모든 병은 없어지는 것입니다.

또한 현맥이나 구맥이 촉지되면서 인영의 맥보다 촌구의 맥이 2배 성대하면 병이 간장이나 심포장에 있으며, 이것을 '궐음의 병'이라고 합니다. 궐음의 병이 있으면 들이마시는 숨보다 내쉬는 숨을 2배 길게 하여야 하며, 가능한 한 호흡을 길게 하는 것이 유리합니다. 이와 같은 방법의 호흡을 계속하면 음과 양이 균형을 이루고, 따라서 오행도 균형을 이루어 궐음의 병에 속하는 모든 병은 없어지는 것입니다.

병이 치료된 후에는 들이마시는 숨과 내쉬는 숨의 길이를 똑같이 해야 합니다. 이와 같은 호흡을 계속하면 체력이 점점 강화되어 힘이 솟아나며, 단전에 기가 모여 실체화하는 것이 눈에 보이며, 나아가서는 기경팔맥이 열리고 사해혈이 열려서 무한한 능력을 발휘할 수 있게 되는 것입니다. 원래 체질이 소양인에 속하는 사람은 병이 없어진 후에도 때때로 들이마시는 숨을 길게 해야 할 필요가 있고, 궐음인에 속하는 사람도 병이 없어진 후에 때때로 내쉬는 숨을 길게 하여야 할 필요가 있습니다.

단전호흡을 계속 시행하면 몸이 더워지고 또 육체가 이완되는 효과가 있습니다. 몸이 이완되면 각종 산이 많이 분비되며 속이 더부룩하거나 쓰리고 식욕이 항진되는 것은 자연적 현상입니다. 이와 같은 결과로 식사를 많이 하여 비만증이 되면 오히려 육체를 해치는 결과를 초래하므로 오행 체질분류에 따라서 혹은 현재의 맥상에 따라서 매운 것을 적당히 취하면서 호흡해야 합니다.

현맥이나 구맥이 촉지되는 사람 중에서 소양의 병이 기경팔맥으로 익출한 사람은 인영의 맥이 4~5배 확장되어 있습니다. 이것은 과학적 불치병이 침범한 것이며, 이때에는 들이마시는 숨을 내쉬는 숨보다 4배 길게 호흡하여야 합니다.

반대로 현맥이나 구맥이 촉지되는 사람 중에서 궐음의 병이 사해로 익출하면 촌구의 맥이 6~7배로 확장되어 있으며, 통증은 없지만 중증에 속합니다. 이러한 경우의 호흡법은 들이마시는 숨보다 내쉬는 숨의 길이를 5배 길게 해야 합니다.

(2) 심장·소장과 신장·방광을 강화하는 호흡법

심장이나 소장이 허약하면 구맥이 촉지된다 하였으며, 신장과 방광에 병이 있으면 석맥이 촉지된다고 한 바 있습니다. 인영의 맥이 촌구의 맥보다 3배 성대하면 병은 소장이나 방광에 있고, 이러한 경우 한의학에서 '태양의 병'이라고 합니다. 태양의 병이 있을 때에는 들이마시는 숨을 내쉬는 숨보다 3배 길게 호흡해야 합니다. 그리고 호흡은 가능한 한 길게 하는 것이 유리합니다. 이와 같은 방법으로 호흡을 계속하면 인영의 맥과 촌구의 맥력이 같아지며, 음양과 오행도 균형을 이루어 태양의 병으로 인해 나타났던 모든 증상이 사라집니다.

또 구맥이나 석맥이 촉지되면서 인영의 맥보다 촌구의 맥이 3배 성대하면 병은 심장이나 신장에 있는 것이며, 이와 같은 병을 '소음의 병'이라고 합니다. 소음의 병이 있으면 들이마시는 숨보다 내쉬는 숨을 3배 길게 호흡하여야 하고 가능한 한 호흡을 길게 하는 것이 유리합니다. 이와 같은 방법의 호흡을 계속하면 음양과 오행이 균형을 이루어 병은 사라지고 건강해져 병이 치료될 수 있습니다. 그후에는 호흡하는 비율을 같게 하여 계속, 그리고 점점 길게 해야 됩니다.

구맥이나 석맥이 촉지되는 사람 중에 인영의 맥이 4~5배 성대하여 기경에 병이 침범된 사람이 있습니다. 이러한 사람은 과학적 불치병에 걸려 있는 것이며, 이때에는 들이마시는 숨을 내쉬는 숨보다 4배 길게 호흡해야 합니다.

석맥이 촉지되는 사람 중에는 소음의 병이 기경으로 익출하여 촌구의 맥이 4~5배로 확장되어 있어서 현대 의학적 불치병에 빠져 있는 사람이 있습니다. 이때에는 들이마시는 숨보다 내쉬는 숨을 4배 길게 해야 합니다.

(3) 비장 · 위장과 폐장 · 대장을 강화하는 호흡법

비장과 위장에 병이 있으면 홍맥이 촉지되며, 폐장과 대장에 병이 있으면 모맥이 촉지된다고 한 바 있습니다. 인영의 맥력이 촌구의 맥력보다 4배 성대하면 병은 위장과 대장에 있으며, '양명의 병'이라 합니다. 양명의 병이 있으면 내쉬는 숨보다 들이마시는 숨을 2배 길게 호흡하여야 합니다. 이렇게 호흡을 계속하여 인영과 촌구의 맥력이 균형을 이루면 음양과 오행이 균형을 이루어, 양명의 병에 속하는 모든 증상은 사라지는 것입니다.

홍맥이나 모맥이 촉지되고 인영의 맥보다 촌구의 맥력이 4배 성대하면 비장과 폐장에 병이 있으며, 이것을 '태음의 병'이라 합니다. 태음의 병이 있으면 들이마시는 숨보다 내쉬는 숨의 길이를 2배 길게 호흡하여야 합니다. 가능한 한 길게 호흡하는 것이 유리하며, 이와 같은 방법의 호흡을 계속하면 인영과 촌구의 맥력이 균형을 이루어 음양과 오행이 화합하게 되고 태음의 병으로 인해 나타났던 모든 증상은 없어집니다.

양명의 병이 있는 경우 인영의 맥력이 6~7배로 확장되어 있는 경우가 있습니다. 이러한 경우는 '사해의 병'이라 하며, 통증도 없고 병명도 없어서 마치 병이 없는 것과 같습니다. 주요 증상은 하체가 무력해지는 것이며, 이때의 호흡요법은 내쉬는 숨보다 들이마시는 숨을 5배 길게 합니다.

병을 치료하는 호흡법

극	음양중	음양	맥	장 부	흡	호
태	(人迎) 양	사해	인영6성	합곡	5	1
		기경	인영5성	대맥, 독맥, 양교맥, 양유맥	4	1
		양명	인영4성	위장 · 대장	2	1
		태양	인영3성	소장 · 방광	3	1
		소양	인영2성	담낭 · 삼초부	2	1
	중	중	평	균형	1	1
극	음 (寸口)	궐음	촌구2성	간장 · 심포장	1	2
		소음	촌구3성	심장 · 신장	1	3
		태음	촌구4성	비장 · 폐장	1	2
		기경	촌구5성	충맥, 임맥, 음교맥, 음유맥	1	4
		사해	촌구6성	태충	1	5

✱ 호는 1이고 흡은 2라는 표현은, 호를 5초 하면 흡을 10초 또는 호를
  10초 하면 흡은 20초 하는 식으로 내쉬고 들이마시는 숨의 길이를 비
  율로 나타낸 것입니다.

지금까지 단전호흡으로 병을 치료하는 방법을 설명했습니다. 병이
없어진 다음에는 내쉬는 숨과 들이마시는 숨을 똑같게 하지 않으면
또다른 병이 발생합니다. 그리고 아직 과학적으로 좋은 공기의 기준
이 없으므로 미숙한 과학에 의존하지 말고 각자의 위대한 잠재능력
에 의존하여, 느낌으로 좋은 공기를 측정하는 것이 더 완벽합니다.
깊은 산속, 숲속 공기의 상쾌한 느낌은 누구라도 좋다고 표현할 줄
알기 때문입니다.

단전에 기를 모아 운기 조식을 하여 24경맥을 통하고, 다음 단계로 기경팔맥을 통하고 대망의 사해를 통하면 여러분은 무한한 능력을 얻을 수 있는 것입니다.

2 물과 음식

음식을 먹는 법에 대하여는 여섯 가지 맛의 6종 곡식, 여섯 가지 맛의 6종 과일, 여섯 가지 맛의 6종 야채, 여섯 가지 맛의 6종 육류, 여섯 가지 맛의 6종 근과(뿌리 식품), 여섯 가지 맛의 6종 조미료를 병과 체질에 따라 병치처방 · 체질개선처방 · 장수처방을 하여, 주식 · 부식 · 차 · 간식 · 후식 등 모든 식사를 하되 소식하기 위하여 생식을 해야 함은 이미 설명드렸습니다.

물에 대한 문제는 언론 등에서 연일 대서특필되는 큰 사건이지만 아직도 어떤 물이 인체에 가장 좋은 물인가 하는 기준도 설정된 바 없으니, 과학이라는 학문이 얼마나 공전하는 학문인가 실감하지 않을 수 없습니다. 오늘의 영양학은 사람의 입맛 이전에 개개인의 체질과 몸의 상태에 따라 화학적 분석법에 의해 식단표를 작성하고 있는데 이는 이 지구상의 어떤 사람도 실천 불가능한 일이라 생각합니다. 그러므로 물도 역시 자신의 입맛에 맞으면 좋은 물이라고 해야 할 것입니다.

간이 허약한 체질은 새콤한 맛의 물이 가장 좋게 느껴질 것이며,

심장이 허약한 체질은 쌉쌀한 맛의 물이 가장 좋게 느껴질 것이며, 비장이 허약한 체질은 달콤한 맛의 물이 가장 좋게 느껴질 것이며, 폐장이 허약한 체질은 매콤한 맛의 물이 가장 좋게 느껴질 것이며, 신장이 허약한 체질은 찝찔한 맛의 물이 가장 좋게 느껴질 것이며, 심포장·삼초부가 허약한 체질은 떫은맛의 물이 가장 좋게 느껴질 것입니다. 그러므로 역시 자기 입맛에 맞는 물이 가장 좋은 물이라고 할 수 있겠습니다.

지금 말씀드린 '맛이 좋다, 나쁘다' 하는 것은 인간의 무한한 잠재 능력이 하는 일이므로 수치로 나타내거나 증거 제시만을 내세우는 과학의 한계를 훨씬 넘는 완전한 측정방법이 될 수 있을 것입니다.

3 각종 활동

이 책에서 각종 활동이라 함은 노동·운동·체육·무술 등을 하는 것과, 취미·개성·소질에 합당한 직업 활동 등 일체의 움직임을 말합니다. 사람은 음식을 먹은 후에는 어떤 형태로든 육체를 움직이지 않으면 점점 무력해지고 나태해지며 나아가서는 몸이 굳어 죽음에 이르게 되므로, 피곤하면 쉬고 쉰 후에는 활동을 해야 하는 운명을 타고났습니다.

'편하게 살자! 편하게 살자!' 하는 것이 현대의 문명이고 현대과학의 궁극적 목적인 것 같지만, 이와 같이 사람을 편하고 편리하게 하는 일이 계속된다면 결국 사람은 자기가 해야 할 일을 기계에 모두 빼앗기고 일이 없어져서 나태하고 무력하며 굳어져서 마지막에는 죽음을 재촉하게 될 것입니다. 그러므로 모든 과학자, 문명인, 기업가는 현대 문명에 대한 철학적 고찰을 게을리하거나 방관하다가는 중대한 우를 범하게 될 것이라 하겠습니다.

노동은 체육이 아니며 경기를 목적으로 한 운동만이 체육이라는 의견이 오늘날 지배적 이론인 듯한데, 이것은 잘못된 판단이라고 생각됩니다. 노동은 행동의 방향이 다양하고 육체가 여러 가지 행동을 할 수 있으므로 대체적으로 균형 있는 체육이라 할 수 있지만, 운동은 재미있는 반면 그 행동 방향이 대체적으로 한정되어 육체를 편중되게 발전시킵니다. 즉, 축구를 하면 하체만 발달할 것이고, 권투를 하면 상체만 발달할 것이고, 테니스를 열심히 하면 테니스 라켓을 들고 있는 팔만 발달할 것이고, 야구의 피처는 공 던지는 손만 발달하는 등 인체는 균형 있게 발전되지 않고 어느 한쪽만 편중되게 발전하여 결국은 병이 되고 나아가서 생명을 위협하는 결과를 초래하게 되는 것입니다.

어떤 어린이가 축구를 좋아하고 선천적인 소질이 있음이 발견되었다면 이 어린이는 원래 하체가 발달되어 있기 때문입니다. 그러므로 이 어린이에게는 육체의 균형 있는 발전을 위하여 상체운동을 시켜야 할 것입니다. 그러나 오늘날의 체육은 소질과 취미에 맞게 발달시켜 결국은 올림픽에서 금메달을 따는 기계로 만들고 있습니다. 그러므로 오늘날의 체육은 체육이 아니고 육체를 소멸시켜 성적을 올리는 기계화 작업이라 할 수 있습니다.

또 어떤 어린이가 권투에 소질이 있다면 이 어린이는 원래 하체보다 상체가 강하게 태어났으므로 권투 등 상체운동에 선천적 소질이 있음을 발견하게 됩니다. 그러므로 이 어린이는 육체의 균형 있는 발달을 위하여 하체운동에 우선하도록 유도해야 할 것입니다.

따라서 소질이나 취미를 위주로 하는 모든 활동은 절대로 개선되어야 하며, 각 개인의 약한 부분이나 병이 있는 부분에 운동을 먼저해야 하고 체질에 따라 처방되는 운동법이 별도로 개발돼야 합니다.

간장 · 담낭에 병이 있거나 간장 · 담낭이 원래 허약한 사람은 목운동, 눈운동, 발운동, 고관절운동을 충분히 한 후에 전신운동을 해야합니다.

심장 · 소장에 병이 있거나 심장 · 소장이 원래 허약한 사람은 팔꿈치를 구부렸다 폈다 하는 운동과, 얼굴운동을 충분히 한 후에 전신운동을 해야 합니다.

비장 · 위장에 병이 있거나 비장 · 위장이 원래 허약한 사람은 앉았다 일어섰다 하는 운동으로 대퇴부와 슬관절운동을 하고 배통운동을 충분히 한 후에 전신운동을 해야 합니다.

폐장 · 대장에 병이 있거나 원래 폐장 · 대장이 허약한 체질은 가슴

을 폈다 오므렸다 하는 호흡운동과 손목운동을 충분히 한 후에 전신
운동을 해야 합니다.

신장·방광에 병이 있거나 원래 신장·방광이 허약한 사람은 허리
운동과 정강이와 발목운동을 충분히 한 후에 전신운동을 해야 합니다.

심포장·삼초부에 병이 있거나 원래 허약한 체질은 손을 폈다 쥐
었다 하는 운동과 견관절운동을 충분히 한 후에 전신운동을 하여야
건강하고 오래 살게 되어 진정 유익함을 주는 선체조, 선체육이 될
것입니다.

따라서 운동이나 체육은 오행 체질분류법에 의한 새로운 차원의
운동법이 개발돼야 합니다. 즉, 음식을 체질에 따라 처방하는 것과
같이 작은 장부가 지배하는 육체의 각 부분을 제일 많이 운동하고,
차츰 운동량을 줄여서 제일 큰 장부가 지배하는 육체의 각 부분은 적
게 운동하는 방법으로 체질에 따라 처방하는 운동법이 개발되어야
하는 것입니다. 이러한 원리를 기초로 각자가 자기의 체질에 알맞게
운동 방식을 개발하는 것이 가장 현명한 방법이라고 할 수 있습니다.
또 이와 같이 자기 체질에 맞는 운동은 대개 개인의 잠재능력에 의해
개발되어 사람마다 자기는 그 운동을 좋아하고 무의식중에 늘 그렇
게 활동하고 있는 동작이 있는 것입니다. 이것을 체계화하고 활성화
하면 그것이 곧 오행 체질 운동이 되는 것입니다.

우리가 가꾸어서 만든 이 사회는 각 개인의 취미·소질·개성에

맞는 직업활동을 하는 것이 행복하고 합리적이며, 이 시대 교육의 목표인 것처럼 되어 있습니다. 그러나 이러한 교육방식이 과연 이치와 사리에 맞는 진리에 속하는 교육이며 각 개인이 취해야 할 행동인지에 대해 논해보기로 하겠습니다.

목(木)형 체질의 사람은 간장과 담낭이 선천적으로 크기 때문에 문학적이고 시적이고 학문적이며 행정적이고 미술적입니다. 따라서 이 방면에 소질과 취미가 있고 좋아하며 이 분야에서 상당한 성공을 거두고 있습니다. 그러나 욕심에 의해 더욱 유명해지기 위하여, 또는 좋아하는 일에 혼신의 기력을 집중하게 하는 사회적 여건에 의해 계속 그 일만 매진하게 되므로 간장과 담낭의 기(氣)를 과도히 소진하게 되어 끝내는 간장·담낭을 상하게 하는 것입니다. 또한 《황제내경》에는 "사람은 가장 큰 장부가 오히려 상하기 쉽다"라고 기록되어 있습니다. 따라서 소질이 없는 작은 장부가 주관하는 일에 종사해야 합니다. 그리하여 유명인사가 되거나 출세는 하지 못하더라도 보통 사람으로서 오히려 자기의 삶의 평정과 건강을 유지하는 합리적 섭생법이 되는 것입니다.

화(火)형 체질의 사람은 심장과 소장이 선천적으로 크기 때문에 예술적이고 화려하고 아름다운 것에 취미와 소질이 있어서 이 분야에 상당한 성공을 보이고 있습니다. 이러한 경우 욕심이 발동하면 예술 활동에 혼신의 기력을 집중하여 심기를 상하게 되는 것입니다. 따라서 자기의 소질보다는 육장육부 중 가장 작은 장부가 관장하는 일, 즉 소질이 별로 없는 것처럼 보이는 일에 열중함으로써 선천적으로 작은 장부의 활동을 점차 강화하여 그 기능을 항진시켜야 합니다. 그리하여 육체는 균형을 이루어 보통 사람이 되고, 장수하고 건강해지는 기틀을 마련하며, 이것이 이상적인 섭생의 도(道)라고 할 수 있는 것입니다.

토(土)형 체질의 사람은 비장과 위장이 선천적으로 크기 때문에 튼튼하며, 착실하고 철저한 성격이므로 무엇이든 자기가 직접 관장하여 실질적으로 생산해내고 화합하고 통일하는 일을 합니다. 그리하여 그 부분에 상당한 성공을 거두고 있습니다. 여기에 욕심을 내거나 또는 그것이 좋아서 과다한 기력을 투입하면 큰 성공을 거둘 수는 있어도 그것을 이루기 위하여 비장·위장의 기(氣)를 지나치게 소모하여 비장·위장에 병이 나타나게 됩니다. 따라서 자기가 좋아하는 일을 적당히 하여야 하며, 오히려 자기가 좋아하지 않는 작은 장부에 속하는 일을 함으로써 육체는 균형 있는 발전을 하게 되는 것입니다.

금(金)형 체질의 사람은 폐장과 대장이 선천적으로 크기 때문에 튼튼하며 다스리는 능력이 있어서 군인이나 경찰이나 법관이나 정치가 등 남을 누르고 지배하는 일을 좋아하고, 또 이 분야에 소질이 있어서 상당한 성공을 거두고 있습니다. 그러나 욕심이 과다한 나머지 더욱 완전한 지배자가 되고자 혼신의 기력을 다한다면 성공할 수는 있겠지만 폐장·대장의 기를 너무 많이 사용하여 상하게 되는 것입니다. 따라서 금형 체질의 사람은 작은 장부가 관장하는 일에 속하는, 즉 문필가(木)나 예술가(火)로서 활동을 하여야만 육부의 균형 있는 발전을 꾀할 수 있어 건강한 육체를 오래오래 보전할 수 있습니다.

수(水)형 체질의 사람은 신장과 방광이 선천적으로 크기 때문에 지혜롭고 이공 계통에 소질과 취미가 있어서, 이 분야에 진출하여 상당한 성공을 거두고 있습니다. 그러나 여기에 욕심이 추가되어 더욱 유명해지고 발전하기 위해 혼신의 기력을 집중하면 크게 성공할 수는 있지만 신장·방광의 기를 과도히 소모한 나머지 신장·방광에 병이 생기는 것입니다. 그러므로 자기의 장부 중 가장 작은 장부가 관장하는 일을 하여 욕심 없이 보통 사람으로서 단지 즐거운 마음으로 일하는, 즉 일을 사랑하는 사람이 돼야 비로소 건강해지는 것입니다.

상화(相火)형 체질의 사람은 심포장과 삼초부가 선천적으로 발달되어 있으며, 다재다능하고 능수능란하고 천재성이 있어서 무엇이든 못하는 것이 없는 만능 재주꾼입니다. 따라서 이러한 재주꾼으로 크게 성공합니다. 그러나 욕심이 과도하여 심포장과 삼초부가 상하기 쉬우므로 조심해야 합니다. 대개 이러한 사람은 모든 일을 적당히 해야 한다는 것을 잘 알고 있으므로 크게 염려할 필요는 없습니다.

어찌 되었든 현대인의 직업선택의 방향과 운동의 방향은 실로 재고되어야 하는 것임을 다시 한 번 밝혀두는 바입니다.

4 온도

사람은 뱀이나 개구리와 같은 냉혈동물이 아니라 따뜻하고 다정한 마음을 가진 온혈동물입니다. 따라서 일정한 온도를 유지하여야 합니다. 그런데 어떤 마귀의 장난인지 아침에 냉수 2컵을 마시는 것이 건강에 좋다고 하는 얘기가 있습니다. 명성이 있는 학자도 그런 말을 무책임하게 하고 있는 실정 때문에, 어째서 아침 냉수가 인체에 좋다는 것인지도 모르면서 남들이 그렇게 말하니까 그저 막연히 따라서 좋다고 하는 모양입니다.

사람의 위장은 상당한 온도를 유지해야 음식이 발효되고 분해되고 화합하여 소화되는 것인데, 이른 아침부터 찬물을 2컵씩이나 마시면 위장은 적당한 온도를 유지하기가 어려워 배가 냉해지고 소화는 비정상적일 수밖에 없는 것입니다. 1/2컵 정도 마시면 위장은 자율신경이 반작용을 일으켜서 오히려 더 따뜻해질 수도 있겠으나 찬물을 2컵씩이나 마시거나, 아이스크림이나 냉장고 식품 등 찬 것을 많이 먹는 것은 인체를 냉하게 하여 각종 생명현상에 지장을 초래합니다. 따라서 인간이 먹는 모든 음식은 체온을 유지하는 데 지장이 없도록 따뜻해야 함은 절대적인 요건입니다.

또 다음과 같은 경우도 있음을 말씀드리지 않을 수 없는 것이 인간의 생명에 관계되는 일이기 때문입니다. 어떤 곳에는 약인지 영양제인지 1,000cc나 되는 많은 양의 찬 것을 주사하는데 이 경우는 더욱 위험하다고 할 수 있습니다. 이때 냉기가 뼛속까지 스며들어 환자 자신이 주사바늘을 빼버리는 경우가 허다하며 때로는 견디다 못해 죽음에 이르는 경우도 있다고 합니다. 또 실열이 아닌 허열일 경우 해열제를 사용하는 것은 더욱 위험하다고 할 수 있습니다.

덧붙여서, 추우면 옷을 입고 더우면 벗어서 체온을 조절해야 하는데 오늘날의 옷은 체온 조절에는 관심이 없는 듯하고 모양과 실용성만 강조하여 문제를 안고 있는 셈입니다. 하루에도 여러 번 옷을 입고 벗어서 적절히 체온 조절을 하는 것이 만병을 예방하는 첩경입니다. 그러므로 한의학에서 '감기는 백병의 장이다' 라는 말이 있습니다.

인간은 낮에는 깨어 있으므로 양전기가 체외를 지배하여 어느 정도 체온을 자율 조절하는 능력이 있지만, 밤에는 잠을 자고 있으므로 음전기가 체외를 지배하면서 체온 조절 능력이 저하되면서 외부 온도에 대한 방어능력이 없거나 약해집니다. 따라서 낮과 밤의 온도 차이가 가능한 한 없는 것이 인체에 좋으므로 우리나라와 같은 기후의 지역에서는 특별한 보온 장치가 필요합니다. 초저녁과 새벽의 온도 차이가 없는 것이 더욱 절실히 요구되므로, 24시간 온도가 일정하고 상당한 습도가 유지되는 굴속이 사람이 잠자는 곳으로 가장 적당하다고 생각됩니다.

냉기를 계속하여 발생하는 옷감이 있으며, 인간의 체온을 근본적으로 떨어뜨리는 약과 음식이 있으며, 다른 장소보다 냉기가 더 많이 발생되는 집터가 있음에 유의하고, 그래서 더욱 적절한 체온 유지에 힘써 한치의 오차도 없도록 하는 생활의 지혜, 다시 말해 섭생법이 필요한 것입니다.

인체는 움직이지 않으면 체온이 떨어지고 활동하면 체온이 상승하므로 인간은 적당한 활동을 하여야 따뜻한 체온이 유지되는 것입니다.

천기

천기라 함은 태양이 인체에 미치는 영향과 달이 인체에 미치는 영향, 태양계의 별들이 인체에 미치는 영향을 말합니다. 여기에 추가하여 은하수 · 북극성 · 북두칠성 등이 인체에 미치는 영향도 있는데 그것은 너무나 환상적이라 할 수 있으므로 생략하겠습니다.

(1) 하루와 인간

사람이 하루를 사는 데는 태양의 영향, 즉 낮과 밤의 영향을 받도록 되어 있고 또 이러한 일기변화에 순응하는 것이 순천하는 것입니다. 하루 중 해뜨는 시간부터 해지는 시간까지를 3등분하여 구분합니다.

아침에는 심장 · 소장에 병이 있는 사람이 더욱 악화됩니다. 이때에는 쓴 것을 먹고 심장 · 소장을 강화시키는 운동을 해야 합니다.

정오경에는 비장 · 위장에 병이 있는 사람이 악화됩니다. 이때에는 단 것을 먹고 비장 · 위장을 강화시키는 운동을 해야 합니다.

저녁에는 폐장 · 대장이 허약한 사람이 더욱 악화됩니다. 이때에는 매운 것을 먹고 폐장 · 대장을 강화시키는 운동을 해야 합니다.

또한 해 지는 시간부터 다음날 해뜨는 시간까지의 밤 시간을 2등분하여 구분합니다.

밤에는 신장·방광에 병이 있는 사람이 더욱 악화됩니다. 이때에는 짠 것을 먹고 신장·방광을 강화시키는 운동을 하여야 합니다.

새벽에는 간장·담낭이 허약한 사람이 더욱 악화됩니다. 이때에는 신 것을 먹고 간장과 담낭을 강화시키는 운동을 해야 합니다.

낮이 밤으로 변할 때와 밤이 낮으로 변할 때 병이 악화되는 사람은 심포장과 삼초부에 병이 있는 것이므로 떫은 것을 먹고 심포장·삼초부를 강화시키는 운동을 해야 합니다.

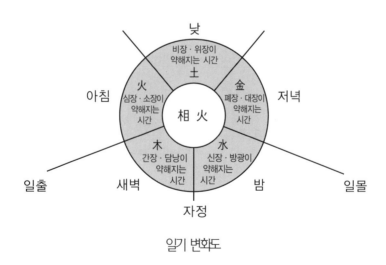

일기 변화도

이렇듯 모르는 사이에 인간은 하루의 천기변화에 막대한 영향을 받는 것임을 실감하였을 것입니다. 그러므로 함부로 살지 않고, 병치처방 · 체질개선처방 · 장수처방으로 생식하여 육체를 건강하게 하면 인체의 자율신경, 즉 잠재능력은 그 기능을 유감없이 발휘하여 천기변화에 순응할 수 있으므로 아무 느낌없이 살아갈 수 있습니다.

(2) 한 달과 인간

보름달이 되면 달의 위치는 보는 사람의 머리 위쪽에 위치하며, 지구상의 바닷물이 달이 위치하는 쪽으로 몰려서 밀물이 되는 것과 같이 소우주인 인체의 피도 상체로 모이게 됩니다. 따라서 상체로 피가 많이 모여서 인영의 맥이 큰 사람은 보름 때에는 더욱 피가 머리 쪽으로 많이 모이게 되므로 병세가 전보다 더 악화되거나 심지어는 뇌혈관이 파열되기도 합니다. 피가 상체 쪽으로 모여 있는 사람은 보름경에 조심하여야 하고, 또 물구나무서기 등 피가 상체로 모이게 하는 정신적 · 육체적 자극을 주어서는 안됩니다.

그믐달이 되면 달의 위치는 보는 사람의 하체 쪽, 즉 발밑 방향에 위치하며, 지구상의 바닷물이 썰물이 되는 것과 같이 소우주인 인체에서도 피가 하체 쪽으로 모이게 됩니다. 그러므로 머리 쪽으로 순환하는 피의 양이 부족하여 인영의 맥이 적은 사람은 그믐경에는 더욱 피가 하체 쪽으로 몰려서 병세가 악화되거나 뇌졸중 등이 나타날 수 있으므로 조심하여야 합니다. 이러한 경우에는 인삼이 특효약이며, 물구나무서기 등 피가 머리 위로 올라가는 운동을 하고 생식을 하여 몸을 덥게 하면, 열은 위로 상승하는 본성이 있으므로 상체로 혈액이 순환하여 건강을 유지할 수 있게 됩니다.

여자의 생리가 1개월(음력)을 주기로 나타나는 것도 달의 영향에 의한 것이므로 예로부터 월경이라는 이름이 있는 것입니다. 그리고 달은 인체에 미치는 여러 가지 영향 중 주로 음양에 영향을 미치는데, 즉 보름이 되면 피가 상체 쪽으로 모이며 양전기를 강하게 하고, 그믐이 되면 혈액이 하체 쪽으로 모여 음전기를 강화시켜 우리들의 인체에 막대한 영향을 미치는 것입니다. 그러므로 음력을 참고하여 달의 순환에 의한 생활을 영위하는 섭생법이 순천인 것입니다.

(3) 사계절과 인간

사계절이라는 말도 있고 오계절이라는 말도 있습니다. 계절의 변화는 지구상의 지역에 따라 많은 차이가 있어서 겨울만 있는 곳도 있고 여름만 있는 곳도 있고 봄날씨와 같은 곳도 있어서 그 위치에 따라 계절은 다르지만 우리나라같이 사계절이 뚜렷한 곳을 예로 들어 설명해 보겠습니다.

봄에는 천지에 목(木)기가 왕성해지고 인체는 반작용에 의해 간장·담낭의 기능이 약화됩니다. 그러므로 간장·담낭의 병은 봄이 되면 병세가 더욱 악화되어 고통에 시달리게 되는데, 이때에는 간장·담낭에 영양을 주는 신 것을 먹고 간장·담낭을 강화시키는 운동을 해야 합니다.

여름에는 천지에 화(火)기가 왕성해지고 인체는 반작용에 의해 심장·소장의 기능이 약화됩니다. 그러므로 심장·소장에 병이 있는 사람은 여름이 되면 병세가 더욱 악화되어 고통에 시달리게 되며, 이때에는 심장·소장에 영양을 주는 쓴 것을 먹고 심장·소장을 강화하는 운동을 해야 합니다.

장하에는 천지에 토(土)기가 왕성해지고 인체는 반작용에 의해 비장·위장의 기능이 약화됩니다. 그러므로 비장·위장에 병이 있는 사람은 장하에 병세가 더욱 악화되어 고통에 시달리게 됩니다. 이때에는 단맛이 있는 식품을 먹어서 비장·위장에 영양을 공급해야 하며 비장·위장을 강화시키는 운동을 해야 합니다.

가을에는 천지에 금(金)기가 왕성해집니다. 그러나 독립된 소우주인 인체는 천기에 대항하여 순응해야 하므로 반작용이 나타나서 폐장·대장의 기능이 약화됩니다. 그러므로 폐장·대장에 병이 있는 사람은 병세가 더욱 악화되어 고통에 시달리게 됩니다. 이때에는 폐장·대장에 영양을 주는 매운맛이 있는 식품을 먹어야 하며 폐장·대장을 강화시키는 운동을 해야 합니다.

겨울에는 천지에 수(水)기가 왕성해집니다. 그러나 독립된 소우주인 인체는 천기에 대항하여 순응하여야 그 생명을 유지할 수 있으므로 반작용이 나타납니다. 그런데 신장·방광에 병이 있는 사람은 그 반작용이 강하게 나타나서 오히려 병세가 악화됩니다. 이때에는 신장과 방광에 영양을 주는 짠맛이 있는 식품을 먹어야 하며 신장·방광을 강화시키는 운동을 해야 합니다.

환절기에는 인체의 상화(相火)의 기가 영향을 받습니다. 그러나 독립된 소우주인 인체는 천기의 숙정 작용에 대항하여 순응해야 하므로 반작용이 나타나서 심포장·삼초부의 기능이 약화됩니다. 따라서 심포장과 삼초부에 병이 있는 사람은 병세가 더욱 악화되어 고통에 시달리게 됩니다. 이때에는 심포장과 삼초부에 영양을 주는 식품인 떫은 것을 먹어야 하며 심포장·삼초부를 강화시키는 운동을 해야 합니다.

인체가 허약하여 천기에 대항하여 순응하는 능력을 상실하면 하루 중에 변화하는 천기나, 1년 오계절에 따라 변화하는 천기나, 기타 10년, 30년, 60년 등등 1만2천 년 등의 천기 변화에 숙정당하게 됩니다. 그것은 마치 식물이 기후 변화에 의해 잎이 지고 성장을 중지하거나 열매를 맺고 죽는 것과 같이, 그 수명을 다하여 생명현상에 종말을 고하는 것입니다. 그러나 보통 기후 변화에 별로 느껴지는 것이 없으면 천기에 순응하는 능력이 있는 것이므로 건강이 어느 정도 유지됩니다. 이렇듯 기후 변화에 병 증상이 느껴지지 않을 정도의 체력을 갖춘 사람은 걱정하지 않아도 되는 것입니다.

그러나 정말 수명은 한정되어 있는가, 인간의 수명은 60~70년이 아니고 500~1,000년이라는 기록은 무엇인가, 영생할 수 있는 것인가 등등을 연구하는 중이거나 관심이 있으신 분은 반드시 천기가 인체에 미치는 영향에 대하여 연구하여야 합니다. 또 이러한 학문을 연구할 때에는 학문적인 연구방식보다는 육체적으로 직접 느끼는 훈련을 하는 것이 더욱 중요한 일입니다.

(4) 1년이 인체에 미치는 영향

우주의 많고 많은 별들이 지구에 주는 영향은 다양하고 복잡합니다. 10년을 주기로, 30년을 주기로, 60년을 주기로, 기타 등등의 주기로, 1만2천 년을 주기로, 지구에 막대한 영향을 주어 생명력이 있는 식물과 동물과 인간을 죽이기도 하고 생육시키기도 하며, 생사에 균형을 유지할 수 있게 합니다. 또 태풍·가뭄·습기·건조함·비·추위 등등이 지나치게 강하거나 부족하거나 적당하기도 하며, 때로는 천지가 개벽하여 지진이 일어나고 지각변동이 일어나서 바다와 육지의 모양을 변동시키고 지축을 뒤흔들어 놓기도 합니다. 그 영향은 너무나 엄청나서 인간이 자연의 강대한 작용에 대항하여 순응하지 않고서는 도저히 생명을 유지할 수 없는 것입니다. 이렇게 크고 엄청난 변화는 한 인간의 수명보다는 긴 세월 동안에 나타나므로 실감하기 어려운 것입니다. 그러나 짧은 생애를 살고 있는 현대인은 1년을 주기로 변하는 천체의 영향에 대한 것을 설명 들으면 대체적으로 알 수 있을 것입니다.

따라서 1년을 주기로 변하는 천체의 영향에 대하여 어느 정도 자세히 설명하고자 합니다. 1년을 주기로 지구에 영향을 주는 천체는 주로 태양계에 있는 별들이 주는 영향을 말하는 것입니다.

1998년은 '화($火$)태과의 해' 입니다. 화성이 지구와 가까워지고 이에 극이 되는 수성은 지구와 멀어져서 지구는 1년 내내 화($火$)기로 가득 찹니다. 그렇게 되면 인간은 화기가 너무 많아 심장과 소장에 병이 나타나는 경우가 있습니다. 즉 견갑골에 통증이 있다, 상완과 주관절에 통증이 있다, 혀가 아프다, 눈이 충혈된다, 입이 마른다, 엉덩이가 아파서 좌골 신경통이 생긴다, 깜짝깜짝 놀란다, 성질이 급하다, 얼굴이 달아오른다, 뜨거운 것이 싫다 등의 증상이 나타납니다.

이러한 해에는 쓴 것을 많이 먹어야 하므로 자연은 인간이 먹고 살게 하기 위하여 쓴 것의 생육이 잘되게 합니다. 쓴맛이 있는 것은 수수, 살구, 은행, 자몽, 상추, 쑥갓, 쑥, 도라지, 염소, 커피, 영지버섯, 더덕 등이 있습니다. 그리고 맥은 심장·소장에 병이 있는 구($鉤$)맥이 1년을 지배하며, 태과의 해이므로 인영의 맥이 커집니다.

따라서 화태과의 해에는 몸을 서늘하게 하며 쓴 것을 많이 먹고 음식도 약간 식은 것을 먹어야 올바른 섭생이 될 것입니다. 그러나 이와 같은 화태과의 해에 구맥이 나타나지 않고 다른 맥이 나타나서 변하지 않는 사람은 역천하는 것이므로 중병입니다.

1999년은 '토($土$)불급의 해' 입니다. 토불급의 해는 사람의 병이나 식물·동물에게 주는 영향이 대체로 보통이어서 평년작 수준이 되므로 설명이 필요하지 않습니다.

2000년은 '금($金$)태과의 해' 입니다. 금성은 지구와 가까워지고 화성은 지구와 멀어져서 지구는 금기로 가득 찹니다. 그렇게 되면 인간은 금기가 너무 많아 폐장과 대장에 병이 나타나는 경우가 있습니다. 즉 어깨가 아프다, 손목과 하완에 통증이 있다, 가슴이 아프고 뜨끔뜨끔하다, 기침이 난다, 숨이 차다, 피부병이 생긴다, 코가 막히고 찍찍거린다, 슬퍼지고 비관적이다, 자살하고 싶다, 동정심이 지나치다 등의 증상이 나타납니다.

이러한 해에는 매운 것을 많이 먹어야 하므로 자연은 생물과의 균형을 이루기 위하여 매운 것의 생육이 잘되게 합니다. 매운맛이 있는 것은 현미, 복숭아, 배, 파, 마늘, 생선, 말고기, 생강, 고추, 겨자 등입니다. 그리고 맥은 모(毛)맥이 1년을 지배하며, 태과의 해이므로 인영의 맥이 자꾸만 커져서 피가 머리 쪽으로 상승합니다.

따라서 금태과의 해는 몸을 따뜻하고 습기가 있게 하며 매운 것을 먹고 감기에 걸리지 않도록 섭생에 유의하는 것이 순천하는 것입니다. 이러한 금태과의 해에 모맥이 나타나지 않고, 다른 맥이 나타나 변화가 없으면 중병입니다.

2001년은 '수(水)불급의 해'입니다. 수불급의 해는 인영의 맥은 작아지고 촌구의 맥이 커지는 해입니다. 지상의 온누리에 수(水)기가 만연하지만 음성적으로 강한 영향을 미치지 못하여 식물과 동물과 인간의 생육현상이 대체적으로 평년작 수준이므로 특별히 설명할 것이 없습니다.

2002년은 '목(木)태과의 해'입니다. 목성은 지구와 가까워지고 극이 되는 금성은 지구와 멀어져서 지구는 목기로 가득 찹니다. 그렇게 되면 독립된 소우주인 인간은 목의 정기가 너무 많아진 자연의 원력에 대항하여 순응하기 위해 생명을 유지하려는 반작용이 나타납니다. 이때 원래 간장·담낭에 병이 있는 사람은 그 반작용이 너무 강하게 나타나 오히려 간장과 담낭에 병이 나타납니다. 옆구리가 뜨끔뜨끔하다, 입이 쓰다, 한숨을 쉰다, 이를 간다, 근육경련이 있다. 고관절이 아프다, 발에 통증이 있다, 근육통이 있다, 눈에 이상이 있다, 결벽증이 있다, 변덕스럽다, 닭살이 되고 피부가 까칠까칠하다, 노하기를 잘한다, 쉽게 결단한다 등의 증상이 나타납니다.

이러한 해에는 신 것을 많이 먹어야 하는 해이므로 자연은 신맛이 있는 것들의 생육을 좋게 하여 생명력이 있는 것들의 균형을 이루도록 합니다. 신맛이 있는 것은 팥, 밀, 보리, 땅콩, 깨, 잣, 호도, 부추, 귤, 사과, 포도, 개고기 등입니다. 그리고 맥은 현(弦)맥이 1년을 지배하며, 태과의 해이므로 인영의 맥이 커져서 피가 상체 쪽으로 모입니다.

따라서 목태과의 해는 신 것을 많이 먹고 바람을 적게 쏘이며 근육을 혹사시키는 일이 없도록 하는 것이 올바른 섭생법입니다. 그러나 목태과의 해에 현맥이 나타나지 않고, 다른 맥이 나타나서 변화가 없으면 천리에 역행하는 것이므로 중병입니다.

2003년은 '화(火)불급의 해'입니다. 화불급의 해는 인체에 구(鉤)맥이 나타나기는 해도 음성적이어서 인영의 맥이 커지지 않으므로 자연은 대체적으로 평년작 수준을 유지합니다.

2004년은 '토(土)태과의 해' 입니다. 토성은 지구와 가까워지고 극이 되는 목성은 지구와 멀어져서 지구는 토기로 가득 차게 됩니다. 그렇게 되면 독립된 소우주인 인간은 토(土)기를 너무 많이 받아 생명에 지장이 있으므로 대항하여 순응하기 위해 반작용이 자율적으로 나타나서 자기를 방어합니다. 그러나 비장·위장에 원래 병이 있는 사람은 반작용이 지나쳐서 오히려 비장·위장의 병이 악화됩니다. 그리하여 배가 더부룩하다, 속이 쓰리다, 신물이 올라온다, 위궤양·위암 등의 병이 생긴다, 무릎에 통증이 있다, 대퇴부에 통증이 있다, 살이 아프다, 쉽게 멍든다, 공상과 망상을 한다, 호언장담하고 거짓말을 한다, 설사를 한다, 변이 묽다 등의 증상이 나타납니다.

이러한 해에는 단 것을 많이 먹어야 하므로 자연은 생명체의 생육을 위하여 단맛이 있는 것의 농사를 잘되게 합니다. 단맛이 있는 것은 기장쌀, 대추, 미나리, 쇠고기, 꿀, 참외, 호박, 감 등이 있습니다. 그리고 맥은 비장·위장에 병이 있는 홍(洪)맥이 1년을 지배하며, 태과의 해이므로 인영의 맥이 점점 커져서 상체 쪽으로 상승합니다.

따라서 토태과의 해에는 습기에 조심하고 비만증에 조심해야 하며 단 것을 많이 먹고 비장·위장을 강화시키는 운동을 하여 섭생의 합리성을 찾아야 합니다. 토태과의 해에 홍맥이 나타나지 않고 다른 맥이 나타나서 변하지 않으면 천리에 역행하는 것이므로 중병입니다.

2005년은 '금(金)불급의 해' 입니다. 금불급의 해는 인체에 폐장과 대장에 병이 있는 모(毛)맥이 나타나기는 해도 음성적이어서 그 영향이 미약합니다. 대체로 평년작의 수준을 유지하므로 특별한 설명이 필요하지 않습니다.

2006년은 '수(水)태과의 해' 입니다. 수성이 지구와 가까워지고 극이 되는 토성은 지구와 멀어져서 지구는 수기로 가득 차게 됩니다. 이렇게 되면 독립된 소우주인 인간은 수기를 너무 많이 받아 생명을 유지하는 데 지장을 느끼게 되어 자동적으로 반작용이 나타나서 대항하여 순응하려고 합니다. 그러나 신장과 방광에 병이 있는 사람은 그 반작용이 지나쳐서 신장과 방광에 병이 나타납니다. 허리가 아프다, 발목이 시큰거린다, 정강이에 통증이 있다, 오금이 당긴다, 뒷목이 치밀어 통증이 있다, 귀에서 소리가 난다, 눈이 빠지는 것 같다, 소화가 되지 않는다, 가슴이 두근거린다, 어지럽고 눈에 별이 번쩍번쩍한다, 오줌이 자주 마렵다, 부정적이다, 반항하고 도둑질한다 등의 증상이 나타납니다.

이러한 해에는 짠 것을 많이 먹어야 하므로 자연은 짠 것의 생육이 잘되게 합니다. 짠맛이 있는 식품은 콩·미역·다시마·각종 젓갈·김·소금·돼지고기·해삼 등 다양하며, 맥은 신장과 방광에 병이 있는 석(石)맥이 1년을 지배하며, 태과의 해이므로 인영의 맥이 점점 커지는 현상이 나타납니다. 이러한 해에는 냉해를 입지 않도록 보온 장치를 잘하여야 하고 짠 것을 많이 먹고, 성생활이 지나치지 않도록 조심하여야 합니다. 이러한 해에 석맥이 나타나지 않고 다른 맥이 나타나서 변함이 없으면 자연의 순환법칙에 어긋나는 것이므로 중병입니다.

2007년은 '목(木)불급의 해' 입니다. 목불급의 해는 그런대로 모든 것이 평년작의 수준을 유지하므로 특별한 해설이 필요 없습니다.

심포장과 삼초부, 즉 생명력은 식물과 동물과 인간과 같이 죽었다 살았다 하는 능력이 있는 생물에게만 있고 대기 천체 등의 우주에는 없으므로 이 항에서는 상화(相火)를 설명하지 않습니다.

우리 인간이 살고 있는 지구의 대기권에는 5종의 작용이 있으며 이것이 인체에 미치는 영향은 막대합니다. 즉 목(木)에 속하는 바람과, 화(火)에 속하는 열과, 토(土)에 속하는 습기와, 금(金)에 속하는 건조함과, 수(水)에 속하는 냉기입니다. 이것을 어떤 동양철학자는 상화(相火)와 군화(君火)가 이 지구의 대기중에도 있다고 생각하여, 풍(風)·열(熱)·화(火)·습(濕)·조(燥)·한(寒), 이렇게 육기(六氣)가 있다고 하였으나 상화에 속하는 생명력은 생물에만 있을 뿐 단순한 가벼운 물질에 지나지 않는 공기에는 유동은 있어도 생명력은 없는 것입니다.

따라서 대기중에 살고 있는 인간은 바람이 지나치면 피하고, 너무 더우면 서늘하게 하고, 습기가 많으면 건조하게 하고, 너무 건조하면 습하게 하며, 너무 추우면 따뜻하게 보온을 하여야 할 것입니다. 이때 특히 유의할 것은 이와 같은 육기를 외적인 요소, 즉 기계나 어떤 편리한 장치에 의해 방어하면 인체는 자체 방어력을 잃고 콩나물같이 나약하게 생명을 유지할 것이고, 스스로의 체력으로 혹은 자체 방어력으로 기후와 대항하여 순응하면 인체는 강하고 튼튼하게 단련되어 오래 살 수 있을 것입니다.

(5) 천기가 지구에 미치는 영향

천기가 지구에 미치는 영향에 대하여 부분적으로나마 설명해 보겠습니다. 토태과의 해는 10년을 주기로 계속 반복되므로 1974년, 1984년, 1994년, 2004년 등은 모두 토태과의 해입니다. 토태과의 해는 자연의 원리에 따라 단맛이 있는 식품이 잘 생육되고 토에 속하는 소가 임신을 많이 하여 번성하게 됩니다. 그리하여 다음해에는 송아지가 급격히 증가하여 과잉 생산되므로 소값이 하락하게 되는데 그 영향은 약 2~3년간 지속되는 경우도 있습니다.

따라서 이와 같은 자연의 원리를 깨달은 사람은 미리 적절한 대책을 세워 준비할 수 있겠으나, 농·축산 전문인이나 농·축산 행정 관계자는 모두 서양의 학문만 숭상하여 천기에 의한 대책은 고사하고 오히려 외국에서 수입하거나 생산 장려운동 등을 하여 수요와 공급에 심한 차질을 만들어내는 것입니다.

여러분은 1984년이나 다음해인 1985년에 소값이 하락하여 일대 혼란이 일어났던 일을 기억하실 것입니다. 《황제내경》에 이르기를 이와 같은 천기를 완전히 깨달은 성인이 나오면 하늘은 반드시 임금을 시킨다 하였습니다.

수(水)태과의 해도 역시 10년을 주기로 반복되어 1976년, 1986년, 1996년, 2006년 등은 수태과의 해입니다. 이와 같은 수태과의 해는 자연의 원리에 따라 짠맛이 있는 것의 생육이 잘되게 하며 수(水)에 속하는 돼지가 임신을 많이 하여 돼지는 생산과잉이 됩니다. 여러분은 1977년경에 돼지값이 하락하여 사회문제가 되었던 일을 기억하실 것입니다. 또 수태과의 해에 짠 것의 생육이 잘되는 것은 수태과의 해에 짠 것을 많이 먹어야 하기 때문입니다.

금(金)태과의 해는 매운 것의 생육이 잘되도록 하여 인간이 매운 것을 많이 먹고 건강하게 살 수 있도록 자연은 차질없이 시행합니다. 1980년, 1990년, 2000년, 2010년은 모두 금태과의 해입니다. 따라서 고추·마늘·파·양파 등 매운 것이 과잉 생산되어 값은 하락하고, 생물은 매운 것을 많이 먹을 수 있어서 생명현상에 균형을 유지하는 것입니다.

화(火)태과의 해, 즉 1978년, 1988년, 1998년, 2008년은 화기가 온누리를 지배하는 해이므로 쓴 것의 생육은 잘되는 반면, 극이 되는 매운 것은 생육이 잘되지 않아 매운 것이 부족하므로 그 값은 상승합니다. 인간이 매운 것을 많이 먹으면 해로우므로 매운 것의 생육을 억제하여 생명현상의 균형을 이루려고 하는 것이 천기인 것입니다. 그럼에도 불구하고 1978년에 고추를 대량 수입하여 부산항에서 불태우는 어리석음을 저질렀던 것입니다.

농산물은 자연이 성장시켜 주는 것입니다. 따라서 어떤 품종이 적게 생산되는 해는 인체가 그것을 원하지 않으므로 적게 먹는 것이고 또 적게 먹어야 하므로 자연은 그 품종을 적게 생육시키는 것입니다. 또 어떤 품종이 많이 생산되는 해는 인체가 그것을 많이 먹고 싶어하므로 많이 먹게 되는 것이고 또 많이 먹어야 하므로 자연은 그 품종을 많이 생육시키는 것입니다.

따라서 농·축산의 정책은 10년을 주기로 수립되어야 하고 그 맛에 따라 많이 소비되는 해와 적게 소비되는 해를 계산하여 생산의 목표를 설정하여야 할 것입니다. 매점매석으로 값을 조절한다든가 돈벌이를 위해 농·축산업을 한다든가 하는 정책은 지양되어야 하는 것입니다.

어떤 해에 무엇이 많이 생산되면 그 다음해에는 반드시 부족하게 생산되고 그 입맛도 이에 따라 변하는 것이 자연의 원리임을 모르는 사람은 농·축산업의 입안자가 될 수 없는 것입니다.

6 생명력

우주에 존재하는 원력의 종류로는 음에 속하는 음력, 양에 속하는 양력, 중에 속하는 중력이 있습니다. 이것을 예로부터 음양중, 혹은 삼태극, 삼성, 삼신할머니, 삼신산 등으로 표현됨은 앞서 설명하였습니다. 이와 같은 음력(-)과 양력(+)은 중력(0)에 속하는 힘의 중계를 받아 서로 작용함으로써 다섯 가지 종류의 힘이 나타나는 것입니다. 이것을 오행, 오운이라고 합니다.

음양이 서로 균형을 이루어 따뜻하고 부드럽게 하는 힘을 목기라고 하며, 음양이 서로 충돌하여 뜨겁게 불타서 확 퍼지는 힘을 화기라 하며, 음양이 서로 화합하여 통합하는 힘을 토기라 하며, 음양이 서로 잡아당겨 싸늘하게 긴장시키는 힘을 금기라 하며, 음양이 서로 반항하며 밀어내는 힘을 수기라고 합니다.

이와 같이 오종의 힘, 혹은 작용, 혹은 기는 서로 도와 상생하고, 서로 견제하여 상극하고, 서로 균형을 이루어 상화함으로써 완전함을 이루는데 그것은 달이 지구를 돌고 지구가 태양을 돌고 태양이 북극성을 도는 것처럼 목적도 뜻도 시작도 끝도 없이 영원히 계속되는 것과 같다고 이미 설명드렸습니다. 그러나 이 지구상에는 또 하나의 힘이 있습니다. 그것은 식물과 동물과 인간 등 생명체에만 있는 생명력, 즉 죽었다 살았다 하는 심포장·삼초부 상화(相火)의 힘을 말합니다.

식물에 있는 생명력은 자연의 힘, 즉 천기에 대항하지 않고 거의 순응하여 생존하는 형태인데 한 번 움튼 자리에서 움직일 수 없다든가, 날씨가 추워지면 잎이 떨어지고 성장을 멈추며 얼어죽거나, 너무 더워서 말라죽거나, 물이 너무 많아 썩어버리거나, 비가 오지 않아 말라죽거나 하는 등 전적으로 자연의 원력에 지배되는 생명력을 말합니다.

동물에 있는 생명력은 식물의 생명보다는 대자연의 원력에 더 많이 대항하지만 사람보다는 적게 대항하여 순응하는 부분이 많이 있습니다. 모든 동물은 욕심이 별로 없고 다만 배가 불러야 한다는 것, 살아야 한다는 것, 번식을 하여야 한다는 것 등의 욕구만 있으므로 힘에 의해 이 세 가지 본능이 억제되면 자연히 자기의 생명을 유지하기 위하여 스스로 여러 가지 필요한 조치를 취하여 자연에 대항하는 것이며, 이러한 정도의 약한 생명력을 가지고 있을 뿐입니다.

인간에게 존재하는 생명력은 실로 무한하여 아무것도 제한하거나 통제할 수 없고 통제하여도 안되는 것입니다. 사람의 잠재능력은 무한하므로 인내천(人乃天), 즉 "사람은 곧 하느님이다"라고 동양철학에서는 말합니다. 그러므로 인간은 자연을 정복할 수 있고 자연과 조화를 이루어 공존할 수 있고 자연에 굴복하여 단지 순응하는 생명을 유지할 수도 있을 것입니다.

이와 같은 인간에게는 무한하고 전지전능한 자율신경, 생명력, 잠재능력, 심포장·삼초부의 기능이 숨겨져 있습니다. 이것을 개발하고 노력한다는 것이 이상하게 꼬여서 사람은 신의 노예라거나, 인간은 유한하다거나, 주체성 없이 남에게 순종하는 것이 좋은 사람이라고 하는 등등의 노예교육이 자행되어 자기가 스스로의 무한함을 믿지 않고, 또 모르게 된 것입니다. 그 이유는 종교나 학문이나 윤리나 사회규범이 잘못되어 있기 때문이며, 특히 각종 지배자나 지도층 인사들이 자기에게 유리하도록 모든 규범을 제도화하였기 때문입니다.

인간의 세포는 7년을 주기로 계속 생성·소멸된다는 학설이 있다고 합니다. 그렇다면 그 세포가 생성되고 소멸되는 시간, 용량, 강도가 우주변화의 속도에 일치한다면 인간의 생명도 우주와 같이 영원할 것입니다. 그렇게 되기 위해서는 좋은 공기, 좋은 물과 음식, 적절한 활동, 적절한 온도, 천기에 대항하여 순응하는 능력, 강한 생명력 등 생명을 유지하는 데 필요한 6대 요소가 미치는 영향을 연구하고 개발하여야 함이 바로 여러분이 공부해야 할 과목입니다. 이와 같은 신필수과목, 신문명, 신학문을 모든 사람이 각각 완성하면 각자의 수명은 60~70년 주기가 아니라 1천~2천년 주기의 생명이거나, 나아가서는 주기가 없는 영원한 생명으로 될 수도 있는 것입니다.

인간이 스스로 이렇게 무능한 종이나 노예처럼 여기게 된 데의 내적인 요소로서는 욕심 때문입니다.

간장·담낭의 기능이 지나치게 항진된 사람은 학문을 진작시켜 명예를 얻고자 하는 명예욕에 불타며, 심장·소장의 기능이 지나치게 항진된 사람은 예술가로 유명해지고자 하는 화려한 출세욕이 있으며, 비장·위장이 지나치게 항진된 사람은 부자가 되고자 하는 돈 욕심이 있으며, 폐장·대장의 기능이 지나치게 항진된 사람은 세상을 다스려 지배하고 싶은 통치욕이 있으며, 신장·방광의 기능이 지나치게 항진된 사람은 자식을 많이 두고자 하는 생식욕이 있으며, 심포장·삼초부의 기능이 지나치게 항진된 사람은 잔꾀와 요령을 부려서라도 골고루 취하려는 욕심이 있습니다.

이러한 욕심은 자기가 스스로의 육체를 치료할 수 없으며 자신을 완전한 건강체로 만들 수 있는 무한한 능력을 모르기 때문에 각 장부의 기능항진에 의한 병적인 현상으로 욕심이 부분적으로 나타나는 것입니다.

인간의 잠재능력이 무한하면 못할 것이 없는 것입니다. 따라서 이 책을 정독하고 또 정독하여 자기의 육체를 스스로 치료하여 완전한 건강을 이룩하면 무한한 잠재능력을 마음먹은 대로 사용할 수 있어서 영생뿐만 아니라 원하는 것이면 무엇이든 이룰 수 있는 사람이 될 것입니다.

끝맺는 말

음양중, 사상, 오행, 육기로 표현되는 자연의 원리에 의한 오행생식을 시행하면 병마가 물러감은 물론 태어날 때부터 잘못된 체질이 개선되어 불로장생하게 되므로 여러분은 꼭 이 생식법을 실행해야 합니다.

부록을 참고하여 요리하면 다양한 요리가 될 것이며 육곡 · 육축 · 육채 · 육과 · 육조미료 · 육근과를 주식 · 부식 · 간식 · 후식 · 차 등에 골고루 나누어 식단을 짠다면, 생식이라 하여 맛이 없거나 먹기 어렵지 않고 이상적이고 입맛에 딱 맞는 식단이 될 것입니다. 여러분은 자연의 원리에 순응하는 이 오행생식법이 여러분을 건강하고 오래 살게 할 수 있음을 납득하셨을 것입니다.

이 책을 읽게 된 여러분은 이 식사법을 만인에게 전파하고 교육해야 하며, 각 나라는 국법으로 정하여 백성의 건강을 지켜야 하는 등의 소명이 주어졌음을 명심해야 하며, 또한 이에 강한 사명감이 솟아오를 것입니다.

국가는 이 법을 교육하여 시행해야 하고, 이 법에 따라 식생활을 개선해야 하며, 모든 식당이나 식품회사도 이 식사법에 의한 식단으로 판매해야 함은 새시대의 소명일 것입니다. 군대의 식사나 비상 식량도 이 법을 도입하면 전투력이 향상되고 식량은 절약될 것입니다. 형편이 여의치 않으면 육곡만 생식하여도 건강에 좋으며, 육곡을 익혀서 식사하여도 상당히 좋은 효과가 있습니다. 또한 생식을 하면 식량이 1/6 정도 절약되며, 육곡을 익혀서 먹어도 1/3 정도 절약됩니다.

여러분은 전지전능하므로 영생하는 도리인 이 오행생식법을 꼭 실행할 것이라 확신하는 바입니다.

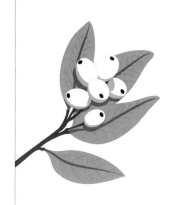

일상식품의
육미분류표

부록1 일상식품의 음미 분류표

음식을 절제하지 못하면 몸이 상하고 기(氣)가 한쪽으로만 왕성해지면 정(精)이 상하게 됩니다. 정(精)과 혈(血)이 넉넉하면 충분히 변화하여 기(氣)가 되므로, 기(氣)도 또한 음식의 다섯 가지 맛이 지나칠 경우 손상될 수 있습니다.

- 《황제내경 소문편》에서

1. 신맛이 있는 식품 [木목]

(간장과 담낭에 영양을 주는 식품)

곡식 : 귀리, 메밀, 밀, 보리, 강낭콩, 동부, 팥, 완두콩

과일 : 귤, 딸기, 꽈리, 포도, 모과, 사과, 앵두, 유자, 매실

야채 : 부추, 신 김치, 신 동치미, 깻잎

육류 : 개고기, 닭고기, 계란, 메추리, 동물의 간·쓸개

근과 : 땅콩, 들깨, 참깨, 잣, 호도

조미료 : 식초, 건포도, 참기름, 들기름

차류 : 들깨차, 땅콩차, 유자차, 사이다, 오미자차, 오렌지 주스

영양가 분석표

(100g당)

식품명	열량	수분	단백질	지질	탄수화물		회분	칼슘	인	철	비타민A	티아민	리보플라빈	니아신	아스코르브산
					당질	섬유									
귀 리	313	12.5	13.0	5.4	55.5	10.6	3.0	55	320	4.6	0	0.30	0.10	1.5	0
메 밀	275	11.8	12.9	2.4	64.1	6.5	2.3	36	34	3.0	-	0.32	0.16	2.0	0
밀	350	11.8	12.0	2.9	69.0	2.5	1.8	71	390	3.2	0	0.34	0.11	5.0	0
보 리	331	13.8	10.6	1.8	68.2	2.9	2.7	43	360	5.4	0	0.31	0.10	5.5	0
팥	303	14.5	20.4	0.7	53.7	7.6	3.1	75	425	5.2	0	0.50	0.15	2.1	0
귤	448	87.4	1.0	0.5	9.9	0.3	0.4	28	14	0.3	2,426	0.33	0.7	2.6	29
딸 기	23	92.2	0.9	0.2	4.3	1.9	0.5	13	17	0.5	16	0.04	0.04	0.4	99
모 과	84	74.1	0	0.1	20.7	4.4	0.7	39	29	0	0	0	0.04	0.9	5
사 과	52	86.8	0.3	0.5	11.5	0.6	0.3	13	14	1.2	10	1.02	0.04	0.2	6
앵 두	43	88.1	0.6	0.8	8.3	1.7	0.5	22	17	0.9	110	0.02	0.04	-	10
자 두	61	84.7	0.5	0.9	12.6	1.1	0.2	8	11	1.3	-	0.02	0.03	0.8	5
파인애플	56	85.0	0.8	0.2	12.9	1.7	0.4	13	5	0.3	55	0.02	0.02	0.7	45
포 도	68	86.4	1.0	0.8	14.1	0.4	0.3	12	20	0.5	0	0.40	0.25	0.3	-
개고기	113	76.2	18.5	4.1	0.4	0	0.8	10	164	3.8	60	0.27	0.10	4.2	0
닭 간	135	71.0	18.2	5.0	4.2	0	1.6	5	261	8.8	30,487	1.6	1.4	18.0	0
메추리고기	117	76.3	18.5	4.2	0	0	0.5	5	88	1.4	(0)	0.44	0.10	2.4	-
계 란	160	74.0	12.7	12.1	-	0	1.2	67	264	2.7	920	0.10	0.30	0.1	0
식 초	18	92.1	0.2	0	0.3	0	0.1	-	-	-	-	0	0	-	0
참 깨	594	7.0	19.4	50.9	14.2	2.9	5.3	630	650	(16.0)	0	0.50	0.10	45	0
들 깨	-	17.8	18.5	-	-	28.0	-	-	-	-	-	-	0.11	3.1	0
호 도	647	4.5	18.6	59.4	9.5	1.2	1.8	130	199	3.0	40	0.55	0.11	0.8	6

2. 쓴맛이 있는 식품 [火화]

(심장과 소장에 영양을 주는 식품)

곡식 : 수수

과일 : 살구, 은행, 자몽, 해바라기씨

야채 : 풋고추, 근대, 냉이, 상추, 쑥갓, 셀러리, 쑥, 고들빼기, 취나
물, 각종 산나물, 익모초

육류 : 염소, 참새, 칠면조, 메뚜기, 동물의 염통 · 곱창 · 피

조미료 : 술, 자장, 면실유

근과 : 더덕, 도라지

차류 : 홍차, 작설차, 커피, 초콜릿, 영지차, 쑥차

영양가 분석표

(100g당)

식품명	열량	수분	단백질	지질	탄수화물		회분	칼슘	인	철	비타민A	티아민	리보플라빈	니아신	아스코르브산
					당질	섬유									
수 수	336	12.0	10.3	4.7	69.5	1.7	1.8	9	330	3.0	0	0.35	0.10	6.0	0
은 행	189	55.2	5.1	1.7	38.3	0.5	1.2	2	124	1.0	55	0.22	0.09	6.0	15
근 대	32	90.2	2.0	0.7	4.3	1.2	1.6	75	80	5.0	2,600	0.16	0.24	-	25
더 덕	84	82.2	2.3	3.5	4.5	6.4	1.1	90	121	2.1	0	0.10	0.36	0.18	0
도라지	262	24.2	2.4	0.1	61.2	8.9	1.5	232	189	6.2	0	0.10	0.36	7.8	0
상 추	22	94.1	1.8	0.4	2.9	0.8	0.7	49	27	4.8	3,250	0.08	0.28	0.8	4
쑥	44	81.4	5.2	0.8	4.0	3.7	2.0	93	55	10.9	7,940	0.44	0.16	4.5	75
씀바귀	60	82.0	0.1	6.4	7.9	3.9	1.0	63	50	16.5	-	0.12	0.15	2.6	2
아스파라거스	29	89.7	4.3	0.3	3.6	0.8	1.3	29	80	1.0	1,000	0.16	0.36	2.0	90
취나물	11	89.0	0.4	1.0	2.0	7.7	0.8	35	20	4.9	0	0.03	0.01	0.8	0
칠면조	199	64.0	24.4	10.5	0	0	1.1	1.5	230	-	0	0.20	0.15	8.0	0
커 피	378	4.6	13.7	13.5	50.3	13.4	4.5	98	168	4.0	0	0.05	0.12	10.0	0
냉 이	45	81.5	7.3	0.9	5.6	2.0	2.7	116	104	2.2	2,315	0.51	0.06	0.5	36
홍 차	-	99.7	0.1	0	0.1	0	0.1	2	3	0	0	0	0	0	0

3. 단맛이 있는 식품 [土토]

(비장과 위장에 영양을 주는 식품)

곡식 : 기장쌀, 피쌀

과일 : 참외, 호박, 대추, 감

야채 : 고구마줄기, 미나리, 시금치

육류 : 쇠고기, 토끼고기, 동물의 위장·비장 및 췌장

조미료 : 엿기름, 꿀, 설탕, 잼, 엿, 포도당

근과 : 고구마, 칡뿌리, 연근

차류 : 인삼차, 칡차, 구기자차, 식혜, 두충차, 대추차, 꿀차

영양가 분석표

(100g당)

식품명	열량	수분	단백질	지질	탄수화물		회분	칼슘	인	철	비타민A	티아민	리보플라빈	니아신	아스코르브산
					당질	섬유									
기장쌀	357	12.6	11.1	1.4	73.0	0.5	1.4	14	129	2.1	0	0.12	0.04	2.0	0
엿기름	367	9.2	27.9	9.7	52.6	0.3	0.4	6	24	0.9	72	0.07	0.02	6.3	0
고구마	562	4.2	3.6	43.8	45.0	0.9	2.5	18	74	1.6	0	0	0.02	0.5	0
칡	125	67.4	1.7	0.2	85.0	0	0.1	4	13	3.0	0	0	0	0	0
꿀	328	17.9	0.4	0	81.7	-	-	2	-	0	0	0.01	0.03	0.3	0
엿	345	13.8	1.3	0.3	84.2	0	-	-	-	-	-	-	-	-	-
포도당	331	10.0	0	0	90.0	0	0	2	1	0.1	0	0	0	0	0
연 근	121	67.7	8.1	0.2	38.3	0.5	1.2	2	124	1.0	55	0.22	0.09	0.6	15
당 근	41	88.7	2.0	0.5	7.2	0.6	0.8	43	34	1.6	30,340	0.09	0.09	1.7	12
미나리	20	94.9	2.1	0.9	0.8	0.7	0.6	32	18	4.1	2,331	0.34	0.07	0	8
시금치	34	93.7	2.6	0.7	4.2	0.7	1.1	36	32	4.2	8,320	0.12	0.38	0.7	64
쇠고기	131	75.8	11.8	3.7	0	0	1.0	19	142	4.8	15	0.12	0.63	16.3	0
대 추	138	59.9	2.4	0.9	34.1	1.8	0.9	-	-	3.9	103	0.03	0.42	5.1	-
감	54	82.6	0.6	0.1	14.1	10.1	0.5	13	36	1.0	450	0.03	0.03	0.4	28
호 박	27	95.0	2.0	0.6	3.5	0.4	0.5	15	32	0.7	930	0.06	0.15	-	45

4. 매운맛이 있는 식품 [金금]

(폐장과 대장에 영양을 주는 식품)

곡식 : 현미, 율무

과일 : 배, 복숭아

야채 : 파, 마늘, 달래, 양파, 배추

육류 : 말고기, 고양이 고기, 생선, 조개류, 동물의 허파·대장

조미료 : 박하, 고추, 후추, 생강, 고추장, 겨자, 와사비

근과 : 양파, 무릇, 무

차류 : 생강차, 율무차, 수정과

영양가 분석표

(100 g당)

식품명	열량	수분	단백질	지질	탄수화물 당질	탄수화물 섬유	회분	칼슘	인	철	비타민A	티아민	리보플라빈	니아신	아스코르브산
현 미	362	11.0	7.2	2.5	76.8	1.3	1.2	41	289	2.1	0	0.30	0.10	5.0	0
율 무	365	10.4	21.3	3.7	61.1	2.0	1.5	151	-	6.8	0	0.19	0.02	2.0	0
우 유	63	87.6	3.0	3.2	5.5	0	0.7	186	-	1.8	120	0.28	0.10	1.30	0
고 추	294	19.4	10.9	15.2	28.5	22.1	7.8	123	140	-	7,405	0.30	0.20	-	220
달 래	36	87.9	3.3	0.4	4.9	1.6	0.9	169	64	2.2	810	0.06	0.10	5.6	11
마 늘	145	60.4	3.0	0.5	32.0	0.8	1.3	32	50	1.6	-	0.33	0.53	0.1	7
마늘쫑	84	81.3	2.1	0.8	17.0	1.7	0.5	15	48	0.9	540	0.27	0.33	1.0	22
무말랭이	180	33.1	10.3	0.3	30.9	14.2	8.2	368	210	6.1	18	0.09	0.30	3.7	0
배 추	17	94.7	1.3	0.2	2.7	0.7	0.5	70	63	0.3	255	0.06	0.09	0.4	28
생 강	76	81.7	2.2	0.8	12.9	1.9	1.0	20	14	1.1	30	0.01	0.03	4.3	-
양 파	54	84.9	1.9	0.4	10.8	0.3	0.7	20	61	0.2	0	0.09	0.15	0	3
파	33	90.2	1.4	0.5	5.6	1.6	0.7	111	49	0.8	1,166	0.06	1.10	-	-
배	51	85.8	0.5	0.2	11.7	0.8	0.4	4	35	0.2	0	0.04	0.03	0.3	2
복숭아	37	89.4	0.6	0.1	8.9	0.5	0.5	3	13	0.3	100	0.04	0.02	0.1	1.0
대 합	57	80.2	7.5	1.3	3.9	-	2.8	75	86	15.6	969	0.05	0.12	4.5	-
고등어	116	76.0	18.0	4.0	-	-	1.2	5	190	1.8	50	0.08	0.20	8.0	0

5. 짠맛이 있는 식품 [水수]

(신장과 방광에 영양을 주는 식품)

곡식 : 콩, 서목태(쥐눈이콩)

과일 : 밤, 수박

야채 : 미역, 다시마, 각종 해조류, 김, 콩떡잎, 파래

육류 : 돼지고기, 해삼, 동물의 생식기 · 신장 · 방광, 개구리,

　　　지렁이, 굼벵이, 새우젓, 명란젓, 조개젓, 기타 젓갈류

조미료 : 소금, 된장, 간장

근과 : 마

차류 : 두향차, 베지밀, 두유

영양가 분석표

(100g당)

식품명	열량	수분	단백질	지질	탄수화물		회분	칼슘	인	철	비타민A	티아민	리보플라빈	니아신	아스코르브산
					당질	섬유									
콩	403	12.9	41.8	17.8	18.8	4.5	4.2	213	510	7.5	0	0.32	0.23	3.0	0
된장국	295	4.5	20.7	7.4	36.4	3.2	27.8	114	240	12.6	0	1.84	1.38	6.0	3
두 부	40	92.2	3.2	2.5	1.2	0.4	0.5	120	62	1.3	0	0.02	0.01	0.8	0
파 래	-	16.3	19.0	0.7	36.2	4.4	23.4	517	136	340	-	-	-	-	-
다시마	-	15.8	6.9	1.3	38.0	10.8	27.2	-	-	-	0	0.08	0.4	1.8	-
김	314	10.9	30.7	1.9	43.6	2.0	10.9	241	191	29.1	4,570	0.77	1.37	1.2	5
미 역	231	12.9	20.3	1.3	34.5	4.0	27.0	720	390	12.0	7,700	0.05	0.37	1.4	-
수 박	21	94.1	0.4	0.1	4.7	0.1	0.2	14	11	0.2	45	0.02	0	0	5
멧돼지고기	147	74.1	16.8	8.3	0	0	1.0	9	-	-	0	0.90	0.39	5.0	0
식용개구리	88	78.8	19.9	0.3	-	-	1.0	5	320	9.8	0	0.03	0.04	-	0
돼지고기	131	72.4	20.7	4.6	0.2	-	1.1	4	218	3.0	10	0.95	0.11	5.0	0
생 밤	156	59.8	3.5	0.8	33.6	1.1	1.2	35	93	2.1	74	0.45	0.23	0.7	28
비 지	73	82.7	3.9	2.1	9.6	1.7	0	103	35	4.6	0	0.05	0.01	-	0
명란젓	86	70.3	16.1	2.4	0	0	5.5	18	66	1.4	140	0.4	0.19	6.1	5
멸 치	271	24.8	61.6	3.0	-	-	13.9	430	1,985	7.0	86	0.05	0.40	11.5	0

6. 떫은맛이 있는 식품 [相火상화]

(심포장·삼초부에 영양을 주는 식품)

곡식 : 옥수수, 녹두, 조

과일 : 토마토, 바나나, 오이, 가지

야채 : 콩나물, 고사리, 양배추, 우엉, 송이버섯, 우무, 아욱

육류 : 양고기, 오리고기, 오리알, 꿩고기, 번데기

근과 : 감자, 도토리, 토란, 죽순, 당근

차류 : 요구르트, 코코아, 로열젤리, 덩굴차, 군불로, 알로에, 화분, 포카리스, 토마토 케첩, 마요네즈, 콜라

영양가 분석표

(100g당)

식품명	열량	수분	단백질	지질	탄수화물 당질	탄수화물 섬유	회분	칼슘	인	철	비타민A	티아민	리보플라빈	니아신	아스코르브산
옥수수	364	10.3	12.1	4.0	69.8	2.7	1.1	7	250	13.0	0	0.19	0.07	3.5	0
녹 두	305	15.3	21.2	1.0	54.9	3.5	3.8	189	471	3.4	120	0.30	0.14	2.1	0
조	355	10.6	10.1	3.0	72.0	2.5	1.8	51	410	2.8	0	0.48	0.15	1.5	0
토마토	22	92.0	2.0	0.3	2.7	1.0	1.1	4	70	0.6	625	0.10	0.03	0.2	12
바나나	80	76.7	3.2	0.2	18.7	0.8	0.4	65	18	1.9	-	0	0	0.8	0
꿩고기	132	70.4	25.3	2.7	0	0	1.6	6	310	-	11	0.10	0.13	5.0	0
양고기	142	74.4	16.4	8.0	0	0	1.2	7	210	2.0	0	0.15	0.20	5.0	0
감 자	72	81.2	2.4	0.5	14.4	0.5	0.9	5	42	0.6	0	0.16	0.25	0.5	-
도토리	343	10.9	12.4	0.7	71.7	0.5	0.8	86	123	2.3	0	0.87	0	3.9	0
토 란	79	79.6	2.2	0.3	16.9	1.0	1.0	26	-	0.5	0	0.09	0.03	0.7	-
콩나물	37	90.2	4.2	1.0	2.9	0.5	0.8	32	49	0.8	175	0.15	0.13	0.8	16
가 지	22	93.5	1.1	0.3	3.8	0.9	0.4	23	21	0.7	-	0.03	0.04	0.8	5
고사리	276	10.2	27.3	1.2	37.9	11.1	12.3	249	503	15	1,680	0.03	0.28	5.0	0
양배추	29	94.3	1.5	0.6	4.4	0.7	0.5	18	31	0.7	43	0.12	0.43	0.2	27
오 이	19	95.5	0.9	0.2	3.4	0.5	0.5	18	17	0.3	560	0.06	0.50	0.8	30
우 엉	87	76.0	2.6	0.3	18.4	1.7	0.5	73	78	1.5	0	0.40	0.15	4.8	-

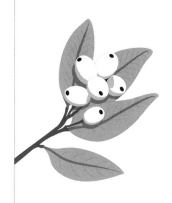

맥을 조절하여 병치하는
한약 표준처방

부록 2 맥을 조절하여
병지하는 한약 표준처방

무엇을 맥(脈)이라고 하는가?

강가의 둑처럼 기혈(氣血)을 통제해서 밖으로 흘러 넘
치지 않도록 하는 관을 '맥(脈)' 이라고 합니다.

- 《황제내경 영추편》에서

1. 현맥(弦脈)

(1) 현맥(弦脈) 인영(人迎) 1성(盛)일 때
- 보기 : 인삼, 백출, 계피, 오미자, 건률(각 1전)
- 보혈 : 당귀, 천궁, 작약, 단삼, 해대(각 2전)
- 상화 : 시호, 빈낭, 향부자, 오배자, 백복신, 백복령(각 2전)
- 신맛 : 산사, 산수유, 모과(각 1전)
- 기타 : 건강, 감초, 대추(각 1전)

(2) 현맥(弦脈) 인영(人迎) 4~5성(盛)일 때
- 보혈 : 당귀, 천궁, 작약, 단삼, 해대(각 2전)
- 상화 : 시호, 빈낭, 향부자, 오배자, 백복신, 백복령(각 2전)
- 신맛 : 산사, 산수유, 모과(각 2전)
- 기타 : 건강, 감초, 대추(각 1전)

(3) 현맥(弦脈) 촌구(寸口) 1성(盛)일 때
- 보혈 : 당귀, 천궁, 작약, 단삼, 해대(각 1전)
- 보기 : 인삼, 백출, 계피, 오미자, 건률(각 2전)
- 상화 : 시호, 빈낭, 향부자, 오배자, 백복신, 백복령(각 2전)
- 신맛 : 산사, 산수유, 모과(각1전)
- 기타 : 건강, 감초, 대추(각1전)

(4) 현맥(弦脈) 촌구(寸口) 6~7성(盛)일 때
- 보기 : 인삼, 백출, 계피, 오미자, 건률(각 2전)

- 상화 : 시호, 빈낭, 향부자, 오배자, 백복신, 백복령(각 2전)
- 신맛 : 산사, 산수유, 모과(각 2전)
- 기타 : 건강, 감초, 대추(각 1전)

2. 구맥(鉤脈)

(1) 구맥(鉤脈) 인영(人迎) 2성(盛)일 때
- 보기 : 인삼, 백출, 계피, 오미자, 건률(각 1전)
- 보혈 : 당귀, 천궁, 작약, 단삼, 해대(각 2전)
- 상화 : 시호, 빈낭, 향부자, 오배자, 백복신, 백복령(각 2전)
- 쓴맛 : 황금, 지실, 고삼, 황련(각 1전)
- 기타 : 대추, 건강, 감초(각 1전)

(2) 구맥(鉤脈) 인영(人迎) 4~5성(盛)일 때
- 보혈 : 당귀, 천궁, 작약, 단삼, 해대(각 2전)
- 상화 : 시호, 빈낭, 향부자, 오배자, 백복신, 백복령(각 2전)
- 쓴맛 : 황금, 지실, 고삼, 황련(각 2전)
- 기타 : 대추, 건강, 감초(각 1전)

(3) 구맥(鉤脈) 촌구(寸口) 2성(盛)일 때
- 보혈 : 당귀, 천궁, 작약, 단삼, 해대(각 1전)
- 보기 : 인삼, 백출, 계피, 오미자, 건률(각 2전)
- 상화 : 시호, 빈낭, 향부자, 오배자, 백복신, 백복령(각 2전)

- 쓴맛 : 황금, 지실, 고삼, 황련(각 1전)
- 기타 : 대추, 건강, 감초(각 1전)

3. 구삼맥(鉤(三)脈)

(1) 구삼맥(鉤(三)脈) 인영(人迎) 2성(盛)일 때
- 보기 : 인삼, 백출, 계피, 오미자, 건률(각 1전)
- 보혈 : 당귀, 천궁, 작약, 단삼, 해대(각 2전)
- 상화 : 시호, 빈낭, 향부자, 오배자, 백복신, 백복령(각 2전)
- 떫은맛 : 산약, 목적, 하고초, 오수유(각 1전)
- 기타 : 건강, 감초, 대추(각 1전)

(2) 구삼맥(鉤(三)脈) 인영(人迎) 4~5성(盛)일 때
- 보혈 : 당귀, 천궁, 작약, 단삼, 해대(각 2전)
- 상화 : 시호, 빈낭, 향부자, 오배자, 백복신, 백복령(각 2전)
- 떫은맛 : 산약, 목적, 하고초, 오수유(각 2전)
- 기타 : 건강, 감초, 대추(각 1전)

(3) 구삼맥(鉤(三)脈) 촌구(寸口) 2성(盛)일 때
- 보혈 : 당귀, 천궁, 작약, 단삼, 해대(각 1전)
- 보기 : 인삼, 백출, 계피, 오미자, 건률(각 2전)
- 상화 : 시호, 빈낭, 향부자, 오배자, 백복신, 백복령(각 2전)
- 떫은맛 : 산약, 목적, 하고초, 오수유(각 1전)

• 기타 : 건강, 감초, 대추(각 1전)

(4) 구삼맥(鉤(三)脈) 촌구(寸口) 4∼5성(盛)일 때

• 보기 : 인삼, 백출, 계피, 오미자, 건률(각 2전)
• 상화 : 시호, 빈낭, 향부자, 오배자, 백복신, 백복령(각 2전)
• 떫은맛 : 산약, 목적, 하고초, 오수유(각 2전)
• 기타 : 건강, 감초, 대추(각 1전)

4. 홍맥(洪脈)

(1) 홍맥(洪脈) 인영(人迎) 3성(盛)일 때

• 보기 : 인삼, 백출, 계피, 오미자, 건률(각 1전)
• 보혈 : 당귀, 천궁, 작약, 단삼, 해대(각 2전)
• 상화 : 시호, 빈낭, 향부자, 오배자, 백복신, 백복령(각 2전)
• 단맛 : 감초, 황정, 대추, 맥아(각 1전)
• 기타 : 건강, 양강(각 1전)

(2) 홍맥(洪脈) 인영(人迎) 6∼7성(盛)일 때

• 보혈 : 당귀, 천궁, 작약, 단삼, 해대(각 2전)
• 상화 : 시호, 빈낭, 향부자, 오배자, 백복신, 백복령(각 2전)
• 단맛 : 감초, 황정, 대추, 맥아(각 2전)
• 기타 : 건강, 양강(각 1전)

(3) 홍맥(洪脈) 촌구(寸口) 3성(盛)일 때

- 보혈 : 당귀, 천궁, 작약, 단삼, 해대(각 1전)
- 보기 : 인삼, 백출, 계피, 오미자, 건률(각 2전)
- 상화 : 시호, 빈낭, 향부자, 오배자, 백복신, 백복령(각 2전)
- 단맛 : 감초, 황정, 대추, 맥아(각 1전)
- 기타 : 건강, 양강(각 1전)

(4) 홍맥(洪脈) 촌구(寸口) 4~5성(盛)일 때

- 보기 : 인삼, 백출, 계피, 오미자, 건률(각 2전)
- 상화 : 시호, 빈낭, 향부자, 오배자, 백복신, 백복령(각 2전)
- 단맛 : 감초, 황정, 대추, 맥아(각 2전)
- 기타 : 건강, 양강(각 1전)

5. 모맥(毛脈)

(1) 모맥(毛脈) 인영(人迎) 3성(盛)일 때

- 보기 : 인삼, 백출, 계피, 오미자, 건률(각 1전)
- 보혈 : 당귀, 천궁, 작약, 단삼, 해대(각 2전)
- 상화 : 시호, 빈낭, 향부자, 오배자, 백복신, 백복령(각 2전)
- 매운맛 : 건강, 양강, 남성, 반하(각 1전)
- 기타 : 감초, 대추(각 1전)

(2) 모맥(毛脈) 인영(人迎) 6~7성(盛)일 때

- 보혈 : 당귀, 천궁, 작약, 단삼, 해대(각 2전)
- 상화 : 시호, 빈낭, 향부자, 오배자, 백복신, 백복령(각 2전)
- 매운맛 : 건강, 양강, 남성, 반하(각 2전)
- 기타 : 감초, 대추(각 1전)

(3) 모맥(毛脈) 촌구(寸口) 3성(盛)일 때

- 보혈 : 당귀, 천궁, 작약, 단삼, 해대(각 1전)
- 보기 : 인삼, 백출, 계피, 오미자, 건률(각 2전)
- 상화 : 시호, 빈낭, 향부자, 오배자, 백복신, 백복령(각 2전)
- 매운맛 : 건강, 양강, 남성, 반하(각 1전)
- 기타 : 감초, 대추(각 1전)

(3) 모맥(毛脈) 촌구(寸口) 4~5성(盛)일 때

- 보기 : 인삼, 백출, 계피, 오미자, 건률(각 2전)
- 상화 : 시호, 빈낭, 향부자, 오배자, 백복신, 백복령(각 2전)
- 매운맛 : 건강, 양강, 남성, 반하(각 2전)
- 기타 : 감초, 대추(각 1전)

6. 석맥(石脈)

(1) 석맥(石脈) 인영(人迎) 2성(盛)일 때

- 보기 : 인삼, 백출, 계피, 오미자, 건률(각 1전)

- 보혈 : 당귀, 천궁, 작약, 단삼, 해대(각 2전)
- 상화 : 시호, 빈낭, 향부자, 오배자, 백복신, 백복령(각 2전)
- 짠맛 : 해삼, 파고지, 녹용, 귀판(각 1전)
- 기타 : 감초, 대추, 건강(각 1전)

(2) 석맥(石脈) 인영(人迎) 4~5성(盛)일 때

- 보혈 : 당귀, 천궁, 작약, 단삼, 해대(각 2전)
- 상화 : 시호, 빈낭, 향부자, 오배자, 백복신, 백복령(각 2전)
- 짠맛 : 해삼, 파고지, 녹용, 귀판(각2전)
- 기타 : 감초, 대추, 건강(각 1전)

(3) 석맥(石脈) 촌구(寸口) 2성(盛)일 때

- 보혈 : 당귀, 천궁, 작약, 단삼, 해대(각 1전)
- 보기 : 인삼, 백출, 계피, 오미자, 건률(각 2전)
- 상화 : 시호, 빈낭, 향부자, 오배자, 백복신, 백복령(각 2전)
- 짠맛 : 해삼, 파고지, 녹용, 귀판(각 1전)
- 기타 : 감초, 대추, 건강(각 1전)

(3) 석맥(石脈) 촌구(寸口) 4~5성(盛)일 때

- 보기 : 인삼, 백출, 계피, 오미자, 건률(각 2전)
- 상화 : 시호, 빈낭, 향부자, 오배자, 백복신, 백복령(각 2전)
- 짠맛 : 해삼, 파고지, 녹용, 귀판(각 2전)
- 기타 : 감초, 대추, 건강(각 1전)

十五絡脈의 病

① 列缺(肺經) / 實: 손저림, 熱　　　　虛: 기지개, 하품, 소변이 절로 흐름
② 公孫(脾經) / 實: 腸中切痛　　　　　虛: 鼓脹病, 氣가 逆上하면 곽란
③ 通理(心經) / 實: 가슴이 치민다　　虛: 말을 할 수 없다
④ 內關(心包) / 實: 心痛　　　　　　　虛: 頭强
⑤ 支正(小腸) / 實: 팔목이 늘어짐　　虛: 사마귀 出
⑥ 偏歷(大腸) / 實: 귀먹고　　　　　　虛: 이가 차고, 흉격마비
⑦ 外關(三焦) / 實: 팔꿈치가 당김　　虛: 거주치 못함
⑧ 飛陽(膀胱) / 實: 頭背痛　　　　　　虛: 코피가 난다
⑨ 光明(膽經) / 實: 厥逆하고　　　　　虛: 앉은뱅이가 된다
⑩ 豊隆(胃經) / 實: 癲狂하고　　　　　虛: 발을 옮기지 못함
⑪ 太鍾(腎經) / 實: 小便不通　　　　　虛: 腰痛
⑫ 蠡溝(肝經) / 實: 음경이 늘어짐　虛: 가렵고 고환이 붓는다
⑬ 會陰(任脈) / 實: 뱃가죽통　　　　　虛: 가렵다
⑭ 長强(督脈) / 實: 脊椎强　　　　　　虛: 頭重
⑮ 大包(脾大) / 實: 全身痛　　　　　　虛: 百節이 풀어짐

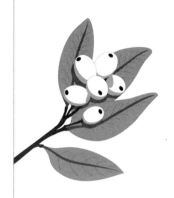

한약재의 육미분류
및 한열분류표

부록3 한약재의 응미분류 및 한열분류

한의학의 이론는 음양을 조정하여 음평양밀(陰平陽密)이 균형 상태를 되찾는 것으로 오행학설(五行學說)을 채용했기 때문에 그 이론은 더욱 완전해졌습니다.

– 《의약동원 약경》에서

한약처방의 기본 원리

한약처방에 있어서 첫째는 맛이고, 둘째는 약재의 효력이며, 셋째는 색이며, 넷째는 약재의 형태입니다.

신맛이 있는 약은 간장·담낭에 영양을 주고,

쓴맛이 있는 약은 심장·소장에 영양을 주고,

단맛이 있는 약은 비장·위장에 영양을 주고,

매운맛이 있는 약은 폐장·대장에 영양을 주고,

짠맛이 있는 약은 신장·방광에 영양을 주고,

떫은맛이 있는 약은 심포장·삼초부에 영양을 줍니다.

한약의 오행처방

한약으로 사용되는 약재는 역시 식품이라 해도 무방할 것입니다. 오늘날 중국 의학은 체질이나 진단(맥진, 망진, 문진 등)에 의해 한약의 처방을 내리지 못하고, 예로부터 전해 내려오는 기존처방 중에서 증상에 따라 이 책 저 책에서 처방을 골라 사용하는 실정입니다.

군·신·좌·사법이라는 한약처방법이 전해오기는 하지만 이 방법은 진단의 원리와 처방의 원리가 연결되지 않으므로 임상에 사용하는 이는 없고, 다만 그러한 처방법이 있다고 배우는 것만으로 끝내는 실정입니다.

대개 한약처방의 현실은 오운육기처방이라 하여 생·년·월·일·시에 의하거나 사상 체질분류에 의한 기본처방 몇 개에 수증 가

감하는 방법이 있으며, 오적산·십전대보탕·분심기음·귀비탕·팔물탕·육울탕·사육탕 등과 함께 기본처방 40여 가지 중에서 주된 증상을 찾아 선별하여 취하고 있는 실정입니다.

여기에 음양오행 체질분류법에 의한 한약처방을 창출해내는 방법을 제시하는 바입니다. 이것은 음식처방과 동일합니다.

기존 본초학은 약성, 귀경, 기미, 채취법, 수치법, 학명, 성분 등이 자세히 명시되어 있으나 기미라 하여 그 맛이 시다[산(酸)], 떫다[삽(澁)], 쓰다[고(苦)], 달다[감(甘)], 맵다[신(辛)], 짜다[함(鹹)]라고 되어 있고, 그 기가 뜨겁다[열(熱)], 따뜻하다[온(溫)], 보통이다[평(平)], 서늘하다[양(凉)], 차다[한(寒)]라고 명시되어 있습니다. 그중에서 기는 약간 참고되는데 허열과 실열을 구분하지 못하므로 오용되고 있으며, 맛[미(味)]은 전혀 고려치 않고 약성(통증을 없게 하는 효력)만 중시하는 것이 오늘날의 의학입니다.

사람은 오랫동안 맛으로 그것이 자기에게 해로운가 유익한가를 판단하였으며 또 자기 입맛에 알맞은 것을 먹고 마시고자 노력을 아끼지 않았던 것입니다.

사람은 불현듯 무엇이 먹고 싶어질 때 그 음식이 부식이든 차든 몸에서 요구하는 것이기에 입에 작용하여 그 무엇이 먹고 싶어지는 것이므로 입맛대로 먹는 것이 가장 자연적인 순리인 것입니다.

그러므로 《황제내경》의 '오운육기'에 수록된 처방은 어떠한 병이 있으면 신맛으로 완(緩)하고 단맛으로 고(固)하며 짠맛으로 연(軟)하게 하라고 제시한 것입니다.

사람들은 항상 자기 꾀에 자기가 속는 것이 대부분이므로 맛에 의해 처방하라고 수천 년 전에 황제께서 말씀하셨건만 이를 망각하고 약성 위주의 기방과 묘방만 찾아 스스로 수명을 단축하는 우를 범하는 것입니다. 따라서 음양오행 체질분류법에 의한 음양오행처방이 가장 자연적이며 순리적인 처방인 것입니다.

어떤 사람이
(1) 양체질이거나 현재 인영의 맥이 크고,
(2) 오행 체질이 목 : 화 : 화 : 토 : 금 : 수이며
   그 비율이 2 : 3 : 4 : 5 : 6 : 7이며,
(3) 현재 몸이 냉하여 맥이 급(急)하다면 보약처방은 다음과 같이
   하면 값싸고 훌륭하게 됩니다. 그리고 이 처방 방법은 보법입
   니다.

신맛으로 따뜻한 것 2개 : 모과 · 오미자 각 1전
쓴맛으로 따뜻한 것 3개 : 애엽 · 지각 · 영지 각 1전
떫은맛으로 따뜻한 것 4개 : 빈랑 · 시호 · 토복령 · 백복신 각 1전
단맛으로 따뜻한 것 5개 : 황정 · 원육 · 맥아 · 신곡 · 인삼 각 1전
매운맛으로 따뜻한 것 6개 : 건강 · 정향 · 육두구 · 양강 · 사인 ·
                    곽향 각 1전
짠맛으로 따뜻한 것 7개 : 파고지 · 건율 · 서목태 각 2전과 녹각 1전

만일 이 사람의 변비가 10일 이상이면,

신맛의 변비약 : 오매 2전
쓴맛의 변비약 : 대황 3전
떫은맛의 변비약 : 빈랑 4전
단맛의 변비약 : 신곡 5전
매운맛의 변비약 : 흑축 6전
짠맛의 변비약 : 망초 7전 중에서 위의 처방을 조절합니다.

음양은 사물탕, 사군자탕으로 조절합니다(사물은 음을 보하여 촌구의 맥이 커지게 하고 사군자는 양기를 보하여 인영의 맥이 커지게 함). 변비는 1~2첩에 치료되며 많이 먹으면 설사를 하므로 그 양을 적절히 조절하여야 합니다. 보약제로 바꾸어 오래 먹으면 육장육부의 균형이 이루어져 변비와 그밖의 병도 완치될 것입니다.

만일 이 사람에게 요통이 있다면,

신맛의 요통약 : 모과 2전
쓴맛의 요통약 : 우슬 · 위령선 등 3전
떫은맛의 요통약 : 없으면 보약으로 빈랑 · 토복령 등 4전
단맛의 요통약 : 구척 · 비해 · 두충 등 5전
매운맛의 요통약 : 세신 · 건강 등 6전
짠맛의 요통약 : 파고지 · 건율 · 서목태 등 7전
중에서 위의 처방을 기본으로 하고 응용하여 취하면 됩니다.

만일 이 사람이 소변 불통이라면,

신맛의 소변약 : 없으면 보약으로 2전

쓴맛의 소변약 : 인진 · 편축 · 자초 등 3전

떫은맛의 소변약 : 백복령 · 오약 · 저령 등 4전

단맛의 소변약 : 택사 · 목통 · 차전자 등 5전

매운맛의 소변약 : 구맥 · 부평 등 6전

짠맛의 소변약 : 상표초 · 건율 · 파고지 등 7전

중에서 추가 응용하면 됩니다.

사군자, 사물로 음양을 조정하고 부자로 한열을 조절합니다.

대개 오행처방을 할 때에는 약성을 위주로 처방하면 그 효력이 너무나 강력하여 불과 몇 첩으로도 치료가 가능합니다. 그러나 그 증상만 개선될 뿐 환자의 육장육부를 근본적으로 조절해 주지 못하므로 오히려 불행한 결과를 초래할 수도 있습니다. 그러므로 오행처방은 대개 보약으로 처방하여 서서히 근본적으로 치료하여 그 환자의 육장육부가 정상으로 회복되어 기타 통증도 점차 사라지도록 유도하는 순리적인 처방법입니다.

양약도 그 약의 약성만으로 처방하지 않고 육미에 따라 처방하면 그 효력이 강력하고 신효하며 부작용도 적은 것입니다.

본인이 보기에도 그 좋은 약으로 어찌하여 병을 고치지 못하는지 답답함을 금할 수 없습니다. 약성에 의한 증상 위주의 투약을 함으로써 양약의 또 다른 작용, 즉 육미의 작용에 의해 부작용이 수반되므로 양약은 많이 먹으면 해롭다는 통설이 있는 것입니다.

음양오행 체질처방은 음식을 처방하여 평생 체질에 맞게 식사를 조절하고 병이 발생하지 않게 하여 장수하는 데 목적이 있다 하겠습니다. 그러나 병에 침범당한 후에도 그 치료 효과는 오늘날의 의학이나 영양학이나 근대 자연식보다도 수백 배 우수한 효력이 있음은 이미 입증된 바입니다.

서양인의 의학은 병명치료, 증상치료, 국소치료를 하므로 내과니, 외과니, 산부인과니, 치과니…… 하는 등 복잡하게 구분하여 무엇이 좀 되는 것처럼 보이는데 이러한 구분은 병을 원인별로 구분하는 것이 아니고 신체 부위별로 구분하는 것입니다.

병을 원인별로 구분하면,

첫째, 육장육부의 음양·허실·한열에서 그 원인을 찾을 수 있는 24정경의 병이 있고,

둘째, 정경에서 익출하여 넘어간 기경팔맥의 음양·허실·한열에 원인이 있는 기경팔맥의 병이 있으며,

셋째, 기경팔맥을 거쳐 인영이나 촌구에 6~7성이 나타나는 사해병이 있으며,

넷째, 15개의 낙맥에 병이 침범하여 15낙맥의 음양·허실·한열에 원인이 있는 15낙맥의 병이 있습니다.

이와 같이 병은 네 가지의 원인별로 대별하는 것이 원리이며 순리일 것입니다. 정경의 병과 기경의 병을 치료하는 법은 이미 설명되었고 사해의 병이나 15낙맥의 병은 아주 가끔 볼 수 있는 희귀한 병으로 차후 맥진법에서 설명할 것입니다.

■ 음양 조절하는 법

양체질이나 현재 인영의 맥이 촌구맥보다 큰 사람

태양인은 사물탕을, 소양인과 양명인은 쌍화탕을 사용하되 오행식사 때는 차로 마시고, 한약을 오행처방할 때는 합방한다 하였습니다. 그러나 병이 기경팔맥으로 익출하여 중병이나 불치병에 빠진 사람은 사물탕을 쓰며 4~5배를 증량합니다.

그러나 사물탕이나 쌍화탕은 상식화된 기존처방이고, 또 양약국에서 엑기스로 뽑아 판매하고 있으므로 구입과 복용이 편리하여 여기에 소개하였지만 동양철학적 입장에서 보면 완전무결한 것은 아닙니다.

다시 말하면 사물탕이나 쌍화탕은 육미가 골고루 갖추어진 것이 아니므로 완전한 것이 못 되어 여기에 육미 보혈탕을 소개합니다.

처방

(甘)　(辛)　(酸)　(苦)　(鹹)　(澁)
당귀 · 천궁 · 백작약 · 단삼 · 해삼 · 백복신 각 1전

용법

소양인, 양명인으로 인영맥이 1~3배 성대한 사람은 각 1전,

태양인으로 인영맥이 2배 성대한 사람은 각 2전,

기경에 병이 있으면 3전,

이상을 오행처방에 합방하여 음양 조절합니다.

음체질이나 현재 촌구맥이 큰 사람

태음인과 궐음인은 십전대보탕을, 소음인은 사군자탕을 사용하되 오행식사 때는 차처럼 마시고 한약처방 때도 오행처방에 합방하는 것입니다. 그러나 십전대보탕과 사군자탕도 육미를 골고루 갖추지 못하고 다만 상승하여 인영의 맥을 크게 하고 촌구의 맥을 작게 하는 작용만 있으므로 여기에 육미 보기탕을 소개합니다.

처방

(甘)　(苦)　(澁)　(辛)　(酸)　(鹹)

인삼 · 백출 · 백복령 · 계피 · 오미자 · 건율 각 1전

용법

궐음인 · 태음인 각 1전씩,

소음인 각 2전씩,

기경에 병이 있을 때 각 3전 이상을 처방합니다.

한열 조절하는 법

한열을 증상으로 판단하는 방법은 한(寒)하면 체온계로 측정한 열이 어떠하든 본인은 춥다 하므로 코와 가래가 많이 나오며, 열(熱)하면 체온계의 온도가 어떠하든 코와 입에서 더운 바람이 확확 나오고 소변볼 때 오줌이 뜨거워서 오줌을 눌 수 없을 정도입니다. 그리고 맥이 부하고 완(緩)하면 실열이 있고, 침하고 급(急)하면 한이 있습니다.

열 해서 병이 되는 경우는 거의 없거나 아주 드물게 보이며, 대개의 병은 99.9%가 한(寒) 해서 생기는 병입니다.

열이 있으면 찬 약으로 오행처방을 구성하고, 한이 있으면 더운 약으로 오행처방을 구성하거나 맵고 짠맛이 있는 부자를 오행처방에 포함하여 처방합니다. 부자는 시험한 바에 의하면 음양만 잘 조절하면 5전이나 1냥씩 사용하여도 부작용이 없습니다.

다음에 열거되는 한약은 약대에서 공부하는 '본초학'에서 그대로 수정 없이 발췌한 것입니다. 현대 본초학의 유래는 중국 이시진의 《본초강목》이 유럽으로 전해져서 과학화된 후에 일본으로 전해졌고 다시 한국어로 번역되었다는 설이 있습니다. 본초학의 기초가 되는 《신농본초경》은 4,000~5,000년 전에 완성되었다고 전해집니다.

약 5,000년간 약재는 변질된 것이 많이 있을 것이며 토질에 따라 맛이 변하여 현재 약재의 맛과는 많은 차이가 있을 것입니다. 그러므로 저자 개인으로 대학 교재에 표시된 약재의 맛을 교정하기보다는,

이 책을 보시는 여러분이 남한 지역의 토질에서 생산된 약재를 다시 맛보아 책에 씌여진 것과 다른 맛이 느껴지면 느끼신 대로 사용하심이 합당할 것입니다.

■ 한약재의 육미분류

1. 신맛이 있는 약

(1) 신맛이 있고 뜨거운 약
(간장과 담낭을 뜨겁게 하는 약)

◆ 유황(硫黃 : 유황 원광석 연제품)
[수 치] 분쇄하여 사용한다.
[기 미] 뜨겁고 신맛이 나며 맵다. 유독성이다.
[용 량] 1일 2~4g

(2) 신맛이 있고 따뜻한 약
(간장과 담낭을 따뜻하게 하는 약)

◆ 두견화(杜鵑花 : 진달래꽃)
[채 취] 4~5월경 개화 때 채취하여 햇볕에 말리며 혹 날것으로도 쓴다.
[수 치] 그대로 사용한다.

[기 미] 따뜻하고 신맛이 나며 달다.

[용 량] 1일 15~30g

◆ 산수유(山茱萸 : 산수유 과육)

[채 취] 과실이 성숙하여 빨갛게 된 10~11월경에 채취한다. 과
병을 제거하고 약한 불에 그을려서 냉각시킨 다음, 씨
를 제거하고 과육을 꺼낸 뒤에 햇볕에 말리거나 불에
말린다.

[수 치] 그대로 사용하거나, 술에 담가 건조된 후 사용한다.

[기 미] 약간 따뜻하고 신맛이 나며 떫다.

[용 량] 1일 6~12g

◆ 석류피(石榴皮 : 석류 및 백석류의 열매 껍질)

[채 취] 8~9월경 열매 성숙기에 채취하여 씨를 제거한 뒤 햇
볕에 말린다.

[수 치] 내부의 씨 등을 제거하고 잘게 썰어서 사용한다.

[기 미] 따뜻하고 신맛이 나며 떫다.

[용 량] 1일 3~6g

◆ 목천료자(木天蓼子 : 개다래나무의 충영 과실)

[채 취] 9~10월경에 채취하여 햇볕에 말린다.

[수 치] 그대로 사용한다.

[기 미] 따뜻하고 신맛이 나며 달고 맵다.

[용 량] 1일 6~15g

◆ 모과(木瓜 : 모과의 열매)

[채 취] 10월의 과실 성숙시에 채취하여 알맞게 썰어서 햇볕에
　　　　말리거나, 끓는 물에 5~10분 동안 담갔다가 꺼내 외피
　　　　를 벗기고 4등분해서 햇볕에 말린다.

[수 치] 그대로 썰어서 사용하거나 술에 담가서 사용한다.

[기 미] 따뜻하고 신맛이 난다.

[용 량] 1일 5~10g

◆ 산사(山楂 : 산사나무 열매)

[채 취] 9~10월경 과실 성숙기에 채취하여 가로로 자르거나
　　　　압박한 후 햇볕에 말린다.

[수 치] 씨를 제거하고 그대로 사용하거나, 또는 볶아서 사용
　　　　한다.

[기 미] 따뜻하고 신맛이 난다.

[용 량] 1일 6~15g

◆ 오매(烏梅 : 매실나무의 미숙 과실)

[채 취] 5~6월경 녹색 열매(덜 익은)를 채취하여 40 정도의 불
　　　　에 쬐어 과육이 황갈색(60% 건조)으로 되었을 때 햇볕
　　　　에 말리면 흑색으로 변한다.

[수 치] 그대로 사용하며, 때로는 숯으로 만들어 사용한다.

[기 미] 따뜻하고 신맛이 난다.

[용 량] 1일 3~9g

◆ 오미자(五味子 : 오미자 열매)

[채 취] 강설 후 열매가 완전히 성숙하면 채취하여 햇볕에 말
린다.

[수 치] 그대로 사용하거나 주증·밀초·작초하여 사용한다.

[기 미] 따뜻하고 신맛이 나며 달고 맵고 쓰다.

[용 량] 1일 3~12g

◆ 서각(犀角 : 코뿔소류의 뿔)

[수 치] 온수에 침하여 유연한 때에 서각편을 만들어 건조시키
든가 줄로 갈아 유분을 내어 사용한다.

[기 미] 차고 신맛이 나며 짜고 맵다.

[용 량] 1일 2~6g

(3) 신맛이 있고 편안한 약

(간장과 담낭을 편안하게 하는 약)

◆ 고직(苦蘵 : 땅꽈리의 전초)

[채 취] 여름철 개화 때 채취하여 햇볕에 말리거나 날것으로
쓴다.

[수 치] 그대로 잘게 썰어서 사용한다.

[기 미] 편하고 신맛이 나며 쓰다.

[용 량] 1일 20~30g

◆ 산조인(酸棗仁 : 멧대추의 씨)

  [채 취] 가을철 과실 성숙시에 채취하여 과실을 하루 동안 물
           에 담갔다가 과육 제거 후 과각을 부수고 종인을 꺼내
           어 햇볕에 말린다.

  [수 치] 그대로 사용하거나 초 또는 초흑하여 사용한다.

  [기 미] 편하고 신맛이 나며 달다.

  [용 량] 1일 10~20g

◆ 금앵자(金櫻子 : 금앵자의 열매)

  [채 취] 10~11월경 열매가 익은 뒤에 채취하여 햇볕에 말린 후
           털을 제거한다.

  [수 치] 털을 제거한 뒤 썰어서 사용한다.

  [기 미] 편하고 신맛이 나며 떫다.

  [용 량] 1일 6~12g

◆ 앵속각(罌粟殼 : 양귀비의 과각)

  [채 취] 5~6월경에 적과하여 종자를 제거하고 햇볕에 말린다.

  [수 치] 그대로 분쇄하여 사용한다.

  [기 미] 편하고 신맛이 난다.

  [용 량] 1일 3~9g

◆ 오배자(五倍子 : 오배자 진딧물이 붉나무에 형성한 벌레주머니)

  [채 취] 9~10월경 오배자 진딧물이 주머니 밖으로 나오기 전
           에 채취하여 끓는 물에 3~5분 두었다가 자충이 죽은

후 꺼내어 햇볕이나 그늘에 말린다.

[수 치] 그대로 부수어 사용한다.

[기 미] 편하고 신맛이 난다.

[용 량] 1일 2~9g

(4) 신맛이 있고 서늘한 약

(간장과 담낭을 서늘하게 하는 약)

◆ 유자(柚子 : 유자나무 과실)

[채 취] 가을철 과실 성숙시에 채취한다.

[수 치] 그대로 사용한다.

[기 미] 서늘하고 신맛이 난다.

[용 량] 적당히 조절한다.

◆ 영실(營實 : 찔레꽃의 열매)

[채 취] 9~10월경 반청반적시에 채취하여 그늘에서 말린다.

[수 치] 과병을 제거하고 그대로 사용한다.

[기 미] 서늘하고 신맛이 나며 달다.

[용 량] 1일 6~12g

◆ 적작약(赤芍藥 : 참작약의 뿌리)

[채 취] 가을에 채취하여 털뿌리와 겉껍질을 제거한 뒤 햇볕에
말린다.

[수 치] 그대로 잘게 썰어서 사용하며, 볶거나 또는 술에 담가

사용하기도 한다.

[기 미] 서늘하고 신맛이 나며 쓰다.

[용 량] 1일 6~18g

◆ 백작약(白芍藥 : 백작약의 뿌리)

[채 취] 3~4년 된 뿌리를 가을에 채취하여 깨끗이 씻은 후 껍질을 제거한다. 끓는 물에 가볍게 데친 후 꺼내서 그대로 햇볕에 말리든지, 찐 다음 볶거나 햇볕에 말린다.

[수 치] 그대로 썰어서, 또는 볶거나 술에 담가 사용한다.

[기 미] 서늘하고 신맛이 난다.

[용 량] 1일 6~15g

◆ 녹반(綠礬 : 염산염류 광물인 수록 반광석)

[수 치] 불순물을 제거하고 그대로 갈아서 사용하거나 따뜻하게 데워서 사용한다.

[기 미] 시원하고 신맛이 나며 떫다.

[용 량] 1일 3~6g

(5) 신맛이 있고 찬 약

(간장과 담낭을 차게 하는 약)

◆ 백반(白礬 : 명반석 광물을 가공한 결정)

[수 치] 갈거나 열을 가하여 무수물인 고반을 만들어 사용한다.

2. 쓴맛이 있는 약

(1) 쓴맛이 있고 뜨거운 약

(심장과 소장을 뜨겁게 하는 약)

◆ 영지(靈芝 : 영지초)

[채 취] 가을철에 채취한다.

[수 치] 그대로 썰어서 사용한다.

[기 미] 뜨겁고 쓴맛이 난다.

[용 량] 1일 2~4g

(2) 쓴맛이 있고 따뜻한 약

(심장과 소장을 따뜻하게 하는 약)

◆ 오령지(五靈脂 : 등족오서 및 비서의 건조 분변)

[채 취] 봄에 채취하는 것이 좋다.

[수 치] 그대로, 또는 약한 불로 검게 볶아서 사용한다.

[기 미] 따뜻하고 쓴맛이 나며 달다.

[용 량] 1일 6~12g

◆ 골쇄보(骨碎補 : 넉줄고사리의 근경)

[채 취] 겨울철에 채취한 다음, 쪄서 말리고 불에 태워 털을 제
거한다.

[수 치] 깨끗이 닦은 후 물에 담가 유연해지면 잘게 썰어 사용

한다.

[기 미] 따뜻하고 쓴맛이 난다.

[용 량] 1일 12~24g

◆ 송엽(松葉 : 소나무류의 잎)

[채 취] 가을에서 이듬해 봄 사이에 채취하여 그늘에서 말린
다. (전년 가능)

[수 치] 그대로 썰어서 사용한다.

[기 미] 따뜻하고 쓴맛이 난다.

[용 량] 1일 12~24g

◆ 송향(松香 : 송진)

[채 취] 보통 여름철에 채취하되, 나무에 칼을 이용해 V자나
나선상으로 깊이 그어놓으면 수지가 흘러내리는데 이
것을 용기에 모아 냉각 · 응고시켜 얻는다.

[수 치] 송향을 약한 불로 가열하여 용융시킨 후, 수중에 조금
씩 흘려 방냉 · 응고시켜 얻는다.

[기 미] 따뜻하고 쓴맛이 나며 달다.

[용 량] 알맞게 조절한다.

◆ 후박(厚朴 : 후박나무 껍질)

[채 취] 20년생 이상 된 나무로 하지 전에 채취하여 그늘에서
말린다.

[수 치] 겉껍질을 제거하고 그대로 썰어서 사용하거나 생강탕

에 담가 사용한다.

[기 미] 따뜻하고 매우며 쓴맛이 난다.

[용 량] 1일 6~12g

◆ 행인(杏仁 : 살구의 씨)

[채 취] 여름철 열매 성숙기에 채취하여 과육과 행각을 제거하고 씨를 떼내서 햇볕에 말린다.

[수 치] 종피를 제거하고 사용하며, 약간 볶아서 사용한다.

[기 미] 따뜻하며 쓰고 맵다. 유독성이다.

[용 량] 1일 6~12g

◆ 청피(靑皮 : 귤류의 미성숙 유과의 껍질)

[채 취] 대체로 초여름에 채취하며 칼로 4등분하여 속의 내용물을 제거한 뒤 햇볕에 말린다.

[수 치] 물에 담가 유연해지면 잘게 썰어 건조시킨 후 사용하거나, 술에 담가 사용한다.

[기 미] 따뜻하고 쓴맛이 나며 맵다.

[용 량] 1일 3~12g

◆ 진피(陳皮 : 귤류의 과피)

[채 취] 10월이 지난 후 과실 성숙시에 껍질을 벗겨 햇볕에 말린다.

[수 치] 물로 세척하여, 유연하게 되면 잘게 썰어서 사용한다.

[기 미] 따뜻하고 쓴맛이 나며 맵다.

[용 량] 1일 12~24g

◆ 지실(枳實 : 탱자나무의 유과)
　[채 취] 6월경에 채취하여 반으로 쪼갠 후 햇볕에 말린다. 혹은
　　　　　8월에 채취하기도 한다.
　[수 치] 그대로 사용하며, 볶아서 사용하기도 한다.
　[기 미] 따뜻하고 쓴맛이 난다.

◆ 원지(遠志 : 원지의 뿌리)
　[채 취] 가을에서 익년 봄 사이에 채취하여 木心(나무심)을 제
　　　　　거하고 그늘이나 햇볕에 말린다.
　[수 치] 나무심을 제거하고 그대로 사용하거나, 꿀에 섞어 또
　　　　　는 감초와 함께 사용한다.
　[기 미] 따뜻하고 쓴맛이 나며 맵다.
　[용 량] 1일 6~12g

◆ 단삼(丹參 : 단삼의 뿌리)
　[채 취] 늦가을에서 익년 3월 사이에 채취하여 흙과 수염뿌리
　　　　　를 제거한 뒤 햇볕에 말린다.
　[수 치] 그대로 썰어서 사용하거나 볶아서 사용한다.
　[기 미] 미지근하고 쓴맛이 난다.
　[용 량] 1일 5~10g

◆ 속단(續斷 : 산토끼꽃 및 천속단의 뿌리)

[채 취] 9~10월경에 1년생 뿌리를 채취하여 잔털과 줄기를 제
거한 뒤 그늘에서 말린다.

[수 치] 그대로 썰어서 쓰거나 소금물에 데쳐 사용한다.

[기 미] 따뜻하고 쓴맛이 난다.

[용 량] 1일 9~15g

◆ 한인진(韓茵陳=茵陳 : 더위지기의 전초)

[채 취] 6~7월경 쇠기 전에 채취하여 햇볕에 말린다.

[수 치] 그대로 썰어서 사용한다.

[기 미] 따뜻하고 쓴맛이 난다.

[용 량] 1일 20~60g

◆ 창출(蒼朮 : 삽주뿌리)

[채 취] 가을에서 다음해 봄 사이에 채취하여 털뿌리와 흙을
제거한 뒤 햇볕에 말린다.

[수 치] 그대로 잘게 썰어서 사용하거나, 아니면 볶거나 쌀뜨
물에 담가 사용한다.

[기 미] 따뜻하고 쓴맛이 난다.

[용 량] 1일 6~10g

◆ 구절초(九節草 : 바위구절초)

[채 취] 개화 직전에 채취하여 햇볕에 말린다.

[수 치] 그대로 썰거나 초초하여 사용한다.

[기 미] 따뜻하고 쓴맛이 난다.

[용 량] 1일 30~60g

◆ 창포(菖蒲 : 창포의 뿌리줄기)

[채 취] 8~9월경에 채취한 것이 우량하다. 채취 후 털뿌리를
　　　　제거하고 잘 씻어서 햇볕에 말린다.

[수 치] 그대로 썰어서 사용한다.

[기 미] 따뜻하고 쓰며 맵다.

[효 능] 건위, 진정, 진경, 거담, 이습

[주 치] 소화불량, 설사, 전간, 경계, 건망, 정신불안, 해수, 기
　　　　관지염, 개창

[용 량] 1일 3~9g

(3) 쓴맛이 있고 편안한 약

(심장과 소장을 편안하게 하는 약)

◆ 삼릉(三稜 : 흑삼릉의 덩이줄기)

[채 취] 가을에서 겨울 사이에 채취하여 외피를 제거한 후 깨
　　　　끗이 씻어서 햇볕에 말린다.

[수 치] 물에 담가 유연해지면 잘게 썰어 그대로 사용하며, 때
　　　　로는 초초하여 사용한다.

[기 미] 편안하고 쓴맛이 나며 맵다.

[용 량] 1일 6~12g

◆ 우슬(牛膝 : 쇠무릎지기의 뿌리)

[채 취] 가을에서 다음해 봄 사이 줄기와 잎이 마를 때에 채취
하되, 잔털과 진흙을 제거하고 햇볕에 말린다.

[수 치] 노두를 제거하고 잘게 썰어서 그대로, 또는 술에 담갔
다가 볶아서 사용한다.

[기 미] 편안하고 쓴맛이 나며 시다.

[용 량] 1일 6~18g

◆ 목통(木通 : 으름덩굴의 줄기)

[채 취] 가을에서 이듬해 봄 사이에 채취하여 외피를 제거하고
햇볕에 말린다.

[수 치] 그대로 썰어서 사용한다.

[기 미] 편안하고 쓴맛이 난다.

[용 량] 1일 6~18g

◆ 해동피(海桐皮 : 엄나무의 피)

[채 취] 봄에서 여름 사이에 채취하여 조피를 제거하고 햇볕에
말린다.

[수 치] 그대로 잘게 썰어서 사용한다.

[기 미] 편안하고 약간 쓴맛과 매운맛이 난다.

[용 량] 1일 10~20g

◆ 시체(柿蒂 : 감꼭지)

[채 취] 가을에서 겨울 사이 성숙 과실에서 감꼭지를 얻는다.

[수 치] 그대로 사용한다.

[기 미] 편안하고 쓴맛이 나며 떫다.

[용 량] 1일 9~15g

◆ 여정실(女貞實 : 광나무 열매)

[채 취] 가을에서 겨울 사이에 채취하여 햇볕에 말리거나 가볍
게 증렬한 후 햇볕에 말린다.

[수 치] 그대로 사용하거나 술에 담근 후 건조시켜 사용한다.

[기 미] 편안하고 쓴맛이 나며 달다.

[용 량] 1일 6~12g

◆ 길경(桔梗 : 도라지 뿌리)

[채 취] 가을에서 다음해 봄 사이에 채취하여 깨끗이 세척한
후 외피는 벗기고 햇볕에 건조한다.

[수 치] 노두를 제거하고 그대로 썰어서 사용한다. 쌀뜨물에
담가 사용하기도 한다.

[기 미] 편안하고 쓴맛이 나며 맵다.

[용 량] 1일 6~12g

(4) 쓴맛이 있고 서늘한 약

(심장과 소장을 서늘하게 하는 약)

◆ 우황(牛黃 : 소의 담석)

[채 취] 담관, 담낭에 병적으로 형성된 결석을 채취한다.

[수 치] 고운 가루로 하여 사용한다.

[기 미] 서늘하고 쓴맛이 나며 달다.

[용 량] 1일 0.2~0.4g

◆ 야저담(野猪膽 : 멧돼지의 쓸개)

[채 취] 멧돼지를 도살한 후 취득하여 햇볕에 건조시키거나 날
것으로 이용한다.

[수 치] 그대로 사용한다.

[기 미] 서늘하고 쓴맛이 난다.

[용 량] 1일 2~4g

◆ 패모(貝母 : 패모류의 인경)

[채 취] 여름에서 가을 사이에 채취하여 진흙과 수염뿌리 따위
를 제거한 뒤 백회를 묻혀 햇볕에 말리거나 약한 불로
말린다.

[수 치] 그대로 잘게 썰어 사용한다.

[기 미] 서늘하고 쓴맛이 나며 달다.

[용 량] 1일 6~15g

◆ 결명자(決明子 : 긴강낭차의 씨)

[채 취] 가을에 씨가 영근 뒤 전체를 베어 햇볕에 말린 뒤 종자
를 털어 잡질을 제거한 후 다시 햇볕에 말린다.

[수 치] 볶아서 사용한다.

[기 미] 서늘하고 쓴맛이 나며 달다.

[용 량] 1일 6~12g

◆ 연교(連翹 : 연교의 열매)
[채 취] 9~10월경 열매가 익었을 때 채취하여 햇볕에 말린다.
[수 치] 그대로 사용한다.
[기 미] 서늘하고 쓴맛이 난다.
[용 량] 1일 12~18g

◆ 현삼(玄參 : 현삼의 뿌리)
[채 취] 가을철에 채취하여 불에 그을린 다음 햇볕에 말린다.
[수 치] 노두를 제거하고 잘게 썰거나 볶아서 사용한다.
[기 미] 서늘하고 쓴맛이 난다.
[용 량] 1일 12~20g

(5) 쓴맛이 있고 찬 약
(심장과 소장을 차게 하는 약)

기존 본초학은 쓰고 찬 약을 많이 발굴하고 조사 연구하였으나, 심장과 소장을 차게 해야 하는 경우는 거의 없고 심장·소장을 따뜻하게 해야 하는 경우가 대부분입니다. 그러므로 쓰고 찬 약은 거의 삭제하고 보통 쓰이는 것만 몇 가지 발췌했어도 이렇게 많습니다. 이는 허열과 실열을 구분하지 못하는 데 그 원인이 있을 것이며, 이로 인해 많은 사람의 수명이 단축되었을 것입니다.

◆ 황련(黃連 : 황련의 근경)

[채 취] 5~6년생 된 것을 11월경에 채취하여 뿌리털과 줄기를
　　　　제거하고 햇볕에 말린다.

[수 치] 그대로 썰거나 또는 볶거나 강초하여 사용한다.

[기 미] 차고 쓴맛이 난다.

[용 량] 1일 3~6g

◆ 웅담(熊膽 : 곰의 담즙)

[채 취] 겨울철에 사냥으로 채취하여 바람이 잘 통하는 그늘에
　　　　서 건조시킨다. 쓸개는 색에 따라 호박과 같이 황금색
　　　　의 투명한 광택이 있는 것을 금담, 흑색으로 조고상 같
　　　　은 것을 흑담, 황록색으로 광택이 있고 잘 부서지는 것
　　　　을 채화담으로 구분하여 부른다.

[수 치] 고운 가루로 하여 사용한다.

[기 미] 차고 쓴맛이 난다.

[용 량] 1일 0.3~0.6g

◆ 지모(知母 : 지모의 뿌리와 줄기)

[채 취] 재배 3년 이상 된 것을 가을에서 이듬해 봄 사이에 채
　　　　취하여 경묘와 수염뿌리는 제거하고 햇볕에 말린다.

[수 치] 그대로 썰어서 사용하며, 소금물에 담갔다가 볶아서
　　　　사용하기도 한다.

[기 미] 차고 쓴맛이 난다.

[용 량] 1일 9~18g

◆ 대황(大黃 : 약용 대황류의 뿌리와 줄기)

[채 취] 3~5년생 된 것을 9~10월경에 채취하는데, 경엽과 지
근을 제거하고 겉껍질을 벗긴 후 바람이나 불로 또는
잘게 썰어서 햇볕에 말린다.

[수 치] 그대로 썰어서, 또는 술에 담갔다가 볶거나 숯을 만들
어서 사용한다.

[기 미] 차고 쓴맛이 난다.

[용 량] 1일 4~15g

◆ 구맥(瞿麥 : 패랭이꽃의 전초)

[채 취] 여름에서 가을 사이의 개화시에 채취하여 햇볕에 말린
다.

[수 치] 그대로 썰어서 사용한다.

[기 미] 차고 쓴맛이 난다.

[용 량] 1일 6~12g

◆ 고삼(苦參 : 고삼의 뿌리)

[채 취] 가을에서 이듬해 봄 사이에 채취하여 잔뿌리를 제거한
뒤 햇볕에 말린다.

[수 치] 물이나 쌀뜨물에 담갔다가 잘게 썰어 건조한 뒤 사용
한다.

[기 미] 차고 쓴맛이 난다.

[용 량] 1일 6~12g

◆ 황백(黃柏 : 황벽나무류의 피)

　[채 취] 초여름에 채취(10년 이상 된 나무)하여, 겉껍질을 제거
　　　　　한 뒤 황색의 속껍질을 취해서 말린다.

　[수 치] 그대로 썰어서 사용하거나, 소금에 담갔다가 볶거나
　　　　　또는 초에 담갔다가 볶아서 사용한다.

　[용 량] 1일 6~12g

◆ 진피(秦皮 : 물푸레나무의 속피)

　[채 취] 봄에서 가을 사이 수피를 채취하여 햇볕에 말린다.

　[수 치] 그대로 썰어서 사용한다.

　[기 미] 차고 쓴맛이 난다.

　[용 량] 1일 6~12g

◆ 용담(龍膽 : 과남풀의 뿌리)

　[채 취] 가을에 채취하여 햇볕에 말린다.

　[수 치] 그대로 썰어서 사용한다.

　[기 미] 차고 쓴맛이 난다.

　[용 량] 1일 3~9g

◆ 익모초(益母草 : 익모초의 전초)

　[채 취] 여름철 성장이 왕성한 때 채취하여 햇볕에 말리며 날
　　　　　것으로도 쓴다.

　[수 치] 그대로 잘게 썰어서 사용한다.

　[기 미] 약간 차고 쓴맛이 난다.

[용 량] 1일 12~30g

◆ 황금(黃芩 : 황금의 뿌리)
　[채 취] 3~4년생 된 것을 가을에서 봄 사이에 채취하여 햇볕
　　　　에 말린다.
　[수 치] 그대로 썰어서 쓰거나 볶아서 사용한다. 또 술에 담갔
　　　　다가 볶거나 재로 만들어 사용한다.
　[기 미] 차고 쓴맛이 난다.
　[용 량] 1일 6~12g

◆ 지골피(地骨皮 : 구기자나무 근피)
　[채 취] 이른 봄이나 가을철에 채취하여 나무 고갱이를 제거한
　　　　뒤 햇볕에 건조시킨다.
　[수 치] 나무 고갱이를 제거한 뒤 잘게 썰어서 사용한다.
　[기 미] 차고 쓴맛이 난다.
　[용 량] 1일 9~15g

◆ 치자(梔子 : 치자나무 열매)
　[채 취] 10월경 열매 성숙시에 채취하여 햇볕에 말리거나 불에
　　　　말린다.
　[수 치] 그대로 분쇄하여 사용하거나 볶아서 사용한다.
　[기 미] 차고 쓴맛이 난다.
　[용 량] 1일 6~15g

◆ 과체(瓜蒂 : 참외 꼭지)

[채 취] 덜 익은 참외의 꼭지를 취하여 그늘에서 말린다.

[수 치] 그대로 사용한다.

[기 미] 차고 쓴맛이 난다. 유독성이다.

[용 량] 1일 3~6g

3. 단맛이 있는 약

(1) 단맛이 있고 뜨거운 약

비장과 위장을 뜨겁게 하는 약인데 기존 본초학에는 없습니다. 비장·위장이 차서 생기는 병은 아주 많으므로 반드시 필요한 약재로서 하늘은 어디엔가 만들어 놓았을 것입니다.

(2) 단맛이 있고 따뜻한 약

(비장과 위장을 따뜻하게 하는 약)

◆ 영사(靈砂 : 황화수은)

[제 법] 수은과 유황을 가지고 청사(靑砂)를 만들어 활석 도가니 속에 넣고 적당히 가열, 승화시켜 황화수은을 얻는다. 약재 영사는 선홍색의 침상결정이나, 철분 등 불순물이 섞이면 색상이 검어진다. 그러므로 여러 차례 승화 작용을 반복하여 정제한다. 보통 물에는 녹지 않고,

열을 가하면 남색 불꽃을 내며 탄다. 조성은 HgS이다.

[수 치] 고운 가루로 하여 사용한다.

[기 미] 따뜻하고 단맛이 나며 맵다. 유독성이다.

[용 량] 1일 0.5~2g

◆ 신곡(神麯 : 누룩)

[수 치] 분쇄하여 볶아서 사용한다.

[기 미] 따뜻하고 단맛이 나며 맵다.

[효 능] 1일 6~15g

◆ 맥아(麥芽 : 엿기름)

[채 취] 5~6월경 채취하여 햇볕에 말린 후 발아시켜 사용한다.

[수 치] 그대로 사용하거나 약간 볶아서 사용한다.

[기 미] 약간 따뜻하고 단맛이 난다.

[용 량] 1일 10~20g

◆ 호도인(胡桃仁 : 호도)

[채 취] 10월에 채취하여 겉껍질을 제거하고 햇볕에 말린다.

[수 치] 행각을 제거하고 사용한다.

[기 미] 따뜻하고 단맛이 난다.

[용 량] 1일 15~30g

◆ 적하수오(赤何首烏 : 하수오의 근)

[채 취] 심은 지 3~4년 후 가을에서 이듬해 봄 사이에 채취한
다. 큰 것을 반으로 쪼개 햇볕에 말리거나 불을 이용하
여 말린다.

[수 치] 그대로 썰어서 사용하거나 술에 담가 사용한다.

[기 미] 따뜻하고 단맛이 나며 쓰다. 깔깔하고 떫다.

[용 량] 1일 12~24g

◆ 계피(桂皮 : 계수나무의 피)

[채 취] 가을에서 겨울 사이에 채취하여 그늘에서 말린다.

[수 치] 그대로 썰어서 사용한다.

[기 미] 따뜻하고 단맛이 나며 맵다.

[용 량] 1일 6~12g

◆ 두충(杜沖 : 두충나무의 피)

[채 취] 15년 이상 된 나무를 5월경에 껍질을 벗겨 햇볕에 말
린 후 바람이 잘 통하는 곳에 보관한다.

[수 치] 겉껍질을 제거하고 잘게 썰어 볶거나 또는 소금물에
담갔다가 볶아서 거사하여 사용한다.

[기 미] 따뜻하고 단맛이 나며 약간 맵다.

[용 량] 1일 10~20g

◆ 황기(黃芪 : 황기의 뿌리)

[채 취] 가을철에 채취하여 노두와 잔뿌리를 제거한 뒤 햇볕에

말린다.

[수 치] 그대로 썰어서 사용하거나 꿀에 재워 사용한다.

[기 미] 따뜻하고 단맛이 난다.

[용 량] 1일 12~60g

◆ 대조(大棗 : 대추)

[채 취] 9~10월경 과실 성숙시에 채취하여 햇볕에 말린다.

[수 치] 그대로 또는 씨를 제거하여 사용한다.

[기 미] 따뜻하고 단맛이 나며, 약간 신맛이다.

[용 량] 1일 12~24g

◆ 인삼(人蔘 : 인삼의 뿌리)

다년생 초본으로서 40~60㎝ 가량 곧게 자라며 근경은 짧고 그 밑에 원주형의 비대한 육질(肉質)의 뿌리가 달려 있는데 사람의 모양을 한 것 등 여러 형태의 가는 뿌리가 옆으로 뻗는다. 잎은 근경 끝에서 1개의 원줄기가 나와 그 끝에 윤생하는데 초생시는 1매 3출 복엽이고, 2년생은 1매 5출 장상복엽이며, 3년생은 2매 5출 장상복엽이고, 4년생은 2매 5출 장상복엽이며, 최후엔 6매 5출 장상복엽으로 끝나되, 해를 거듭해도 이대로 고정된다. 소엽은 난형 또는 도난형으로 잔톱니가 있고 끝이 뾰족하며 엽맥에는 가는 털이 난다. 5~6월에 황록색의 소화가 윤생한 잎 중에서 1개의 꽃줄기가 나와 산형화서로 정생하며, 과기는 7~9월이고, 장과상 핵과는 적숙한다.

잎은 인삼엽, 꽃은 인삼화, 열매자는 인삼자, 가는 뿌리는 인삼미, 근경은 인삼두라 하여 약용이 된다. 인삼은 태초엔 야생이었으며, 인지의 발달로 재배하게 되었는데, 야생의 것을 산삼 또는 야생삼이라 칭하고, 산삼의 씨를 채취하여 집에서 야생 상태로 재배하는 것을 장뇌 또는 장노라 하며, 예부터 집에서 재배하는 것을 가삼, 인삼, 원삼이라 부른다. 인삼은 건조 방법에 따라 햇볕에 건조한 것을 백삼, 쪄서 불로 건조한 것을 홍삼이라 부른다. 백삼은 그 모양에 따라 잔뿌리와 2차 지근까지 말아서 몸체에 붙여놓은 것을 곡삼, 잔뿌리와 지근을 반 정도 말아놓은 것을 반곡삼, 가는 뿌리만 자르고 곧은 모습대로 건조한 것을 직삼, 수삼을 탈피치 않고 건조시켜 색상이 담황·담황갈색인 것은 피부백삼, 채취 후 가공하지 않은 것을 수삼 또는 생삼이라 부른다. 우리나라의 인삼은 Korea Ginseng이라 하여 세계적으로 그 명성이 높으며 일반적으로 영약이라 부르고 있다.

[채 취] 재배삼은 8~10월경에, 산삼은 5~10월경에 채취하여 햇볕에 말린다.
[수 치] 잘게 썰어서 사용한다.
[기 미] 따뜻하고 단맛이 나며 약간 쓰다.
[용 량] 1일 6~12g, 큰 약이면 30~60g

◆ 백하수오(白何首烏 : 큰조롱의 근)
[채 취] 가을에서 이듬해 봄 사이에 채취하여 햇볕에 말린다.
[수 치] 그대로 잘게 썰어서 사용한다.

[기 미] 따뜻하고 단맛이 나며 쓰다.

[용 량] 1일 6~15g

◆ 숙지황(熟地黃 : 지황근의 근경을 쪄서 가공한 것)

[채 취] 10~11월경 채취한다.

[수 치] 그대로 사용하거나 숯으로 만들어 사용하기도 한다.

[기 미] 따뜻하고 단맛이 난다.

[용 량] 1일 10~30g

◆ 육종용(肉蓗蓉 : 종용의 육질경)

[수 치] 물에 불린 뒤 잘게 썰어 햇볕에 말리거나 술에 담가 사
용한다.

[기 미] 따뜻하고 단맛이 나며 신맛이 있다.

[용 량] 1일 6~18g

◆ 백출(白朮 : 삽주의 뿌리)

[채 취] 11월경 채취하여 줄기와 잔뿌리를 제거하고 가볍게 겉
껍질을 제거한 뒤 햇볕에 말리거나 불에 말린다.

[수 치] 그대로 썰어서 쓰거나 볶아서 사용한다.

[기 미] 따뜻하고 단맛이 나며 쓰다.

[용 량] 1일 10~20g

(3) 단맛이 있고 편안한 약

(비장과 위장을 편안하게 하는 약)

◆ 오골계(烏骨鷄 : 닭)

　　[채 취] 오골계의 내장을 제거한 전체

　　[수 치] 그대로 이용한다.

　　[기 미] 편안하고 단맛이 난다.

　　[용 량] 적당히 조절한다.

◆ 봉밀(蜂蜜 : 꿀)

　　[수 치] 그대로 또는 약한 불에 녹여서 유연하면 사용한다.

　　[기 미] 편안하고 단맛이 난다.

　　[용 량] 1일 15~30g

◆ 계내금(鷄內金 : 닭의 위내막)

　　[채 취] 닭을 잡아 모래주머니의 내막을 떼낸 뒤 깨끗이 씻어
　　　　　　 햇볕에 말린다.

　　[수 치] 그대로 사용하거나 불에 구워 사용한다.

　　[기 미] 편안하고 단맛이 난다.

　　[용 량] 1일 3~12g

◆ 목적(木賊 : 속새의 전초)

　　[채 취] 여름에서 가을 사이에 지상 부분을 베어서 짧게 절단
　　　　　　 하고 그늘에서 말리거나 햇볕에 말린다.

　　[수 치] 그대로 썰어서 사용한다.

　　[기 미] 편안하고 단맛이 나며 쓰다.

　　[용 량] 1일 6~12g

◆ 백과(白果 : 은행의 씨)

[채 취] 가을철 과실이 황색으로 익은 때에 채취하여 물에 담가 겉의 육질을 부식, 제거한 후 물로 깨끗이 씻어 햇볕에 말린다.

[수 치] 그대로 겉껍질을 벗기고 사용하거나, 볶거나 또는 쪄서 겉껍질을 제거하고 사용한다.

[기 미] 편안하고 단맛이 나며 쓰고 떫다.

[용 량] 1일 6~12g

◆ 황정(黃精 : 황정의 근경)

[채 취] 가을에서 이듬해 봄 사이에 채취하여 수염뿌리와 줄기를 제거하고 시루에 쪄서 햇볕에 말리거나 불로 말린다.

[수 치] 그대로 썰어서 또는 술에 쪄서 사용한다.

[기 미] 편안하고 단맛이 난다.

[용 량] 1일 12~24g

◆ 산약(山藥 : 마)

[채 취] 가을에서 이듬해 봄 사이에 채취하여 대나무 칼로 외피를 벗긴 후 햇볕에 말리거나 불로 말린다.

[수 치] 그대로 잘게 썰어서 사용하며 혹은 볶아서 사용하기도 한다.

[기 미] 편안하고 단맛이 난다.

[용 량] 1일 10~20g

◆ 천마(天麻 : 천마의 근경)

[채 취] 늦가을에서 이듬해 봄 사이에 채취한다. 겨울에 채취
　　　　한 것은 질과 양이 우수하며, 봄에 채취한 것은 질과
　　　　양이 떨어진다. 상경을 제거하고 흙을 씻은 후, 조피를
　　　　벗기고 삶거나 쪄서 속이 물러질 만큼 된 뒤에 햇볕이
　　　　나 불에 말린다.

[수 치] 그대로 썰어서 사용하되 볶든지 찜을 한다.

[기 미] 편안하고 단맛이 난다.

[용 량] 1일 6~12g

◆ 마자인(麻子仁 : 삼의 씨)

[채 취] 가을철 과실 성숙시 전체를 베어다가 햇볕에 말린 후
　　　　과실을 털어 채취한다.

[수 치] 그대로 사용하거나 도쇄하여 사용한다.

[기 미] 편안하고 단맛이 난다.

[용 량] 1일 10~20g

◆ 복분자(覆盆子 : 산딸기의 미성숙 과실)

[채 취] 7월경 미성숙된 녹색 과실을 채취하여 햇볕에 말리거
　　　　나, 끓는 물에 1~2분 넣었다가 꺼내서 햇볕에 말린다.

[기 미] 편안하고 단맛이 나며 시다.

[용 량] 1일 6~12g

◆ 도인(桃仁 : 복숭아씨)

　[채 취] 6~8월경 과실이 성숙한 때 채취하여 씨만 얻은 후 햇
　　　　　볕에 말린다.

　[수 치] 물에 담가 종피를 불에 구워 제거하고 건조시켜 사용
　　　　　한다.

　[기 미] 편안하고 단맛이 나며 쓰다.

　[용 량] 1일 6~12g

◆ 자운영(紫雲英 : 자운영의 전초)

　[채 취] 3~4월경 연한 싹을 채취하여 햇볕에 말리거나 날 것
　　　　　으로 사용한다.

　[수 치] 그대로 썰어서 사용한다.

　[기 미] 편안하고 단맛이 나며 맵다.

　[용 량] 1일 15~30g

◆ 감초(甘草 : 감초의 뿌리)

　[채 취] 가을에 채취하여 알맞게 잘라 햇볕에 말린다.

　[수 치] 그대로 썰어서 사용하거나 꿀에 섞어 볶아서 사용한
　　　　　다.

　[기 미] 편안하고 단맛이 난다.

　[용 량] 1일 6~12g

◆ 갈근(葛根 : 칡의 뿌리)

　[채 취] 가을에서 이듬해 봄 사이에 채취하여 껍질을 제거한

후 절편하여 냇물이나 소금물 또는 백반수에 담갔다가
햇볕에 말린다.

[수 치] 그대로 잘게 썰어 사용하거나 볶아서 사용한다.

[기 미] 편안하고 단맛이 나며 맵다.

[용 량] 1일 12~24g

◆ **구기자(枸杞子 : 구기자나무 과실)**

[채 취] 과실 성숙시에 채취하여 햇볕에 말리거나 약한 불로
건조시킨다.

[수 치] 그대로 사용한다.

[기 미] 편안하고 단맛이 난다.

[용 량] 1일 12~20g

◆ **만삼(蔓參 : 만삼의 뿌리)**

[채 취] 가을철에 채취하여 깨끗이 한 후 햇볕에 말린다.

[수 치] 그대로 썰어서 사용하거나 때로는 볶아서 사용하기도
한다.

[기 미] 편안하고 단맛이 난다.

[용 량] 1일 12~30g

(4) 단맛이 있고 서늘한 약

(비장과 위장을 서늘하게 하는 약)

◆ 죽여(竹茹 : 청피대나무의 피)

  [채 취] 경간을 채취하여 외층피를 제거하고 중간층을 가볍게
                벗겨 그늘에서 말린다.

  [수 치] 그대로 썰어서 사용한다.

  [기 미] 서늘하고 단맛이 난다.

  [용 량] 1일 6~12g

◆ 승마(升麻 : 황새승마의 근경)

  [채 취] 가을에서 이듬해 봄 사이에 채취하여 줄기와 수염뿌리
                를 제거하고 햇볕에 말린다.

  [수 치] 깨끗이 씻은 후 잘게 썰어 사용한다.

  [기 미] 서늘하고 단맛이 나며 맵고 약간 쓰다.

  [용 량] 1일 3~12g

◆ 사삼(沙參 : 더덕)

  [채 취] 가을철에 채취하여 햇볕이나 불에 말린다.

  [수 치] 그대로 썰어서 사용한다.

  [기 미] 서늘하고 단맛이 난다.

  [용 량] 1일 12~24g

◆ 국화(菊花 : 국화꽃)

  [채 취] 가을철 개화시에 채취하여 그늘에서 말리거나 약한 불
                로 말린다.

  [수 치] 그대로 쓰거나 검게 태워 청주를 뿌려서 건조시켜 사

366

용한다.

[기 미] 서늘하고 단맛이 나며 쓰다.

[용 량] 1일 6~12g

(5) 단맛이 있고 찬 약

(비장과 위장을 차게 하는 약)

◆ 죽엽(竹葉 : 대나무 속잎)

[채 취] 전년 가능하며 채취 후 그늘에서 말려 사용하고, 신선
한 것일수록 좋다.

[수 치] 그대로 잘게 썰어서 사용한다.

[기 미] 차고 단맛이 난다.

[용 량] 1일 6~15g

◆ 택사(澤瀉 : 질경이택사의 근)

[채 취] 늦가을에 잎이 마르면 채취하는데 줄기와 수염뿌리는
제거하고 햇볕에 말린 후 다시 조피를 제거한다.

[수 치] 그대로 잘게 썰어 사용하며 때로는 염택사로 하여 사
용한다.

[기 미] 차고 단맛이 난다.

[용 량] 1일 9~15g

◆ 맥문동(麥門冬 : 맥문동의 뿌리)

[채 취] 4~5월경 채취하여 괴근을 깨끗이 씻어서 햇볕에 말

린다.

[수 치] 물에 담가 유연해지면 거심하고 사용한다.

[기 미] 차고 단맛이 나며 약간 쓰다.

[용 량] 1일 6~15g

◆ 천문동(天門冬 : 천문동의 뿌리)

[채 취] 가을에서 겨울 사이에 채취하여 깨끗이 씻은 후 외피
가 쉽게 벗겨질 수 있게끔 증기에 찐 다음 맑은 물에
넣어서 외피를 제거하고 약한 불로 말린다.

[수 치] 그대로 썰어서 사용한다.

[기 미] 차고 단맛이 나며 쓰다.

[용 량] 1일 5~15g

◆ 상백피(桑白皮 : 뽕나무의 근피)

[채 취] 가을철에 채취하여 황갈색의 전피(栓皮)를 제거하고
목심과 백피를 분리시킨 후 햇볕에 말린다.

[수 치] 그대로 썰어서 사용하거나 꿀에 섞어 사용한다.

[기 미] 차고 단맛이 난다.

[용 량] 1일 12~24g

◆ 연근(蓮根 : 연꽃의 뿌리)

[채 취] 가을에서 이듬해 봄 사이에 채취하여 수염뿌리를 제거
하고 햇볕에 건조시키거나 날것으로 이용한다.

[수 치] 그대로 썰어서 사용한다.

[기 미] 차고 단맛이 난다.

[용 량] 적당히 조절한다.

◆ 차전자(車前子 : 질경이의 씨)

[채 취] 8~9월경 과실 성숙시에 씨를 채취하여 햇볕에 말린
다.

[수 치] 그대로 사용하거나 혹은 소금물에 담갔다가 사용하기
도 한다.

[기 미] 차고 단맛이 난다.

[용 량] 1일 6~12g

◆ 인동등(忍冬藤 : 인동덩굴의 줄기와 잎)

[채 취] 가을에서 겨울 사이에 채취하여 햇볕에 말린다.

[수 치] 그대로 썰어서 사용한다.

[기 미] 차고 단맛이 난다.

[용 량] 1일 12~30g

◆ 금은화(金銀花 : 인동덩굴의 꽃)

[채 취] 6~7월경 개화시 맑은 날에 이슬이 마른 후 꽃을 채취
하여 그늘에서 말린다.

[수 치] 그대로 사용하나 검게 볶아 사용하기도 한다.

[기 미] 차고 단맛이 난다.

[용 량] 1일 12~60g

◆ 괄루인(栝蔞仁 : 하눌타리 씨)

  [채 취] 10~11월경 과실을 채취하여 씨를 취한 후 햇볕에 말린다.

  [수 치] 압착하여 사용하며 때로는 약한 불로 볶아서 사용한다.

  [기 미] 차고 단맛이 난다.

  [용 량] 1일 10~20g

◆ 제니(薺苨 : 잔대)

  [채 취] 가을에서 다음해 봄 사이에 채취하여 햇볕에 말리거나 날것으로 쓴다.

  [수 치] 그대로 썰어서 사용한다.

  [기 미] 차고 단맛이 난다.

  [용 량] 1일 6~12g

4. 매운맛이 있는 약

(1) 매운맛이 있고 뜨거운 약

(폐장과 대장을 뜨겁게 하는 약)

◆ 신석(信石 : 산화비소 광물)

  [수 치] 불에 구워 가루로 하여 사용한다.

  [기 미] 뜨겁고 매운맛이 나며 시다.

[용 량] 1일 0.03~0.06g

◆ 호초(胡椒 : 후추열매)

[채 취] 과실 미성숙시 홍색으로 변하기 직전에 채취하여, 끓
는 물에서는 표면이 흑갈색으로 변하는데 이것을 햇볕
에 말리거나 불로 말린 것을 흑호초라 하고, 성숙 과실
을 채취하여 수일간 물에 담갔다가 외과피를 벗기고
햇볕에 말린 것을 백호초라 한다.

[수 치] 잘게 부수거나 가루로 하여 사용한다.

[기 미] 뜨겁고 매운맛이 난다.

[용 량] 1일 2~4g

◆ 세신(細辛 : 족도리풀의 전초)

[채 취] 5~7월경에 뿌리를 채취하여 그늘에서 말린다.

[수 치] 그대로 썰어서 사용한다.

[기 미] 따뜻하고 매운맛이 난다.

[용 량] 1일 1.5~4g

◆ 부자(附子 : 부자의 근)

[채 취] 가을철에 채취하여 경엽과 흙을 제거한 뒤 가공한다.

[수 치] 염부자는 그대로 혹은 흑두 삶은 물에 담가 사용하고
포부자는 그대로 썰어서 사용한다.

[기 미] 뜨겁고 매운맛이 나며 달다. 유독성이다.

[용 량] 1일 3~9g

◆ 개자(芥子 : 겨자의 씨)

[채 취] 여름철 과실 성숙시에 전체를 베어 햇볕에 말린 후 씨
를 털어 모은다.

[수 치] 그대로 또는 볶아서 사용한다.

[기 미] 따뜻하고 매운맛이 난다.

[용 량] 1일 3~12g

(2) 매운맛이 있고 따뜻한 약

(폐장과 대장을 따뜻하게 하는 약)

◆ 오공(蜈蚣 : 지네 말린 것)

[채 취] 4~6월이나 8월에 잡아서 대나무 등에 머리와 꼬리 쪽
을 잡아매어 건조시키거나 끓는 물에 넣었다가 꺼내
햇볕에 말린다.

[기 미] 따뜻하고 매운맛이 난다. 유독성이다.

[수 치] 머리와 다리를 제거하고 썰어서 또는 술에 타서 먹는
다.

[용 법] 내복 – 달이거나 환 또는 가루로 하여 복용한다.

◆ 섬수(蟾수 : 두꺼비 기름)

[채 취] 여름 · 가을철에 두꺼비를 잡아 이하선을 자극하여 분
비액이 나오면 채취하여 용기에 모은다.

[수 치] 그대로 또는 술에 담갔다가 사용한다.

[기 미] 따뜻하고 매운맛이 난다. 유독성이다.

[용 량] 1일 0.015~0.03g

◆ 마황(麻黃 : 마황의 지상줄기)

[채 취] 가을철에 채취하여 햇볕에 말린다.

[수 치] 잘게 썰어 사용하며 꿀에 재워 사용하기도 한다.

[기 미] 따뜻하고 매운맛이 나며 쓰다.

[용 량] 1일 6~12g

◆ 반하(半夏 : 반하의 뿌리)

[채 취] 7~8월경에 채취하여 외피를 제거하고 햇볕에 말리거나 화력으로 말린다.

[수 치] 그대로 썰어서 사용하며 때로는 강반하를 만들어 사용한다.

[기 미] 따뜻하고 매운맛이 난다. 유독성이다.

[용 량] 1일 4~10g

◆ 대산(大蒜 : 마늘)

[채 취] 5~7월경 잎이 고사할 때 채취한다.

[수 치] 외피를 제거하고 그대로 사용한다.

[기 미] 따뜻하고 매운맛이 난다.

[용 량] 1일 4~10g

◆ 총백(蔥白 : 파의 뿌리)

[채 취] 채취 후 외막, 수근, 잎 등을 제거하고 생용한다.

[수 치] 그대로 사용한다.

[기 미] 따뜻하고 매운맛이 난다.

[용 량] 1일 10~20g

◆ 초과(草果 : 초과의 과실)

[채 취] 과실이 성숙하는 10~11월경(과실의 껍질이 벌어지지
않을 때)에 채취하여 햇볕에 말리거나 화력으로 말린
다.

[수 치] 외각을 제거하고 분쇄하여 사용하거나 초하여 사용한
다.

[기 미] 따뜻하고 매운맛이 난다.

[용 량] 1일 3~6g

◆ 익지인(益智仁 : 익지의 과실)

[채 취] 5~6월경 과실이 성숙하여 갈색을 드러낼 때에 채취하
여 햇볕에 말린다.

[수 치] 겉껍질이 초초하도록 한 후 과곡을 제거하고 분쇄하여
사용한다.

[기 미] 따뜻하고 매운맛이 난다.

[용 량] 1일 3~12g

◆ 양강(良薑 : 고량강의 근경)

[채 취] 가을에 4~6년생 된 것의 근경을 채취하여 잔뿌리와
인편을 제거하고 햇볕에 말린다.

[수 치] 잘게 썰어 그대로 사용한다.

[기 미] 따뜻하고 매운맛이 난다.

[용 량] 1일 3~6g

◆ 봉출(蓬朮 : 아출의 근경)

[채 취] 가을철에 채취하여 증숙 후 햇볕에 말린다.

[수 치] 물에 담가 유연해지면 썰어서 사용하는데, 혹은 볶아
　　　　서 사용하기도 한다.

[기 미] 따뜻하고 매운맛이 나며 쓰다.

[용 량] 1일 6~12g

◆ 생강(生薑 : 생강의 뿌리)

[채 취] 8~9월경 채취하여 지상부와 수염뿌리를 제거하고 보
　　　　관한다.

[수 치] 그대로 썰어서 사용한다.

[기 미] 따뜻하고 매운맛이 난다.

[용 량] 1일 3~12g

◆ 백두구(白豆蔲 : 백두구 과실)

[수 치] 과각을 제거하고 분쇄하여 사용한다.

[기 미] 따뜻하고 매운맛이 나며 향기롭다.

[용 량] 1일 2~6g

◆ 위령선(威靈仙 : 으아리 뿌리)

　[채 취] 가을에서 이듬해 봄 사이에 채취하여 깨끗이 씻어서
　　　　　햇볕에 말린다.

　[수 치] 그대로 썰어서 또한 주초하여 사용한다.

　[기 미] 따뜻하고 매운맛이 난다.

　[용 량] 1일 12~18g

◆ 음양곽(淫羊藿 : 삼지구엽초의 전초)

　[채 취] 여름에서 가을 사이에 채취하여 햇볕에 말리거나 그늘
　　　　　에서 말린다.

　[수 치] 그대로 썰어서 또는 기름에 지져 사용한다.

　[기 미] 따뜻하고 매운맛이 나며 달다.

　[용 량] 1일 12~24g

◆ 계지(桂枝 : 계수나무 잔가지)

　[채 취] 3~7월경 소지를 전지한다.

　[수 치] 그대로 잘게 썰어서 또는 미초하여 사용한다.

　[기 미] 따뜻하고 매운맛이 나며 달다.

　[용 량] 1일 6~12g

◆ 현호색(玄胡索 : 현호색의 뿌리)

　[채 취] 5~6월경 경엽이 고사했을 때 채취하여 깨끗이 씻어낸
　　　　　뒤 햇볕에 말리거나 끓는 물에 넣어 백심이 황변하면
　　　　　꺼내서 햇볕에 말린다.

[수 치] 그대로 잘게 썰어서 사용하며 초하여 사용하기도
한다.

[기 미] 따뜻하고 매운맛이 나며 쓰다.

[용 량] 1일 6~12g

◆ 유향(乳香 : 유향나무 수지)

[채 취] 봄에서 여름 사이, 수간(나무줄기)에 상처를 내어 흘러
나오는 수지를 모아 응고시켜서 얻는데, 담황색에서
적갈색까지의 색깔을 나타내며 광택이 있고 약간의 방
향이 있다.

[수 치] 불순물을 제거하고 분쇄하여 그대로 사용하거나 미화
초하여 용화 후 술을 뿌려 방령 후에 분쇄하여 사용한
다.

[기 미] 따뜻하며 쓰고 매운맛이 난다.

[용 량] 1일 3~12g

◆ 오가피(五加皮 : 오갈피나무의 뿌리와 피)

[채 취] 여름에서 가을 사이에 뿌리 또는 간피를 벗겨 햇볕에
말다.

[수 치] 그대로 썰어서 사용하거나 주초하여 사용한다.

[기 미] 따뜻하고 매운맛이 난다.

[용 량] 1일 6~12g

◆ 천궁(川芎 : 천궁의 뿌리)

[채 취] 9~11월경 채취하여 줄기와 잔뿌리를 제거하고 햇볕이
나 화력으로 말린다.

[수 치] 물에 담가 잘게 썰어 건조한 후 사용하거나 주초하여
사용한다.

[기 미] 따뜻하고 매운맛이 난다.

[용 량] 1일 6~12g

◆ 정향(丁香 : 정향나무 꽃봉오리)

[채 취] 9월에서 다음해 3월 사이에 채취하여 화경을 제거한
후 햇볕에 말린다.

[수 치] 그대로 사용한다.

[기 미] 따뜻하고 매운맛이 난다.

[용 량] 1일 1~4g

◆ 건칠(乾漆 : 옻나무 진)

[채 취] 전년 가능하다.

[수 치] 토호 내에 한지를 깔고 건칠소괴를 넣고 위에 다시 한
지를 덮은 후 가열하여 한지가 초황 정도가 될 때 꺼내
거나 초흑하여 사용한다.

[기 미] 따뜻하고 매운맛이 나며 유독성이다.

[용 량] 1일 3~6g

◆ 강활(羌活 : 강활의 뿌리)

[채 취] 가을철에 채취하여 햇볕이나 화력으로 건조시킨다.

[수 치] 그대로 썰어서 사용한다.

[기 미] 따뜻하고 매운맛이 나며 쓰다.

[용 량] 1일 6~15g

◆ 사상자(蛇床子 : 사상자의 과실)

[채 취] 과실 성숙시에 채취하여 햇볕에 말린다.

[수 치] 분쇄하거나 주증하여 건조시킨 후 사용한다.

[기 미] 따뜻하고 매운맛이 나고 쓰다.

[용 량] 1일 6~12g

◆ 곽향(藿香 : 곽향의 전초)

[채 취] 7~8월경에 채취하여 그늘에서 말린다.

[수 치] 노경을 제거한 뒤 잘게 썰어서 사용한다.

[기 미] 따뜻하고 매운맛이 나며 달다.

[용 량] 1일 18g

◆ 연초(煙草 : 담뱃잎)

[채 취] 여름에서 가을 사이에 채취하여 햇볕에 말리거나 화력
으로 말린다.

[수 치] 그대로 잘게 썰어서 사용한다.

[기 미] 따뜻하고 매운맛이 나며 유독성이다.

[용 량] 1일 2~6g

◆ 애엽(艾葉 : 쑥의 잎)

[채 취] 꽃이 피지 않고 잎이 무성한 봄에서 여름 사이에 채취
하여 햇볕이나 그늘에서 말린다.

[수 치] 그대로 썰어서 사용하거나 작초하여 사용한다.

[용 량] 1일 6~15g

◆ 목향(木香 : 천목향의 뿌리)

[채 취] 가을에서 겨울 사이에 채취하여 햇볕에 말린다.

[수 치] 그대로 썰어서 사용하거나 볶아서 사용한다.

[기 미] 따뜻하고 맵고 쓴맛이 난다.

[용 량] 1일 6~9g

◆ 당귀(當歸 : 참당귀의 뿌리)

[채 취] 가을에서 이듬해 봄 사이에 채취하여 햇볕에 말린다.

[수 치] 그대로 썰어서 또는 주배나 작초하여 사용한다.

[기 미] 따뜻하고 매운맛이 나며 향기롭다.

[용 량] 1일 6~12g

(3) 매운맛이 있고 편안한 약

(폐장과 대장을 편안하게 하는 약)

◆ 백강잠(白殭蠶 : 누에가 백강균에 감염되어 죽은 것)

[채 취] 병사한 강잠을 수집하여 석회와 섞어 수분을 제거한
뒤 햇볕이나 불에 말린다.

[수 치] 석회분과 실을 제거하고 사용하거나 거피와 초하여 사용한다.

[기 미] 편안하고 매운맛이 난다.

[용 량] 1일 6~10g

◆ 토사자(兎絲子 : 새삼의 씨)

[채 취] 9~10월경 씨 성숙시에 전체를 베어 씨를 턴다.

[수 치] 그대로 사용하거나 또는 주초하여 사용한다.

[기 미] 편안하고 매운맛이 나며 달다.

[용 량] 1일 12~15g

(4) 매운맛이 있고 서늘한 약

(폐장과 대장을 서늘하게 하는 약)

◆ 섬여(蟾蜍 : 두꺼비의 전체)

[채 취] 여름에서 가을 사이에 포착하여 섬소를 채취하고, 사살한 후 직접 햇볕에 말리거나 내장을 제거한 뒤 말린다.

[수 치] 머리와 발을 제거한 후 그대로 또는 구워서 사용한다.

[기 미] 서늘하고 매운맛이 난다. 유독성이다.

[용 량] 1일 1~3g(가루)

◆ 목단피(牡丹皮 : 모란의 근피)

[채 취] 재배 4~5년 된 것을 골라 가을에서 이른 봄 사이에

채취하되, 목심을 제거하고 햇볕에 말리거나 아니면
목심을 제거치 않고 햇볕에 말려서 사용한다.

[수 치] 목심을 제거하고 잘게 썰어 사용하며 초하거나 또는
탄을 만들어 사용한다.

[기 미] 서늘하고 매운맛이 나며 쓰다.

[용 량] 1일 6~12g

◆ 신이(辛夷 : 목련의 화뢰)

[채 취] 이른 봄 화뢰 미개방시에 채취하여 지경을 전지 가위
로 잘라내고 그늘에서 말린다.

[수 치] 지경을 제거하고 잘게 부수어 사용한다.

[기 미] 서늘하고 매운맛이 난다.

[용 량] 1일 6~12g

◆ 박하(薄荷 : 박하의 전초)

[채 취] 여름과 가을 2회에 걸쳐 채취하여 햇볕이나 그늘에서
말린다.

[수 치] 그대로 잘게 썰어서 사용한다.

[기 미] 서늘하고 매운맛이 난다.

[용 량] 1일 6~12g

(5) 매운맛이 있고 찬 약

(대장과 폐장을 차게 하는 약)

◆ 정력자(葶藶子 : 콩다닥냉이의 씨)

[채 취] 여름철 과실 성숙시에 채취하여 햇볕에 말린다.

[수 치] 그대로 또는 초하여 사용한다.

[기 미] 차고 매운맛이 나며 쓰다.

[용 량] 1일 6~12g

5. 짠맛이 있는 약

(1) 짠맛이 있고 뜨거운 약

(신장과 방광을 뜨겁게 하는 약)

◆ 올눌제(膃肭臍 : 물개의 웅성 외생식기)

[채 취] 봄철에 수컷을 포획하여 생식기를 취해서 바람이 잘
통하는 그늘에서 건조시킨다.

[수 치] 그대로 사용하거나 또는 술에 담근 후 미초하기도 한
다.

[기 미] 뜨겁고 짠맛이 난다.

[용 량] 1일 3~6g

(2) 짠맛이 있고 따뜻한 약

(신장과 방광을 따뜻하게 하는 약)

◆ 선복화(旋覆花 : 금불초의 두화)

[채 취] 7~9월경 꽃이 만개했을 때 채취하여 그늘에서 말린
다.

[수 치] 그대로 쓰거나 밀자 또는 미초하여 그늘에서 말린다.

[기 미] 따뜻하고 짠맛이 나며 맵고 쓰다.

[용 량] 1일 6~12g

◆ 녹각(鹿角 : 사슴의 뿔)

[채 취] 감각은 10월에서 다음해 2월 사이에, 탈각은 3~4월경
에 채취한다.

[수 치] 더운물에 담가서 유연해지면 얇게 썰어 건조시켜서 사
용한다.

[기 미] 따뜻하고 짠맛이 난다.

[용 량] 1일 12~24g

◆ 녹용(鹿茸 : 사슴의 뿔)

[채 취] 청명 후 50일 이내에 1차, 7월 하순경에 2차 톱으로 잘
라낸다.

[수 치] 촛불로 털을 태워 제거한 뒤, 주정에 담가 유연하게 되
면 얇게 썰어 말린 후 사용한다.

[기 미] 따뜻하고 짠맛이 난다.

[용 량] 1일 3~12g

◆ 백화사(白花蛇 : 산무애뱀)

[수 치] 머리와 꼬리를 제거하고 물이나 술을 뿌려 유연해지면
　　　　적당히 잘라서 사용한다.

[기 미] 따뜻하고 짠맛이 나며 유독성이다.

[용 량] 1일 3~6g

◆ 오적골(烏賊骨 : 오징어뼈)

[채 취] 춘하절에 포착하여 내갑골을 취하여 햇볕에 말린다.

[수 치] 잘게 부수어 그대로 사용하거나 초하여 사용한다.

[기 미] 따뜻하고 짠맛이 난다.

[용 량] 1일 6~12g

◆ 잠아(蠶蛾 : 누에나방 전충)

[채 취] 여름철에 수나방을 잡아(교미하기 전) 불수에 죽인 후
　　　　햇볕에 건조시킨다.

[수 치] 날개와 다리를 제거하고 그대로 사용한다.

[기 미] 따뜻하고 짠맛이 난다.

[용 량] 1일 6~12g

◆ 해삼(海蔘)

[채 취] 포착 후 내장을 제거하고 소금물에 익혀 건조시킨다.

[수 치] 건조품은 물에 담가 소금기를 제거한 뒤 사용하며, 날
　　　　것은 그대로 사용한다.

[기 미] 따뜻하고 짠맛이 난다.

[용 량] 적당히 조절한다.

◆ 홍합(紅蛤)

[채 취] 전년 가능하며, 포득한 후 육을 건조시키거나 날것으로 사용한다.

[수 치] 불순물을 제거하고 그대로 사용한다.

[기 미] 따뜻하고 짠맛이 난다.

[용 량] 1일 30~50g

(3) 짠맛이 있고 편안한 약

(신장과 방광을 편안하게 하는 약)

◆ 몰약(沒藥 : 몰약나무의 수지)

[채 취] 자연 또는 인위적으로 나무에 상처를 내 거기서 나오는 황백색의 액체를 응결시켜서 얻는데, 갈색 내지 황갈색의 덩어리로서 광택이 있고 약간의 방향이 있다.

[수 치] 잘게 분쇄하여 사용하거나, 초하여 표면이 녹기 시작하면 술이나 차를 뿌려 방령 건조시킨 후 사용한다.

[기 미] 편안하고 짠맛이 난다.

[용 량] 1일 4~12g

◆ 흑대두(黑大豆 : 검정콩)

[채 취] 가을철 과실 성숙시에 채취하여 햇볕에 말린다.

[수 치] 그대로 사용하거나 초하여 사용한다.

[기 미] 편안하고 매운맛이 난다.

[용 량] 1일 30~60g

◆ 혈갈(血竭 : 기린갈나무 수지)

[채 취] 과실을 채취하여 수지를 얻거나 나무에 상처를 내어
　　　　자연히 흘러내린 것을 응고시킨 후 모은다.

[수 치] 가루로 하여 그대로 사용한다.

[기 미] 편안하고 약간 짠맛이 나며 달다.

[용 량] 1일 0.6~1.5g

◆ 귀판(龜板 : 남생이 복갑)

[채 취] 전년 가능하나 가을철에 포착함이 알맞으며 사살 후에
　　　　복갑을 꺼내서 햇볕에 말린다.

[수 치] 그대로 썰어서 사용하거나 초초하여 사용한다. 또는
　　　　귀교를 만들어 사용하기도 한다.

[기 미] 편안하고 짠맛이 난다.

[용 량] 1일 12~30g

◆ 모려(牡蠣 : 굴조개 속의 패각)

[채 취] 전년 가능하며, 육을 거하고 각을 취하여 깨끗이 닦아
　　　　건조시킨다.

[수 치] 그대로 분쇄하여 사용하거나 연하여 사용한다.

[기 미] 편안하고 짠맛이 나며 떫다.

[용 량] 1일 10~30g

◆ 별갑(鱉甲 : 자라의 배갑)

[채 취] 봄에서 가을까지 포착하여 머리를 자른 뒤 불수에 한
시간 정도 넣어 배갑을 취하여 건조시킨다.

[수 치] 물에 담가 피육을 제거하고 그대로 사용하거나 초초하
여 사용한다.

[기 미] 편안하고 짠맛이 난다.

[용 량] 1일 12~30g

◆ 전갈(全蝎 : 전갈의 건조 전충)

[수 치] 맑은 물로 염분을 씻어내고 햇볕에 건조시켜 사용하거
나 미초하여 사용한다.

[기 미] 편안하고 짠맛이 나며 맵다. 유독성이다.

[용 량] 1일 3~5g

◆ 합개(蛤蚧 : 합개의 내장을 제거한 전체)

[채 취] 5~9월경 포착하여 내장을 제거한 뒤 약한 불로 말린
다.

[수 치] 머리와 발, 비늘을 제거한 뒤 잘게 썰어 사용하거나
술에 담근 후 불에 말려 사용한다.

[기 미] 편안하고 짜다.

[용 량] 1일 3~6g

(4) 짠맛이 있고 서늘한 약

(신장과 방광을 서늘하게 하는 약)

◆ 선퇴(蟬退 : 매미 껍질)

[채 취] 여름과 가을에 채취하여 흙을 씻어낸 뒤 햇볕에 말린
다.

[수 치] 그대로 사용한다.

[기 미] 서늘하고 짠맛이 나며 달다.

[용 량] 1일 3~9g

◆ 천산갑(穿山甲 : 천산어 능갑)

[채 취] 포착 후 살사하여 갑편을 취한다.

[수 치] 초하거나 초초하여 사용한다.

[기 미] 서늘하고 짠맛이 난다.

[용 량] 1일 3~12g

◆ 상표초(桑螵蛸 : 사마귀의 애벌레)

[채 취] 가을에서 봄 사이에 채취하여 나무를 제거한 후 30여
분간 시루에 쪄서 충란을 죽인 후 햇볕에 말린다.

[수 치] 불에 볶거나 소금물에 담갔다가 볶아서 사용한다.

[기 미] 편안하고 짠맛이 난다.

[용 량] 1일 6~12g

(5) 짠맛이 있고 찬 약

(신장과 방광을 차게 하는 약)

◆ 해조(海藻 : 바닷말의 전초)

[채 취] 봄에서 가을 사이에 채취하여 맑은 물로 씻은 후 햇볕
에 말린다.

[수 치] 물에 가볍게 씻어 말린 후 절단하여 사용한다.

[기 미] 차고 짠맛이 난다.

[용 량] 1일 12~24g

◆ 곤포(昆布 : 미역)

[채 취] 여름이나 가을에 채취하여 햇볕에 말린다.

[수 치] 물에 가볍게 빨아서 건조시킨 후 절단하여 사용한다.

[기 미] 차고 짠맛이 난다.

[용 량] 1일 12~24g

◆ 영양각(玲羊角 : 영양의 뿔)

[수 치] 물에 담가 유연해지면 박편을 만들거나 줄로 갈아 세
분을 만들어 사용한다.

[기 미] 차고 짠맛이 난다.

[용 량] 1일 2~4g

◆ 전라(田螺 : 논우렁이)

[채 취] 여름에서 가을 사이에 채취하여 각을 제거하고 건조시
키거나 날것으로 사용한다.

[수 치] 그대로 사용한다.

[기 미] 차고 짠맛이 난다.

[용 량] 적당히 조절한다.

◆ 진주(珍珠 : 진주조개의 진주)

[채 취] 전년 가능하나 11~12월경이 최적기이다.

[수 치] 진주를 천에 싸서 두부와 함께 물에 넣고 2시간 정도
쪄서 꺼낸 후 세분말로 해서 사용한다.

[기 미] 차고 짠맛이 난다.

[용 량] 1일 0.5~1.0g

◆ 망초(芒硝)

[수 치] 잘게 분쇄하여 그대로 사용한다.

[기 미] 차고 짠맛이 난다.

[용 량] 1일 6~12g

6. 떫은맛이 있는 약

(1) 떫은맛이 있고 뜨거운 약

심포장과 삼초부를 뜨겁게 하는 약은 본초학에는 없으나 우주
의 어디엔가 있을 것이다. 생명의 약이다.

(2) 떫은맛이 있고 따뜻한 약

(심포장과 삼초부를 따뜻하게 하는 약)

◆ 상실(橡實 : 상수리나무의 열매)

　[채 취] 가을철 열매가 익을 때에 채취한다.

　[수 치] 그대로 분쇄하여 사용하거나 또는 껍질을 제거한 뒤

　　　　　 사용한다.

　[기 미] 따뜻하고 떫은맛이 난다.

　[용 량] 1일 30~60g

◆ 빈랑(檳榔 : 빈랑의 씨)

　[채 취] 겨울에서 봄 사이에 채취하여 과피를 벗기고 씨를 채

　　　　　 취한다.

　[수 치] 잘게 썰어 그대로 사용하거나 볶거나 태워서 사용한

　　　　　 다.

　[기 미] 따뜻하고 떫은맛이 난다.

◆ 토속단(土續斷 : 산속단의 뿌리)

　[채 취] 가을철에 채취하여 햇볕에 말린다.

　[수 치] 그대로 잘게 썰어서 사용한다.

　[기 미] 따뜻하고 떫은맛이 난다.

　[용 량] 1일 6~18g

◆ 가자(訶子 : 가자의 열매)

　[채 취] 가을에서 겨울 사이 열매 성숙시에 채취하여 햇볕에

　　　　　 말린다.

　[수 치] 과인을 제거하고 그대로 사용하거나 볶아서 사용한다.

[기 미] 따뜻하고 떫은맛이 난다.

[용 량] 1일 3~12g

◆ 여지핵(茘枝核 : 여지의 열매씨)

[채 취] 6~7월경 열매가 익었을 때 채취하여 햇볕에 말린다.

[수 치] 분쇄하거나 볶아 숯으로 만들어 사용한다.

[기 미] 따뜻하고 떫은맛이 난다.

[용 량] 1일 15~30g

(3) 떫은맛이 있고 편안한 약

(심포장과 삼초부를 편안하게 하는 약)

◆ 금박(金箔)

[채 취] 황금을 펴서 얻은 지상박편

[기 미] 편안하고 떫은맛이 난다.

[수 치] 그대로 펴서 사용하되, 바람을 피해 조작한다.

[용 량] 환약에 옷을 입힌 그대로를 1회 분량으로 한다.

◆ 일년봉(一年逢 : 개망초의 전초)

[채 취] 개화 전에 채취하여 햇볕에 말린다. 혹은 채취하여 신
선한 그대로 사용한다.

[수 치] 그대로 썰어서 사용한다.

[기 미] 편안하고 떫은맛이 난다.

[용 량] 1일 15~30g

◆ 승두목(僧頭木 : 중대가리나무)

　[채 취] 어느 때나 채취가 가능하며, 채취 후 햇볕에 말린다.

　[수 치] 그대로 썰어서 사용한다.

　[기 미] 편안하고 떫은맛이 난다.

　[용 량] 1일 20~40g

◆ 선인구(仙人球 : 주먹선인장의 줄기)

　[채 취] 아무 때나 채취하여 햇볕에 건조시키거나 날것으로 이
　　　　 용한다.

　[수 치] 그대로 썰어서 사용한다.

　[기 미] 편안하고 떫은맛이 난다.

　[용 량] 1일 10~15g(날것은 60~90g)

◆ 연자육(蓮子肉 : 연꽃의 씨)

　[채 취] 가을철 씨가 여문 뒤에 씨를 따로 햇볕에 말린다. 노숙
　　　　 시켜 흑색 과각을 그대로 둔 것을 석연자라 한다.

　[수 치] 거심한 후 분쇄하여 사용한다.

　[기 미] 편안하고 떫은맛이 난다.

　[용 량] 1일 12~24g

◆ 왕불류행(王不留行 : 애기장구채의 전초)

　[채 취] 여름에서 가을 사이에 채취하여 흙을 털어낸 뒤 햇볕
　　　　 에 말린다.

　[수 치] 그대로 썰어서 사용한다.

[기 미] 편안하고 떫은맛이 난다.

[용 량] 1일 10~20g

◆ 토복령(土茯笭 : 청미래덩굴의 뿌리)

[채 취] 가을에서 이듬해 봄 사이에 채취하여 햇볕에 말린다.

[수 치] 물에 담가 유연해지면 잘게 썰어 그대로 사용한다.

[기 미] 편안하고 떫은맛이 난다.

[용 량] 1일 12~24g

◆ 향부자(香附子 : 향부자의 덩이줄기)

[채 취] 가을에서 이듬해 봄 사이에 채취하여 털 뿌리와 인엽
       을 불로 태워 제거하거나 돌매 등으로 제거한 뒤 햇볕
       에 말린다.

[수 치] 분쇄하거나 썰어서 사용하며 또는 볶아서 사용한다.

[기 미] 편안하고 떫은맛이 난다.

[용 량] 1일 6~15g

◆ 구미초(狗尾草 : 강아지풀의 전초)

[채 취] 여름철에 채취하여 햇볕에 말린다.

[수 치] 그대로 썰어서 사용한다.

[기 미] 편안하고 떫은맛이 난다.

[용 량] 1일 10~20g

◆ 옥촉서예(玉蜀黍蘂 : 옥수수의 수염)

[채 취] 씨가 여물었을 때 화주를 따로 채취하여 햇볕에 말린다.

[수 치] 그대로 썰어서 사용하거나 또는 검게 볶아 사용하기도 한다.

[기 미] 편안하고 떫은맛이 난다.

[용 량] 1일 30~70g

◆ 비자(榧子 : 비자나무의 씨)

[채 취] 10월경 씨가 여물었을 때 채취하여 육질인 외피를 제거하고 씨만 떼어내서 햇볕에 말린다.

[수 치] 껍질을 제거하고 종인을 취해 갈아서 그대로 쓰거나, 또는 볶아서 사용한다.

[기 미] 편안하고 떫은맛이 난다.

[용 량] 1일 10~20g

◆ 석권백(石券柏 : 바위손의 전초)

[채 취] 가을철에 채취하여 햇볕에 말린다.

[수 치] 그대로 썰어서 사용한다.

[기 미] 편안하고 떫은맛이 난다.

[용 량] 1일 10~20g

◆ 백복령(白茯笭 : 소나무에 기생한 균괴)

[채 취] 가을에서 이듬해 봄 사이에, 벌채 후 3~4년이 지난

송림 중에서 채취한다. 물에 담가 부드러워지면 잘게
쪼개 햇볕에 말려 사용한다.

[수 치] 잘게 썰어 그대로 사용하며, 주복령을 만들어 사용하
기도 한다.

[기 미] 편안하고 떫은맛이 난다.

[용 량] 1일 12~24g

◆ 용골(龍骨 : 동물뼈의 화석)

[수 치] 분쇄하여 사용한다.

[기 미] 편안하고 떫은맛이 난다.

[용 량] 1일 10~20g

◆ 호박(琥珀 : 광물질)

[수 치] 불순물을 제거한 뒤 분쇄하여 사용한다.

[기 미] 편안하고 떫은맛이 난다.

[용 량] 1일 1~2g

(4) 떫은맛이 있고 서늘한 약

(심포장과 삼초부를 서늘하게 하는 약)

◆ 시호(柴胡 : 참시호의 뿌리)

[채 취] 가을에서 이듬해 봄 사이에 채취하여 줄기를 제거하고
햇볕에 말린다.

[수 치] 그대로 썰거나 또는 술에 타서 사용한다.

[기 미] 서늘하고 떫은맛이 난다.

[용 량] 1일 6~12g

◆ 유엽채(柳葉菜 : 큰바늘꽃의 대근전초)

[채 취] 개화시에 채취하여 그늘에서 말린다.

[수 치] 그대로 썰어서 사용한다.

[기 미] 서늘하고 떫은맛이 난다.

[용 량] 1일 6~12g

◆ 의이인(薏苡仁 : 율무)

[채 취] 가을철 과실 성숙시에 열매를 채취하여 외각과 외피를
제거한 뒤 햇볕에 말린다.

[수 치] 그대로 사용하며 때로는 볶아서 사용한다.

[기 미] 약간 차고 떫은맛이 난다.

[용 량] 1일 10~30g

(5) 떫은맛이 있고 찬 약

(심포장과 삼초부를 차게 하는 약)

◆ 하고초(夏枯草 : 꿀풀의 전초)

[채 취] 여름의 과수가 반 정도 마른 때에 채취하여 햇볕에 말
린다.

[수 치] 그대로 썰어서 사용한다.

[기 미] 차고 떫은맛이 난다.

[용 량] 1일 10~30g

◆ 합맹(合萌 : 자귀풀의 전초)
　[채 취] 여름에서 가을철 사이에 채취하여 햇볕에 말린다. 또
　　　　　는 날것을 쓰기도 한다.
　[수 치] 그대로 썰어서 사용한다.
　[기 미] 차고 떫은맛이 난다.
　[용 량] 1일 12~24g

◆ 토하고초(土夏枯草 : 제비풀의 전초)
　[채 취] 여름철의 개화기에 채취하여 햇볕에 말린다.
　[수 치] 그대로 썰어서 사용한다.
　[기 미] 차고 떫은맛이 난다.
　[용 량] 1일 10~20g

◆ 석곡(石斛 : 석곡의 줄기)
　[채 취] 가을철에 채취하는 것이 질이 양호하다.
　[수 치] 잘게 썰어 그대로 사용한다.
　[기 미] 차고 떫은맛이 난다.
　[용 량] 1일 6~18g

◆ 등심초(燈心草 : 골풀의 전초)
　[채 취] 8~9월경 베어서 그대로 햇볕에 말리거나 줄기를 쪼개
　　　　　수만을 따낸 뒤 햇볕에 말린다.

[수 치] 그대로 사용하며 혹은 주등심을 만들어 사용하기도
한다.

[기 미] 차고 떫은맛이 난다.

[용 량] 1일 3~6g(전초는 6~12g)

◆ 담죽엽(淡竹葉 : 조리대풀의 전초)

[채 취] 5~6월경 개화 전에 채취하여 햇볕에 말린다.

[수 치] 그대로 썰어서 사용한다.

[기 미] 차고 떫은맛이 난다.

[용 량] 1일 10~20g